现代临床儿科疾病诊疗学

刘俊娇　段　炼　车媛媛　王　辉　郑　哲　白奋明　主编

天津出版传媒集团

天津科学技术出版社

图书在版编目(CIP)数据

现代临床儿科疾病诊疗学 / 刘俊娇等主编 . -- 天津:
天津科学技术出版社,2023.10

ISBN 978-7-5742-1624-2

Ⅰ. ①现… Ⅱ. ①刘… Ⅲ. ①小儿疾病-诊疗 Ⅳ.
①R72

中国国家版本馆 CIP 数据核字(2023)第 180751 号

现代临床儿科疾病诊疗学

XIANDAI LINCHUANG ERKE JIBING ZHENLIAOXUE

责任编辑:马妍吉

| 出　　　版: | 天津出版传媒集团 |
| | 天津科学技术出版社 |

地　　　址:天津市西康路 35 号

邮　　　编:300051

电　　　话:(022)23332695

网　　　址:www.tjkjcbs.com.cn

发　　　行:新华书店经销

印　　　刷:北京四海锦诚印刷技术有限公司

开本 787×1092　1/16　印张 15　字数 288 000

2023 年 10 月第 1 版第 1 次印刷

定价:78.00 元

编 委 会

主 编

刘俊娇（吉林大学第二医院）

段　炼（解放军总医院第七医学中心）

车媛媛（山东省曹县人民医院）

王　辉（潍坊市妇幼保健院）

郑　哲（曹县人民医院）

白奋明（菏泽市牡丹人民医院）

前　言

　　儿科是医院重要科室之一，也是医院较大的科室之一，更是一个特殊的科室，患者小到呱呱坠地的新生儿，大到十五六岁的少年。由此来看，儿科医生面对的很多是不能表达或表达不那么准确的特殊人群，这就要求儿科医生不仅要有过硬的临床技术，更要有人文关怀。孩童是天真无邪的，他们是祖国的未来，家庭的希望，因此儿科医生身上的责任会更重，这就要求儿科医生工作要更加严谨，对患者要有责任心，并不断地在临床实践中积累经验。

　　基于上述原因，针对儿科临床工作需要，作者在总结归纳了自己的临床经验，并参考大量医学专著和期刊文献后写作本书，旨在帮助读者拓宽思路，提供一些诊疗方案，以求相互交流、探讨，共同进步。

　　本书是一本关于现代临床儿科疾病诊疗学方面的书籍，首先从现代临床新生儿疾病诊疗介绍入手，针对现代临床儿科常见症状诊疗、现代临床儿科呼吸系统疾病诊疗，以及现代临床儿科神经系统疾病诊疗进行了分析研究；另外对现代临床儿科消化系统疾病诊疗、现代临床儿科循环系统疾病诊疗及现代临床儿科泌尿系统疾病诊疗做了一定的介绍。还对现代临床儿科血液系统疾病诊疗、现代临床儿科内分泌疾病诊疗、现代临床儿科传染性及遗传性疾病诊疗及现代临床儿科常见病的护理做了紧要分析；本书具有思维清晰，内容丰富新颖，逻辑性、实用性强等特点，同时作者希望本书的出版，能为儿科医护人员提供帮助。

　　在写作过程中，作者力求在内容、格式上做到统一，但难免会有些疏漏和错误之处，欢迎同道指正，以便在以后不断地改正和进步。

目　录

第一章　现代临床新生儿疾病诊疗

第一节　新生儿呼吸窘迫综合征

新生儿呼吸窘迫综合征（neonatal respiratory distress syndrome，NRDS）主要发生于早产儿，由于肺表面活性物质缺乏并伴随结构不成熟所致，自然病程为生后早期发病，生后2 d内病情渐加重，如果不予治疗，可能由于进行性的低氧血症及呼吸衰竭导致死亡；存活者，生后2~4 d情况开始改善。

一、病因与发病机制

早产儿胎龄愈小，功能肺泡愈少，气体交换功能愈差；呼吸膜愈厚，气体弥散功能愈差；气管软骨少，气道阻力大；胸廓支撑力差，肺泡不易张开。因此，对于肺解剖结构尚未完善的早产儿，其胎龄愈小，PS的量也愈低，肺泡表面张力增加，呼气末肺功能残气量（FRC）降低，肺泡趋于萎陷。故其肺功能异常主要表现为肺顺应性下降，气道阻力增加，通气/血流值降低，气体弥散障碍及呼吸功增加，从而导致缺氧和因其所致的代谢性酸中毒及通气功能障碍所致的呼吸性酸中毒。

二、临床表现

生后6 h内出现呼吸窘迫综合征（RDS），主要表现为：呼吸急促（>60次/分）是为增加肺泡通气量，代偿潮气量的减少；鼻翼扇动为增加气道横截面积，减少气流阻力；吸气性三凹征和明显的呼气呻吟是因呼气时声门不完全开放，使肺内气体潴留产生正压，防止肺泡萎陷；吸气性三凹征是呼吸辅助肌参与的结果，以满足增加的肺扩张压；发绀是由于氧合成不足，常提示动脉血中还原血红蛋白>50 g/L。呼吸窘迫呈进行性加重是本病特点。严重时表现为呼吸浅表、呼吸节律不整、呼吸暂停及四肢松弛。由于呼气时肺泡萎陷，体格检查可见胸廓扁平；因潮气量小而听诊呼吸音减低，肺泡有渗出时可闻及细湿啰音。

随着病情的逐渐好转，由于肺顺应性的改善，肺动脉压力下降，约有30%患儿于恢复期出现动脉导管重新开放。故恢复期的RDS患儿，其原发病已明显好转，突然出现对氧气的需求量增加、难以矫正和解释的代谢性酸中毒、喂养困难、呼吸暂停、周身发凉、皮肤发花及肝脏在短时间内进行性增大，应注意本病。若同时具备脉压增大，水冲脉，心率增快或减慢，心前区增强，胸骨左缘第2肋间可听到收缩期或连续性杂音，则应确诊本病。

RDS通常于生后第2~3日病情严重，72 h后明显好转。但新生儿的出生体重、肺病变的严重程度、表面活性物质的治疗、有无感染的存在及动脉导管的开放等均会对患儿的病程有不同程度的影响。若出生12 h后出现呼吸窘迫，一般不考虑本病。

三、诊断和鉴别诊断

（一）湿肺

湿肺亦称新生儿暂时性呼吸增快（TTN）。多见于足月儿，为自限性疾病。系肺淋巴和（或）静脉吸收肺液功能暂时低下，使其潴留于淋巴管、静脉、间质、叶间胸膜和肺泡等处，影响气体交换。生后数小时内出现呼吸增快（>60~80次/分），但吃奶佳、哭声响亮及反应好，重者也可有发绀及呻吟等。听诊呼吸音减低，可闻及湿啰音。X线胸片显示肺气肿、肺门纹理增粗和斑点状云雾影，常见毛发线（叶间积液）。对症治疗即可。一般2~3 d症状缓解消失。

（二）B族链球菌肺炎

B族链球菌肺炎是由B族链球菌败血症所致的宫内感染性肺炎。其临床及X线所见有时与RDS难以鉴别。但前者母亲妊娠晚期多有感染、胎膜前破或羊水有臭味史；母血或宫颈拭子培养有B族链球菌生长；机械通气时所需参数较低；病程与RDS不同。

（三）膈疝

膈疝表现为阵发性呼吸急促及发绀。腹部凹陷，患侧胸部呼吸音减弱甚至消失，可闻及肠鸣音；X线胸片可见患侧胸部有充气的肠曲或胃泡影及肺不张，纵隔向对侧移位。

四、治疗

RDS 管理的目的是提供保证最多数量存活，同时不良反应最少的干预。在过去的 40 年间，已有很多预防及治疗 RDS 的策略及治疗，并经临床验证，现已对多数进行了系统回顾。

（一）产前保健

治疗 RDS 应始于产前，儿科医师应参加产前保健团队。RDS 高危的早产儿应在具备生后立即稳定患儿情况及继续进行呼吸支持，包括气管插管和机械通气相应技术的中心出生。早产通常有些征象，如条件具备，可采取宫内转诊等有关干预措施。对胎膜早破的早产使用抗生素可推迟早产，可短期使用保胎药推迟早产，以利安全转诊及产前皮质激素发挥作用。母亲接受皮质激素可减少新生儿死亡的危险性。产前单疗程皮质激素使用未对母亲及胎儿造成不良影响。与地塞米松相比，倍他米松可降低囊性脑室旁白质软化的危险性，故其被选择用于促进胎儿肺成熟。推荐方法为倍他米松每次 12 mg，共 2 次，间隔 24 h 肌内注射。推荐对可能于 35 周前早产的所有妊娠产前给予皮质激素。临床研究未显示产前皮质激素有统计学意义的降低<28 周早产儿 RDS 的危险性，这可能与原始研究中极不成熟早产儿数量少有关。产前皮质激素可改善神经系统预后，即使是对非常小的早产儿亦如此。治疗至分娩的最佳间隔为开始使用皮质激素 24 h 以后至 7 d 内。

对于是否重复皮质激素治疗仍有争议。如果未早产，再给予第 2 疗程皮质激素可能进一步降低 RDS 发生率，但缺乏长期随访资料。动物实验显示，产前重复接受激素治疗影响脑髓鞘化。大样本的队列研究显示，随着产前激素应用的增加，新生儿头围减小。

（二）产房内稳定新生儿

表面活性物质缺乏的患儿不能保证足够的功能残余气量及维持肺泡膨胀状态。过去，对多数此类患儿首先进行 100%氧气的球囊一面罩复苏，随后，早期气管插管给予表面活性物质。现已有证据表明，100%氧气复苏与足月儿及近足月儿病死率的增加有关。纯氧使早产儿生后 2 h 的脑血流减少 20%，肺泡动脉氧分压差高于空气复苏组，其对早产儿可能亦是有害的。另外，现已明确，未加控制的潮气量，无论是太大还是太小，都会造成不成熟肺的损伤。尽管目前对于持续呼吸道正压（CPAP）能否减少表面活性物质及机械通气的使用尚不清楚，但产房内已越来越普遍地使用 CPAP 技术。对生后的早产儿立即监测脉搏血氧饱和度可提供新生儿复苏时有关心率的信息，并有助于避免高氧的出现。在生后的转化过渡期，血氧饱和度会在 5 min 内逐渐从 60% 升至 90%，氧饱和度监测可帮助发现正常范围以外的婴儿并指导给氧。早产儿复苏的临床研究证据有限，此方面的推荐较弱。

（三）表面活性物质治疗

表面活性物质是过去 20 年间新生儿呼吸治疗中革命性的突破，其应用中的很多问题已经多中心随机对照研究检验并进行了荟萃分析。已很明确，无论是对已发生 RDS 的患儿或有可能发生 RDS 的婴儿，预防性或治疗性应用表面活性物质可减少气胸（肺气漏）及新生儿死亡的发生。研究主要集中于决定最适剂量、最佳给药时间、最好给药方法及最优表面活性物质制剂。

一支有经验的新生儿复苏/稳定团队是使用表面活性物质的前提。至少需 PS 脂 100 mg/kg，但也有些证据提示，PS 脂 200 mg/kg 用于治疗 RDS 更有效。多数临床实验采用"弹丸式"注入给药或相对快速地（1 min）将药物给人，这类给药方式可获得较好的表面活性物质肺内分布。在不脱离呼吸机的情况下通过双腔气管导管给药对减少短期不良反应，如低氧血症及心动过缓，亦很有效。很明确，对 RDS，越早给予表面活性物质效果越好。与晚期治疗用药相比，预防性使用表面活性物质可减少胎龄 <31 周早产儿的病死率（RR 0.61；95%CI 0.48~0.77；NNT20）、气漏（RR 0.62；95%CI 0.42~0.89；NNT50），但此策略可能导致某些婴儿接受不必要的气管插管和治疗。上述实验是在产前皮质激素较少使用的年代进行的，因此，目前推荐常规预防给药的胎龄较小，恰当的胎龄可能为 <27 周。采用微泡稳定实验预测个体 RDS 发生的方法可减少不必要的气管插管，但此预测方法尚未普遍使用。对有发生 RDS 危险的患儿尽早治疗，包括对 RDS 确实高危的患儿，即使未诊断 RDS，亦应在产房内预防性给予表面活性物质。对于需要表面活性物质的婴儿，可通过"INSURE"技术（气管插管—表面活性物质—拔管使用 CPAP）避免机械通气，随机实验已显示此方法可减少机械通气的使用。RDS 病程中，越早使用表面活性物质，越有可能避免使用呼吸机。

给予表面活性物质一段时间后，可能需要再次给药。随机实验显示，两剂优于单剂。一项使用 Poractantalfa（固尔苏）的研究显示，与使用单剂相比，用至 3 剂可降低病死率（13%~21%）及肺气漏发生率（9%~18%）。有两种方法重复用药，第 1 种方式为给予首剂一段时间后尽快重复给药，第 2 种方法为重复给药由临床医师判断决定，灵活性更强，更常用。一项研究建议，应有较高的表面活性物质重复应用阈值，这样可减少重复用药，未对治疗结果带来不利影响，有药代动力学数据支持此方案。出生 1 周后使用表面活性物质治疗仅见到即刻反应，对长远预后无影响。

（四）病情稳定后的氧疗

无确切证据指导 RDS 急性期处理时的最佳氧饱和度目标。对需复苏的较成熟婴儿的研究显示，与使用 100% 氧气相比，空气复苏恢复更快，氧化应激的证据较少，远期预后二者无区别。新生儿期后的数据提示，为避免早产儿视网膜病（ROP）和支气管肺发育不良（BPD），应使接受氧疗的早产儿氧饱和度低于 93%，不可超过 95%。大量有关试图通过维持较高氧饱和度水平来减轻 ROP 进展的研究均未能显示任何改善眼科预后的作用，相反接受高浓度氧气治疗的婴儿若出现更多呼吸系统症状，其慢性氧依赖的发生率势必增加。因无任何证据表明生后数日内的新生儿能较后期婴儿更好地耐受高浓度氧气，因此，在任何时候避免过度氧暴露似乎是合乎逻辑的。亦有证据提示，氧饱和度波动与 ROP 发生增多有关，是有害的。在使用天然表面活性物质后，可能出现高氧血症的高峰，此与 Ⅰ、Ⅱ 度脑室内出血增加有关。抗氧化剂如维生素 A、维生素 E 及超氧化物歧化酶已用于 BPD 发生的高危人群中，试图减少氧自由基造成的肺炎性反应。

（五）CPAP 在 RDS 管理中的作用

虽然缺乏近期随机实验或数据支持 CPAP 对 RDS 患儿治疗的效果，CPAP 常用来代替机械通气对 RDS 患儿进行呼吸支持。机械通气对未成熟肺是有害的，如有可能，应尽量避免使用。拔除气管插管、撤离呼吸机后使用至少 5 cmH_2O 的 CPAP 可减少再次气管内插管。无使用 CPAP 可避免表面活性物质缺乏的证据，但经常采用 CPAP 而不给表面活性物质治疗轻症 RDS。越早使用 CPAP 越有可能避免机械通气（RR 0.55，95% CI0.32～0.969NNT6）。至今尚无使用不同 CPAP 设备长期预后不同的证据，但有研究显示，短的双鼻孔鼻塞 CPAP 较单鼻孔鼻塞 CPAP 在减少再次气管插管方面有优势（RR 0.59，95% CI0.41～0.85，NNT5）。

（六）机械通气策略

机械通气（MV）的目的是以最少肺损伤、最少血流动力学不稳定及其他不良事件，如与脑室旁白质软化（PVL）相关联的低碳酸血症，进行通气并维持可接受水平的血气分析。在无表面活性物质时代，MV 可减少 RDS 引起的死亡。MV 的方式有间歇正压通气（IPPV）或高频震荡通气（HFOV）。MV 的原则是在肺复张后，以适当的呼气末压（PEEP）或 HFOV 时的持续扩张压（CDP）使肺在整个呼吸周期中持续并稳定于最适肺容量。MV 治疗 RDS 分为 4 个阶段：肺复张，稳定，恢复和撤离。对肺复张而言，PEEP 和吸气峰压（PIP）或 HFOV 中的 CDP 是很关键的，应在肺压力—容积曲线顺应性较好的呼气段上维持稳定。一旦经 MV 病情稳定后，RDS 患儿应积极撤离呼吸机至临床安全的拔管状态，并维持其血气分析在可接受水平。

尽量避免低碳酸血症以降低 BPD、PVL 的风险。即使是很小的婴儿，在常规通气平均气道压 6~7 cmH$_2$O 或 HFOVCDP8~9 cmH$_2$O 状态下，通常能顺利拔除气管插管。拔管后改为经鼻 CPAP 可降低再插管的风险（RR 0.62，95%CI0.49~0.77，NNT6）。

所有类型的机械通气都有可能造成肺损伤，最小肺损伤的策略是以最佳的肺容量避免过大潮气量及肺不张。以往认为，HFOV 可较好地达到上述要求，但随着肺保护概念的引进，采用低潮气量常规通气，使得 HFOV 较常规通气在降低 BPD 发生率的优势有所减弱。通气策略及设备较通气方式更重要，应使用所在单位成功率最高的方法。对 IPPV 治疗的重症 RDS 患儿，HFOV 可能是一种有效的补救治疗措施，补救性 HFOV 降低新生儿气漏的发生，但有增加早产儿脑室内出血的危险。表面活性物质的作用是改善肺顺应性和增加肺容量，如果接受表面活性物质后在 MV 状态下患儿病情仍进一步恶化，应考虑肺过度膨胀的可能。短期肺损伤可造成气漏，如气胸或肺间质气肿，长期肺损伤可造成 BPD。

现有多种新型 MV 方式可供选择，组合式流量传感器可准确检测呼吸动作并测定吸气及呼气容量。多数这些新型通气方式已经进行小样本研究。目标潮气量通气可能对避免损伤性过度肺膨胀及低碳酸血症的发生有益，但尚无长期随访资料支持常规使用此方法。撤机时使用患者触发的或同步的呼吸机可缩短很小婴儿 MV 的时间，但尚无有关改善生存或减少 BPD 发生的长期益处的证据。试图通过撤机时维持较高的 PCO$_2$ 促进早拔管，但目前尚无充足数据支持此方法。使用咖啡因可促进早期拔除气管插管及减少 BPD，但需长期随访验证此项治疗的安全性。

（七）支持护理

为使 RDS 患儿获得最佳预后，良好的支持护理是必要的，这包括维持正常体温，恰当的液体管理，良好的营养支持，处理动脉导管和支持循环，维持正常血压。

1. 维持体温

维持足月儿体温的传统方法对早产儿是不够的，需要采用额外的保暖措施。生后应立即采取各种方法减少热量丢失以避免低体温，这样有利于提高存活率。避免低体温的方法包括：用预热毛毯包裹及擦干婴儿，去除已浸湿的毛毯，婴儿避开冷源，以及使用伺服式开放辐射保暖台。对胎龄<28 周的早产儿，产房处理及转诊至 NICU 的途中可使用聚乙烯

袋袋装或包裹早产儿，这样，可减少低体温的发生及可能降低医院内病死率。对上述方法造成的体温增高的危险尚不了解，且无长期随访资料。由于便于操作，辐射保暖台可在NICU中使用，但与暖箱相比，即使遮盖，其不显性失水亦增加，因此应尽量缩短使用时间。暖箱内的早产儿通过伺服式控制温度36℃可降低新生儿病死率。

2. 液体及营养管理

现有的RCT证据不足以得出液体及电解质给予在RDS及BPD的发病机制中起重要作用的结论。生后第1日细胞外液及钠的浓缩可能是生理性的，每日测量体重有助于指导液疗。尽管增加液体入量可能因增加动脉导管未闭（PDA）、BPD及NEC发生而使病情恶化，但尚无证据表明限制液体入量有助于改善预后。多数婴儿起始静脉液量为70~80 mL/（kg·d），初期应限制钠的摄入，随后出现利尿后开始给予。无证据支持RDS时使用利尿药。在RDS治疗计划中，早期营养是重要组成部分，最初时肠道喂养可能不可行，因此应开始肠道外营养（PN），以提供足够能量和氨基酸以避免负氮平衡，促进蛋白质合成和氮潴留，促进早期生长。传统上，营养素的给入较缓慢，但近期研究显示，生后24 h内起给早产儿全部营养素，葡萄糖、氨基酸、脂肪是安全的。早期的随机实验显示，PN可使胎龄28~30周RDS患儿存活率增加40%并缩短住院时间。血流动力学不稳定时，如低血压、吲哚美辛治疗PDA时，肠道营养的安全性尚不了解，但RDS本身不是喂养的禁忌证。即使有脐血管插管，患儿情况稳定后亦可给予少量母乳，应及早开始母乳的微量肠道"营养性"喂养，促进肠道成熟及功能完善，减少喂养不耐受，缩短至全肠道喂养的时间，促进体重增长，缩短住院时间。

（八）对推荐指南的总结

有RDS危险的早产儿应在有适当护理能力，包括机械通气的中心出生。如有可能，应尽量推迟早产至产前皮质激素治疗发挥最大效益时。出生时温柔复苏，维持适当心率（>100次/分），尽量避免大潮气量及使用100%氧气。对严重早产的婴儿，考虑在产房内气管插管，预防性给予表面活性物质；对稍成熟的早产儿，应早期开始使用CPAP，如有RDS征象出现，尽早治疗性应用表面活性物质。在RDS病程中，应尽早使用天然表面活性物质；对更成熟些的早产儿，有可能在给予表面活性物质后立即拔出气管插管使用CPAP，此种情况应根据患儿耐受情况决定。对机械通气者，应尽量缩短机械通气时间，以避免高氧血症或低碳酸血症。

如RDS仍未好转，考虑重复使用表面活性物质。拔除气管插管后，婴儿应继续接受CPAP治疗直至病情稳定。在处理RDS过程中，良好的支持护理亦很重要。应使用抗生素

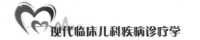

直至除外败血症。病程中应始终维持患儿体温在正常范围，平衡液体，进行营养支持。初期可能采用肠道外营养。定期监测血压，以维持正常组织灌注，如有必要，可使用缩血管药物，如有指征，使用药物关闭动脉导管。

第二节　胎粪吸入综合征

胎粪吸入综合征（meconlum aspiration syndrome，MAS）是由胎儿在宫内或产时吸入混有胎粪的羊水而导致以呼吸道机械性阻塞及化学性炎性反应为主要病理特征，以生后出现呼吸窘迫为主要表现的临床综合征。多见于足月儿或过期产儿。据文献报道，分娩时羊水混胎粪的发生率为 5%～15%，但仅其中 5%～10%发生 MAS；而 MAS 中 10%～20%患儿并发气胸，5%患儿可死亡。

一、病因和病理生理

（一）胎粪吸入

胎儿在宫内或分娩过程中出现缺氧，其肠道及皮肤血液量减少，继之迷走神经兴奋，最终导致肠壁缺血痉挛，肠蠕动增加，肛门括约肌松弛而排出胎粪。同时缺氧使胎儿产生呼吸运动（喘息），将胎粪吸入气管内或肺内，或在胎儿娩出建立有效呼吸后，使其吸入肺内。也有学者根据早产儿很少发生羊水混有胎粪而过期产儿发生率高于 35%这一现象，推断羊水混有胎粪也可能是胎儿成熟的标志之一。

（二）不均匀气道阻塞和化学性炎性反应

MAS 的主要病理变化是由于胎粪的机械性阻塞所致。

1. 肺不张

部分肺泡因其小气道被较大胎粪颗粒完全阻塞，其远端肺泡内气体吸收，引起肺不张，使肺泡通气/血流降低，导致肺内分流增加，从而发生低氧血症。

2. 肺气肿

黏稠胎粪颗粒不完全阻塞部分肺泡的小气道，则形成"活瓣"，吸气时小气道扩张，使气体能进入肺泡，呼气时因小气道阻塞，气体不能完全呼出，导致肺气肿，致使肺泡通气量下降，引起 CO_2 潴留。若气肿的肺泡破裂则发生肺气漏，如间质气肿、纵隔气肿或气胸等。

3. 正常肺泡

部分肺泡的小气道可无胎粪，但该部分肺泡的通换气功能均可代偿性增强。由此可见，MAS 的病理特征为不均匀气道阻塞，即肺不张、肺气肿及正常肺泡同时存在，其各自所占的比例决定患儿临床表现的轻重。

因胆盐是胎粪组成之一，故胎粪吸入除引起呼吸道的机械性阻塞外，也可刺激局部引起化学性炎性反应，进一步加重通换气功能障碍。胎粪尚有利于细菌生长，故 MAS 也可继发细菌感染。此外，近年来有文献报道，MAS 时 Ⅱ 型肺泡上皮细胞受损和肺表面活性物质减少，但其结论尚需进一步研究证实。

（三）肺动脉高压

严重缺氧和混合性酸中毒导致肺小动脉痉挛，甚至血管平滑肌肥厚（长期低氧血症），导致肺动脉阻力增加，右心压力增加，发生卵圆孔水平右向左分流；肺血管阻力的持续增加，使肺动脉压超过体循环动脉压，从而导致已功能性关闭或尚未关闭的动脉导管发生导管水平的右向左分流，即新生儿持续肺动脉高压（PPHN）。上述变化将进一步加重低氧血症及混合性酸中毒，并形成恶性循环。

二、临床表现及诊断

（一）吸入混胎粪的羊水

诊断 MAS 的前提。

（1）分娩时可见羊水混胎粪。

（2）患儿皮肤、脐带和指（趾）甲床留有胎粪污染的痕迹。

（3）口、鼻腔吸引物中含有胎粪。

（4）气管插管时声门处或气管内吸引物中可见胎粪（即可确诊）。

（二）呼吸系统表现

患儿症状轻重与吸入羊水的物理性状（混悬液或块状胎粪等）和量的多少密切相关。若吸入少量或混合均匀的羊水，可无症状或症状轻微；若吸入大量混有黏稠胎粪羊水者，可致死胎或生后不久死亡。常于生后数小时出现呼吸急促（>60 次/分）、发绀、鼻翼扇动和吸气性三凹征等呼吸窘迫表现，少数患儿也可出现呼气性呻吟。体格检查可见胸廓前后径增加，早期两肺有鼾音或粗湿啰音，以后出现中细湿啰音。如呼吸窘迫突然加重，并伴

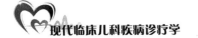

有呼吸音明显减弱，应怀疑气胸的发生。

（三）持续性肺动脉高压（PPHN）

多发生于足月儿，在有文献报道的 PPHN 患儿中，约 75% 其原发病是 MAS。重症 MAS 患儿多伴有 PPHN。主要表现为严重的发绀，其特点为：当 $FiO_2 > 0.6$ 时，发绀仍不缓解；哭闹、哺乳或躁动时发绀加重；发绀程度与肺部体征不平行（发绀重，体征轻）。部分患儿在胸骨左缘第 2 肋间可闻及收缩期杂音，严重者可出现休克和心力衰竭。

（四）并发症

严重 MAS 可并发红细胞增多症、低血糖、低钙血症、HIE、多器官功能障碍及肺出血等。

三、辅助检查

（一）实验室检查血气分析

pH 值及 PaO_2 降低，$PaCO_2$ 增高；血常规、血糖、血钙和相应血生化检查；气管内吸引物及血液的培养。

（二）X 线检查

两肺透亮度增强伴有节段性或小叶肺不张，也可仅有弥漫性浸润影或并发纵隔气肿、气胸等。临床统计尚发现：部分 MAS 患儿胸片改变不与临床表现成正比，即胸片严重异常者症状却很轻，胸片轻度异常甚或基本正常，症状反而很重。

（三）超声波检查

彩色多普勒超声检查有助于 PPHN 的诊断。

四、治疗

（一）基础治疗

1. 清理呼吸道

当羊水有胎粪污染时，无论胎粪是稠或稀，头部一旦娩出，先吸引口、咽和鼻，可用大孔吸管（12F 或 14F）或吸球吸胎粪。并根据新生儿有无活力来决定是否要插管吸引，无活力者需插管，有活力者还可观察，所谓有活力是指呼吸好，肌张力正常，心率>100次/分，可理解为无窒息状态。吸出胎粪的最佳时间是头部刚娩出，尚未出现第一口呼吸时或插管后尚未通气前吸出胎粪，尽可能吸清，以免胎粪向下深入。吸引时不主张经气管插管导入更细的吸痰管冲吸，而是一致采用胎粪吸引管直接吸出。按时做超声雾化及胸部的物理治疗。

2. 常规监测和护理

注意保温，复苏后的 MAS 婴儿应立即送入 NICU，安装各种监护仪，严密观察心、脑、肾的损害迹象。定时抽动脉血测 pH 值、PaO_2、$PaCO_2$ 和 HCO_3，调节 FiO_2，及时发现并处理酸中毒。监测血压，如有低血压及灌流不足表现，可考虑输入血浆或全血。需监测血糖和血钙，发现异常均应及时纠正。如羊水已被胎粪污染，但无呼吸窘迫综合征，应放入高危婴儿室，严密观察病情发展。

3. 限制液体量

液体需要量为 60~80 mL/（kg·d），过多水分有可能加重肺水肿，但也不宜过少，以免呼吸道过于干燥。营养应逐步达到需要量，不能口服者采用鼻饲或给予静脉营养液。

（二）氧疗与机械通气

1. 氧疗

对血氧监测证实有轻度低氧血症者应给予鼻导管、面罩或头罩吸氧，维持 PaO_2 6.65 kPa（50 mmHg）以上或 $tcSO_2$ 90%~95% 为宜。

2. 持续气道正压吸氧（CPAP）

MAS 早期或轻度的 MAS，胸片显示病变以肺不张为主，可选用 CPAP。压力一般在 0.3~0.5 kPa（3~5 cmH_2O），使 PaO_2 维持在 8.0~9.0 kPa（60~70 mmHg）。但对于以肺气肿为主的 MAS，不适合应用 CPAP 治疗。

3. 常频机械通气

严重病例当 pH 值<7.2、PaO_2<6.65 kPa（50 mmHg）、$PaCO_2$>9.0 kPa（70 mmHg）时，需机械通气治疗。常用通气方式 CMV+PEEP，早期肺顺应性正常，故吸气峰压（PIP）不宜过高，因高 PIP 可使肺泡过度充气而致肺泡破裂产生肺气漏，也可阻断通气良好肺泡的肺血流，使通气/血流比值失衡，影响肺氧合功能。多主张应用较低的 PEEP 0.196~0.294 kPa（2~3 cmH_2O），呼吸频率不宜过快，30~40 次/分即可，伴有肺动脉高压时可采用高通气。机械通气时多数患儿需使用镇静药和肌松药。

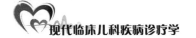

4. 高频通气

HFV 用较高的呼吸频率、小潮气量和低的经肺压使肺泡持续扩张，保持气体交换，从而可减少高通气所致的肺气漏等肺损伤，对 MAS 有较好疗效。HFV 的通气方式有高频正压通气（HFPPV）、高频喷射通气（HFV）、高频气流间断通气（HFFI）和高频振荡通气（HFOV）等。HFOV 是 MAS 较常用的方法。

（三）药物治疗

1. 抗生素的应用

MAS 不少是由于孕母宫颈上行感染炎性反应引起，且胎粪是细菌生长的良好培养基，因此疾病应早期用抗生素治疗，可根据血和气管内分泌物培养结果选用敏感抗生素。

2. 肺表面活性物质（PS）的应用

MAS 患儿内源性肺表面活性物质受到严重损害，可给予外源性肺表面活性物质治疗，提高生后 6 h 和 24 h 的氧合，有效改善 MAS 引起的气体弥散不足、肺不张、肺透明膜形成，不增加并发症的发生。推荐剂量为每次 100～200 mg/kg，每 8～12 h 1 次，可用 2～3 次，首次给药最好于生后 6 h 内。但总的疗效不如治疗新生儿呼吸窘迫综合征效果好。

3. 激素的应用

激素在 MAS 中的应用疗效尚不能确定。

（四）其他治疗

1. 一氧化氮（NO）吸入

吸入外源性 NO 可选择性的快速舒张肺血管平滑肌，减少肺内分流，维持较好的氧合能力，并能防止由活化的中性粒细胞诱导的早期肺损伤，对 MAS 并发持续性肺动脉高压有较好疗效。常用治疗 PPHN 的 NO 剂量开始用 20×10^9 浓度，可在 4 h 后降为（5~6）× 10^9 维持；一般持续 24 h，也可以用数日或更长时间。

2. 体外膜氧合作用（ECMO）

ECMO 可将体内的血液引至体外通过膜氧合器进行气体交换后再送回体内，从而用人工呼吸机暂时代替肺呼吸，使肺有足够休息的时间而得到好转。

（五）并发症治疗

1. 合并气胸、纵隔气肿等肺气漏的治疗

轻症可自然吸收，重症应立即抽出气体或插管引流。

2. 合并持续肺动脉高压的治疗

当发生严重低氧血症时，应警惕合并持续肺动脉高压（PPHN）。常规治疗PPHN包括碱化血液、药物降低肺动脉压力、高频通气、一氧化氮吸入等，其目的为降低肺动脉压力，提高体循环压力，逆转右向左分流。

第三节　肺出血及感染性肺炎

一、肺出血

新生儿肺出血（neonatal pulmonary hemorrhage，NPH）是指肺部2叶以上的大面积出血，不包括散在的、局灶性出血，是新生儿期常见的危重症之一，常伴发于其他疾病。本症常是新生儿多种疾病的一个严重的并发症，多发生在新生儿严重疾病晚期，是新生儿重症的重要死因之一。发病率占活产婴的0.2‰~3.8‰；病死率为40%~50%；尸检率为40%~84%。由于缺乏有效的特异辅助诊断方法，临床漏诊率较高，许多新生儿肺出血往往在尸检中才发现。

（一）病因

（1）缺氧是NPH最常见的病因。常见于第一高峰期，其原发疾病以窒息、宫内窘迫、肺透明膜病、胎粪吸入性肺炎、肺发育不良和颅内出血等严重缺氧性疾病为主。早产儿、低体重儿居多。

（2）感染是第二高峰期的主要病因，原发疾病主要是败血症、感染性肺炎。足月儿居多。

（3）低体温硬肿症及各种严重疾病时低体温是本病的重要诱因，在其终末期常出现肺出血。

（4）严重的先天性心脏病大型：VSD、大型PDA、大血管错位等。

（5）其他因素：新生儿高黏滞综合征、凝血机制障碍、Rh溶血病等均与本病的发病有关。

（二）诊断

1. 具有肺出血原发病和高危因素

窒息缺氧、早产和（或）低体重、低体温和（或）寒冷损伤、严重原发疾病（败血症、心肺疾病）等。

2. 症状和体征

除原发病症状与体征外，肺出血可有下列表现。

（1）全身症状：低体温、皮肤苍白、发绀、活动力低下，呈休克状态，或可见皮肤出血斑，穿刺部位不易止血。

（2）呼吸障碍：呼吸暂停、呼吸困难、吸气性凹陷、呻吟、发绀、呼吸增快或在原发病症状基础上临床表现突然加重。

（3）出血：鼻腔、口腔流出或喷出血性液体，或于气管插管后流出或吸出泡沫样血性液。

（4）肺部听诊：呼吸音减低或有湿啰音。

3. X线检查典型肺出血胸部X线表现

（1）广泛的斑片状阴影，大小不一，密度均匀，有时可有支气管充气征。

（2）肺血管瘀血影：两肺门血管影增多，两肺或呈较粗网状影。

（3）心影轻至中度增大，以左心室增大较为明显，严重者心胸比>0.6。

（4）大量出血时两肺透亮度明显降低或呈"白肺"征。

（5）或可见到原发性肺部病变。

4. 实验室检查

（1）血气分析可见PaO_2下降，$PaCO_2$升高；酸中毒多为代谢性，少数为呼吸性或混合型。

（2）外周血红细胞与血小板减少。

（三）治疗

1. 原发病的治疗

2. 一般治疗

注意保暖，保持呼吸道畅通，输氧，纠正酸中毒，限制输液量为80 mL／（kg·d），滴速为3~4 mL／（kg·h）。

3. 补充血容量

对肺出血致贫血的患儿可输新鲜血，每次10 mL/kg，维持血细胞比容在0.45以上。

4. 保持正常心功能

可用多巴胺5~10 μg／（kg·min），以维持收缩压在50 mmHg以上。如发生心功能不全，可用快速洋地黄类药物控制心力衰竭。

5. 机械通气

可用间歇指令正压通气（IMV）。对肺出血高危儿，为了能在肺出血前及时用机械通气，可参考评分标准，分值≤2分者可观察；3~5分者应使用机械通气；≥6分者，尽管使用机械通气效果也不理想。呼吸机参数可选择：吸入氧浓度（FiO_2）60%~80%，PEEP 6~8 cmH_2O（1 cmH_2O = 0.098 kPa），呼吸次数（RR）35~45次/分，最大吸气峰压（PIP）25~30 cmH_2O，吸呼比（I/E）1：1~1：1.5，气体流量8~12 L/min。早期每30~60 min测血气分析1次，作为调整呼吸机参数的依据。在肺出血发生前，如发现肺顺应性差，平均气道压（MAP）高达15 cmH_2O应注意肺出血可能。在肺出血治疗期间，当PIP<20 cmH_2O、MAP<7 cmH_2O仍能维持正常血气时，常表示肺顺应性趋于正常，肺出血基本停止。若PIP>40 cmH_2O时仍有发绀，说明肺出血严重，患儿常常死亡。呼吸机撤机时间必须依据肺出血情况及原发病对呼吸的影响综合考虑。

6. 止血药

应用于气道吸引分泌物后，滴入巴曲酶0.2 U加注射用水1 mL，注入后用复苏囊加压供氧30 s，促使药物在肺泡内弥散，以促使出血部位血小板凝集。同时用巴曲酶0.5 U加注射用水2 mL静脉注射，用药后10 min气管内血性液体即有不同程度减少，20 min后以同样方法和剂量再注入，共用药2~3次。或用1：10 000肾上腺素0.1~0.3 mL/kg气管内滴入，可重复2~3次，注意监测心率。

7. 纠正凝血机制障碍

根据凝血机制检查结果，如仅为血小板少于80×10⁹/L，为预防弥散性血管内凝血发生，可用超微量肝素1 U/（kg·h）持续静脉滴注或6 U/kg静脉注射，每6 h 1次，以防止微血栓形成，如已发生新生儿弥散性血管内凝血，高凝期给予肝素31.2~62.5 U（0.25~0.50 mg/kg）静脉滴注，每4~6 h1次或予输血浆、浓缩血小板等处理。

二、感染性肺炎

感染性肺炎是新生儿常见疾病，也是引起新生儿死亡的重要病因。据统计，围生期感染性肺炎病死率为5%~20%。可发生在宫内、分娩过程中或生后，由细菌、病毒、衣原体、真菌等不同的病原体引起。

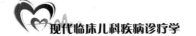

（一）病因

1. 宫内感染性肺炎（又称先天性肺炎）

主要的病原体为病毒，如风疹病毒、巨细胞病毒、单纯疱疹病毒等，病原体经血行通过胎盘感染胎儿；孕母阴道内的细菌（大肠杆菌、克雷白杆菌、李斯特菌）、支原体等感染也可经胎盘感染胎儿，但较少见；胎儿吸入污染的羊水可产生肺炎。

2. 分娩过程中感染性肺炎

（1）胎膜早破 24h 以上或孕母产道内病原体上行感染羊膜，引起羊膜绒毛膜炎，胎儿吸入污染的羊水，发生感染性肺炎。

（2）胎儿分娩时通过产道吸入污染的羊水或母亲的宫颈分泌物。常见病原体为大肠杆菌、肺炎链球菌、克雷白菌、李斯特菌和 B 族溶血性链球菌等，也有病毒、支原体。早产、滞产、产道检查过多更易诱发感染。

3. 出生后感染性肺炎

（1）呼吸道途径：与呼吸道感染患者接触。

（2）血行感染：常为败血症的一部分。

（3）医源性途径：由于医用器械如吸痰器、雾化器、供氧面罩、气管插管等消毒不严，或呼吸机使用时间过长，或通过医务人员手传播等引起感染性肺炎。病原体以金黄色葡萄球菌、大肠杆菌多见。近年来机会致病菌如克雷白杆菌、假单胞菌、表皮葡萄球菌、枸橼酸杆菌等感染增多。病毒则以呼吸道合胞病毒、腺病毒、巨细胞病毒多见；其他的病原菌如沙眼衣原体、解脲支原体等亦应引起重视。广谱抗生素使用过久易发生念珠菌肺炎。

（二）临床表现

1. 宫内感染性肺炎

临床表现差异很大。多在生后 24 h 内发病，出生时常有窒息史，复苏后可有气促、呻吟、呼吸困难、体温不稳定，反应差。肺部听诊呼吸音可为粗糙、减低或闻及湿啰音。严重者可出现呼吸衰竭、心力衰竭、DIC、休克或持续肺动脉高压。血行感染者常缺乏肺部体征，而表现为黄疸、肝脾大和脑膜炎等多系统受累。也有生后数月进展为慢性肺炎。周围血象白细胞大多正常，也可减少或增加。脐血 IgM>200 mg/L 或特异性 IgM 增高者对产前感染有诊断意义。X 线胸片常显示为间质性肺炎改变，细菌性肺炎则为支气管肺炎表现。

2. 分娩过程中感染性肺炎

发病时间因不同病原体而异，一般在出生数日至数周后发病，细菌性感染在生后 3 ~ 5 d 发病，Ⅱ型疱疹病毒感染多在生后 5 ~ 10 d 发病，而衣原体感染潜伏期则长达 3 ~ 12 周。生后立即进行胃液涂片找白细胞和病原体，或取血标本、气管分泌物等进行涂片、培养和对流免疫电泳等检测有助于病原学诊断。

3. 产后感染性肺炎

表现为发热或体温不升、气促、鼻翼扇动、发绀、吐沫、三凹征等。肺部体征早期常不明显病程中可出现双肺细湿啰音。呼吸道合胞病毒性肺炎可表现为喘息，肺部听诊可闻哮鸣音。鼻咽部分泌物细菌培养、病毒分离和荧光抗体，血清特异性抗体检查有助于病原学诊断。金黄色葡萄球菌肺炎易合并脓气胸，X 线检查可见肺大疱。

（三）治疗

1. 呼吸道管理

雾化吸入，体位引流，定期翻身、拍背，及时吸净口鼻分泌物，保持呼吸道通畅。

2. 供氧

有低氧血症时可用鼻导管、面罩、头罩或鼻塞 CPAP 给氧，呼吸衰竭时可行机械通气，使动脉血 PaO_2 维持在 6.65 ~ 10.7 kPa（50 ~ 80 mmHg）。

3. 抗病原体治疗

细菌性肺炎者可参照败血症选用抗生素。李斯特菌肺炎可用氨苄西林；衣原体肺炎首选红霉素；单纯疱疹病毒性肺炎可用阿昔洛韦；巨细胞病毒性肺炎可用更昔洛韦。

4. 支持疗法

纠正循环障碍和水、电解质及酸碱平衡紊乱，每日输液总量 60 ~ 100 mL/kg，输液速率应慢，以免发生心力衰竭及肺水肿；保证充足的能量和营养供给，酌情静脉输注血浆、白蛋白和免疫球蛋白，以提高机体免疫功能。

第四节　呼吸衰竭

急性呼吸功能衰竭（acute respiratory failure，ARF）是呼吸中枢和（或）呼吸器官原发或继发的病变，引起通气和（或）换气功能障碍，使呼吸系统吸入 O_2 及排出 CO_2 的功能不能满足人体需要的外呼吸功能障碍。

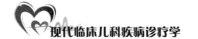

一、病因

（一）气道梗阻

鼻后孔闭锁，鼻充血致鼻塞，Pierre Robin 综合征，声带麻痹，喉蹼，会厌下狭窄，气管软化症，先天性大叶肺气肿。

（二）肺部疾病

肺透明膜病、肺炎、肺不张、肺水肿、肺出血、吸入综合征、支气管肺发育不良等。

（三）肺受压

气胸、膈疝、食管裂孔疝、脓胸等。

（四）心脏病

先天性心脏病、心肌炎、动脉导管未闭伴心力衰竭。

（五）神经系统及肌肉疾病

出生时窒息、早产儿呼吸暂停、颅内出血、脑膜炎、破伤风、药物（吗啡、镁等）中毒等。

二、病理生理

完整的呼吸功能包括外呼吸、内呼吸及血液携带 O_2 及 CO_2 的能力。呼吸衰竭通常指的是外呼吸的功能障碍，可分为通气及换气功能障碍两种

（一）通气功能障碍

肺泡通气量减少，PaO_2 降低，同时由于排出 CO_2 量减少，$PaCO_2$ 可增加。引起原因如下。

1. 气道阻力增加

称之为阻塞性通气障碍，是较常见的一种。新生儿的呼吸道梗阻主要是黏膜肿胀和分泌物堵塞。肺部疾病时易于发生阻塞性通气功能障碍。

2. 肺泡扩张受限制

肺泡扩张受限制，使肺通气量减少，称之为限制性通气功能障碍。

（二）换气功能障碍

换气是肺泡氧与肺毛细血管网之血流中 CO_2 气体交换的过程。肺泡通气/血流比值（V/Q）失调，肺内短路增加和弥散障碍均使换气过程发生严重障碍而导致呼吸衰竭。

（1）肺泡通气/血流比值（V/Q）失调。

（2）肺泡弥散障碍：在肺实质病变不张时，易于引起弥散功能不足。由于 CO_2 在体液中的溶解度远较氧的溶解度大，因此，虽然 CO_2 分子量较大，肺泡膜两侧的压力差较小，其弥散能力仍较氧大 21 倍，故一般临床上的弥散功能障碍大都指氧的弥散障碍。

三、临床表现

呼吸衰竭时必有血气的变化，PaO_2 下降和（或）$PaCO_2$ 上升，二者常同时存在，对机体的影响常是综合的。

（一）神经系统

呼吸衰竭对神经系统影响的病理基础是脑水肿。缺氧使脑组织酶系统破坏，引起细胞内水肿，CO_2 增高使脑间质水肿。临床上 PaO_2 低于 4.00 kPa（30 mmHg），SaO_2 低于 60%，$PaCO_2$ 在 9.33 kPa（70 mmHg）以上，pH 在 7.20 以下均可导致精神和意识的改变，甚至抽搐，称为肺性脑病。

（二）循环系统

缺氧及 CO_2 滞留的早期均可引起血压升高。严重缺氧及酸中毒可使血压下降和循环衰竭。

（三）肾脏

可出现蛋白尿、红细胞、白细胞及管型。由于缺氧及高碳酸血症反射性引起肾血管收缩，使肾血流减少，因此重者可发生急性肾功能衰竭。

（四）消化系统

可出现消化道出血。

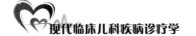

（五）酸碱失衡及电解质紊乱

可致呼吸性酸中毒、呼吸性碱中毒，或合并代谢性酸中毒、高钾血症等。

四、分类及诊断

（一）分类

临床上多按血气变化的特点分类。

Ⅰ型呼吸衰竭：低氧血症型。

Ⅱ型呼吸衰竭：低氧血症伴高碳酸血症型。

（二）诊断

应根据病因、临床表现及血气综合分析进行诊断。但新生儿的临床表现常不典型，故应掌握在哪些情况下易于发生呼吸衰竭而予以密切观察，以早期发现。

1. 临床指标

（1）呼吸困难：在安静时呼吸频率超过 60 次/分，或低于 30 次/分，呼吸节律改变甚至呼吸暂停，三凹征，伴有呻吟。

（2）发绀：除外周围性及其他原因的发绀。

（3）神志改变：精神萎靡，反应差，肌张力低下。

（4）循环改变：肢端凉，皮肤毛细血管再充盈时间延长（足根部>4s），心率<100 次/分。

2. 血气指标

Ⅰ型呼吸衰竭：$PaO_2 \leqslant 6.67$ kPa（50 mmHg），海平面，吸入室内空气时。

Ⅱ型呼吸衰竭：$PaO_2 \leqslant 6.67$ kPa，$PaCO_2 \geqslant 6.67$ kPa。

轻症：$PaCO_2$ 6.67~9.33 kPa（50~70 mmHg）。

重症：$PaCO_2 > 9.33$ kPa。

3. 诊断条件

临床指标（1）、（2）为必备条件，（3）、（4）为参考条件。无条件做血气时若具备临床标准（1）、（2），可临床诊断为呼吸衰竭。

五、治疗

应积极治疗原发病，尽快去除病因；改善呼吸功能，提高 PaO_2、SaO_2 降低 $PaCO_2$；维持心、脑、肾等重要脏器的功能；纠正水、电解质和酸碱平衡紊乱；预防与控制感染；及时进行辅助呼吸。

（一）病因治疗

积极寻找和治疗引起呼吸衰竭的原发病极为重要，针对不同的病因进行内科或外科手术治疗。

（二）改善呼吸功能

1. 保持呼吸道的通畅

根据患儿的病因和具体情况可分别采用拍背、吸痰、湿化氧气吸入、雾化等方法，及时清除呼吸道的分泌物。

2. 氧疗

根据患儿的缺氧程度和具体情况可分别用面罩吸氧或头罩吸氧。

3. 呼吸兴奋药的应用

对于因呼吸中枢受抑制所导致的呼吸浅表或不规则的患儿，在呼吸道通畅的情况下可适当选用氨茶碱、东莨菪碱等药物。一般情况下，呼吸兴奋药对急性呼吸衰竭治疗效果不大，不宜常规或大量使用。

（三）积极治疗并发症

并发心力衰竭时可选用洋地黄制剂和血管扩张药，常用的药物有地高辛、毛花苷C、酚妥拉明、多巴胺、多巴酚丁胺等药物。用洋地黄制剂的剂量宜小，以防中毒。近年在严重呼吸衰竭应用酚妥拉明效果良好，它是 α 受体阻滞剂，能解除小血管痉挛，改善微循环。对改善心肌功能，改善通气，减轻肺高压、肺水肿，增加肾血流量均有作用。合并脑水肿时可给予甘露醇等药物脱水降颅压治疗，新生儿用量应偏小，一般每次 $0.25 \sim 0.597$ kg，同时应注意静脉补液的量和张力。

（四）预防和控制感染

对于感染的患者可根据临床经验选用抗生素，有条件的可根据分泌物细菌培养及药敏试验用药。

（五）加强护理

维持水、电解质平衡和供给足够营养。

注意保暖和基础护理，监测呼吸、心率、血压等生命体征，定期进行血气分析和胸片检查。供给足够的营养和热量，根据患儿病因和有无并发症等具体情况调整和计算静脉补液量，维持水电解质平衡。

（六）机械通气

经一般治疗无效和医疗条件具备的情况下可给予机械通气治疗。

第二章 现代临床儿科常见症状诊疗

第一节 发热

发热是指机体在致热源作用下或体温调节中枢发生障碍时，产热增加和（或）散热减少，体温超过正常范围。儿童正常肛温 36.9~37.5 ℃，腋温为 36~37 ℃，正常温度个体略有差异。儿童新陈代谢旺盛，体温与青壮年相近，但高于老年人；一般清晨体温最低，下午至傍晚最高，一天内波动<1 ℃；儿童夏季体温稍高，喂奶、餐后、运动、哭闹、室温过高及衣被过厚等均可使体温稍微升高。由于腋表测温方便简单，不易引起交叉感染及意外，目前儿科临床多采用腋表测温，测量时间为 5 分钟，当环境温度过低或者患儿循环障碍时，腋表所测体温偏低，需采用肛表测温 2 分钟。

一、发热机制

（一）致热源性发热

1. 内源性致热源

内源性致热源又称白细胞致热源，如白介素-1、肿瘤坏死因子和干扰素等，通过血-脑脊液屏障直接作用于体温调节中枢的体温调定点，使调定点上移，体温调节中枢重新发出冲动，一方面骨骼肌阵缩（表现为寒战）使产热增多，另一方面交感神经兴奋使散热减少。这一综合调节使产热大于散热，导致发热。

2. 外源性致热源

种类繁多，包括各种病原微生物病原体（如细菌、真菌、病毒及各种细菌毒素等）、炎性渗出物及无菌性坏死组织、抗原抗体复合物、某些类固醇物质、多糖体成分及多核苷酸、淋巴细胞激活因子等。外源性致热源常为大分子，不能通过血-脑脊液屏障，而是激活血液中的中性粒细胞、单核-巨噬细胞系统及嗜酸性粒细胞等，使其产生内源性致热源而发热。

（二）非致热源性发热

1. 体温调节中枢直接受损

颅脑外伤、出血和炎症等。

2. 产热过多的疾病

如癫痫持续状态和甲状腺功能亢进等。

3. 散热减少的疾病

汗腺缺乏、广泛性皮炎和心力衰竭等。

二、发热原因

（一）根据热度分类

通常以腋表测量为准。

1. 低热（37.3~38 ℃）

常见于夏季热等。

2. 中度热（38.1~38.9 ℃）

常见于结核等。

3. 高热（39.0~41.0 ℃）

常见于感染和败血症等。

4. 超高热（≥41 ℃）

常见于中枢调节障碍等。

（二）根据热型分类

小儿热型不如成人典型，常见热型有稽留热、弛张热、间歇热、波状热、回归热和不规则热等6种。随着抗生素及肾上腺皮质激素治疗对热型干扰，目前已经很难见到典型热型，故其诊断与鉴别诊断价值较小。

（三）根据热程分类

1. 短期发热

发热持续时间在2周以内。在儿科常见，大多数属于感染性发热，多伴有局部症状及

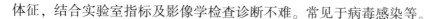

体征，结合实验室指标及影像学检查诊断不难。常见于病毒感染等。

2. 长期发热

持续时间≥2周。主要由于非感染性因素导致，非感染性疾病有免疫性疾病（川崎病、系统性红斑狼疮、药物热、皮肌炎、结节性多动脉炎、血清病和炎性肠病等）、恶性肿瘤（白血病、淋巴瘤等）、甲状腺功能亢进、风湿性疾病、尿崩症及夏季低热等。在诊断非感染性疾病之前必须排除感染性疾病，如结核病（包括肺外结核）、链球菌感染后综合征和感染后低热、慢性感染性病灶或小脓肿等。

3. 慢性发热

发热时间超过1个月。原因与长期发热相似。

（四）根据病因分类

1. 感染性发热

病毒、细菌、支原体、衣原体、立克次体、螺旋体、真菌和寄生虫等病原引起的全身或局灶性感染。呼吸系统感染占首位（上呼吸道感染、扁桃体炎、咽喉炎、支气管炎和肺炎等），其次为肠道感染（病毒性、细菌性肠炎等）、泌尿系统感染（尿路感染、肾盂肾炎等）、中枢神经系统感染（脑炎及脑膜脑炎等）、心血管系统感染（感染性心内膜炎、心包炎等）、肝胆系统感染（病毒性肝炎、肝脓肿和胆管炎等）等。还可见于咽后壁脓肿、肛周脓肿等，传染性单核细胞增多症、脓毒症或败血症等也不少见，其他感染如结核、伤寒、风疹、麻疹、幼儿急疹、EB病毒（EBV）感染和巨细胞病毒（CMV）感染等也可引起发热。近年来，手足口病、禽流感及甲型H1N1流感等传染病常需在发热门诊中加以鉴别，疫苗预防接种引起的发热也明显增加。

2. 非感染性发热

（1）无菌性炎症：组织细胞坏死吸收及组织蛋白分解导致吸收热。常见机械、物理或化学性损伤，血管栓塞所致缺血性坏死，恶性肿瘤（白血病、恶性淋巴瘤、神经母细胞瘤、恶性组织细胞疾病和朗格汉斯组织细胞增生症等），溶血反应和肌肉溶解综合征等。

（2）免疫性疾病：有类风湿性关节炎、川崎病、系统性红斑狼疮、血清病、风湿热、白塞病、药物热、皮肌炎、结节性多动脉炎、血清病和炎症性肠病等。

（3）产热增加或散热减少相关疾病：捂热综合征、广泛性皮肌炎、烧伤及无汗性外胚层发育不良等散热障碍，暑热症、严重脱水及心力衰竭所致血液循环障碍，惊厥、癫痫持续状态常因产热较多而散热滞后引起一过性体温升高，小婴儿长期摄入蛋白质过高、高热能饮食及甲亢。

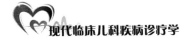

（4）自主神经功能紊乱：属于功能性低热范畴，自主神经功能紊乱可影响正常体温调节过程，使机体产热大于散热，体温升高，临床出现低热和其他自主神经功能紊乱的表现。①原发性低热：可持续数月至数年，体温波动多在 0.5 ℃以内。②感染后低热：体温调节中枢功能尚未完全恢复正常所致，常出现在病毒、细菌等感染性疾病痊愈后。③夏季低热：仅发生于夏季，秋凉后自行消退，每年反复，连续数年后可自行消失，多见于营养不良或大脑发育不全婴幼儿。④生理性低热：剧烈运动、精神紧张及月经前低热等。

（5）累及体温调节中枢：特点是高热无汗及退热药无效，常见于重度安眠药中毒、颅脑损伤、大脑发育不全、中毒性脑病、脑炎后遗症、小婴儿脱水热、高钠血症（垂体性或肾性尿崩症等）和慢性间脑综合征。

（6）其他：药物中毒（阿托品、阿司匹林、苯丙胺和咖啡因等）、输液反应及免疫缺陷病等。

三、诊断思路

发热可见于多种疾病，鉴别主要依靠病史采集、全面的体格检查及实验室辅助检查。

（一）了解流行病学资料

重视收集患儿年龄、患病季节、居住地、感染病接触史、预防接种史等流行病学资料和机体免疫情况。不同年龄感染性疾病发生率不同，年龄越小，发生细菌感染的危险性越大，新生儿 12%～32%为严重感染所致。对发热患儿应注意询问周围有无传染病或感染源接触史，如结核、肝炎、手足口病及麻疹患者接触史，有无死禽、鸽子接触，蚊虫叮咬，去过血吸虫疫源地等。对于一些机体免疫状态低下的患儿，如营养不良、慢性消耗性疾病、免疫缺陷病、长期服用免疫抑制剂、化疗及器官移植后等，发生细菌感染、严重感染和机会致病菌（真菌、卡氏肺孢子菌等）感染的风险越大。

（二）关注发热过程特点

发热的临床过程一般有三个阶段。

1. 体温上升期

①骤升型：体温在几小时内达 39～40 ℃或以上，常伴有寒战，儿童易发生惊厥。常见于疟疾、大叶性肺炎、败血症、流行性感冒、急性肾盂肾炎、输液或某些药物反应。

②缓升型：体温逐渐在数日内达高峰，多不伴寒战，如伤寒、结核和布氏杆菌病等。

2. 高热期

此期体温已达到或略高于上移的体温调定点水平，不再发生寒战，皮肤血管由收缩转为舒张，皮肤发红并灼热，呼吸加深变快，开始出汗。

3. 体温下降期

此期表现为出汗多、皮肤潮湿。①骤降型：体温在数小时内下降，如疟疾、急性肾盂肾炎、大叶性肺炎及输液反应等。②渐降型：在数天内恢复正常，如伤寒及风湿热等。

（三）注意伴随症状

1. 呼吸系统症状

呼吸系统感染是小儿发热最常见疾病，常有流涕、咽痛、声音嘶哑、咳嗽、喘息和咳痰等。

2. 消化系统症状

发热伴有恶心、呕吐、腹泻、腹痛等消化系统症状者需注意根据腹部及全身表现鉴别外科急诊（如阑尾炎、急性腹膜炎和急性胰腺炎等）。注意鉴别是否为全身性疾病（免疫缺陷病和恶性肿瘤等）或肠外感染（呼吸系统感染、其他感染抗生素使用后菌群失调及神经系统疾病等）在消化系统的表现。大便常规、轮状病毒抗原、大便培养、腹部彩超、腹部 X 线片、淀粉酶和脂肪酶等有助于进一步鉴别诊断。

3. 神经系统症状

发热伴抽搐、呕吐、头痛、昏迷、意识障碍等常提示中枢神经系统疾病感染（如脑炎、脑膜炎、重症手足口病脑炎和中毒性脑病等）。需要注意的是先发热后昏迷常见于流行性脑炎、脑膜炎及暑热症等，先昏迷后发热则多见于巴比妥类药物中毒或颅内出血、颅脑外伤等。发热伴痉挛性瘫痪见于中枢神经系统感染，发热伴软瘫或周围性瘫见于脊髓灰质炎和急性感染性多发性神经根炎。脑电图、格拉斯评分、神经系统 MRI 及腰椎穿刺等有助于诊断。

4. 泌尿系统症状

发热伴尿频、尿急、尿痛或脓尿多为尿路感染。发热伴血尿、肾区叩痛应考虑尿路结石合并感染。发热伴剧烈腰痛、大量脓尿或肾衰竭表现需高度怀疑肾乳头坏死。肾功能、尿常规、尿培养、泌尿系彩超、泌尿系造影及 CT 等检查有助于诊断。

5. 血液系统症状

发热伴出血、贫血、肝脾淋巴结肿大常见于败血症、白血病、恶性组织细胞疾病及重症肝炎等。血常规、骨髓穿刺、肝功能、血脂全套、铁蛋白和血培养等有助于鉴别诊断。

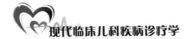

6. 其他症状

发热伴皮疹见于手足口病、麻疹、幼儿急疹和川崎病等。关节红肿热痛者见于骨髓炎、类风湿性关节炎、关节炎和败血症等。

（四）辅助检查

1. 常规检查

①血常规：白细胞增高或降低提示感染，三系改变可提示重症感染和血液系统疾病如白血病、淋巴瘤、恶性组织细胞疾病等，尤其是细胞形态学检查中幼稚细胞的出现，对儿童急性白血病诊断很重要。异形淋巴细胞增高对诊断传染性单核细胞增多症十分重要。②大便常规及大便病原学、大便培养检查（肠炎、炎症性肠病和伤寒）。③尿常规（尿路感染和泌尿系肿瘤）。

2. 病原学

血培养（败血症）；各种病毒抗原、抗体及 DNA 检查（如麻疹、手足口病、EBV、CMV 和疱疹病毒等）。

3. 感染标志物

血沉（感染性疾病中血沉多为轻、中度增快，而风湿性疾病、肿瘤性疾病则为重度增快）；CRP（感染、炎症反应、结缔组织病和肿瘤等）；PCT（超过 2.5 ng/mL 常提示细菌感染，在某些应激状态如捂热综合征患儿可明显升高）。

4. 明确感染部位

肺炎（呼吸道病毒抗原抗体检查、胸部 X 线检查、痰培养、血气分析及纤维支气管镜检查）；结核病诊断（结核 T 细胞斑点试验，结核菌素实验，痰培养、胸片、胸部 CT 及纤维支气管镜检查）；结缔组织疾病（抗核抗体；类风湿因子：狼疮全套、各关节部位 X 线片及彩超）。血液系统疾病（骨髓穿刺：长期发热且血象异常者需骨髓穿刺，必要时需多次淋巴结活检。淋巴结肿大临床情况较好，外周血有一过性白细胞减少者尽早进行淋巴结活检，对亚急性坏死性淋巴结炎的诊断十分重要）。

第二节　呼吸困难

新生儿呼吸困难是指新生儿出生建立正常呼吸后，由于各种原因引起的呼吸急促或深慢、节律不整、吸气相与呼气相比例失调以及呼吸辅助肌动作明显的表现，如出现鼻翼扇动和三凹征（胸骨上窝、肋间隙、剑突下窝的吸气性凹陷）等。通常将呼吸困难分为吸气性、呼气性及混合性三种。

健康足月新生儿呼吸频率变化较大，安静时 40 次/分，哭闹时可达 80 次/分。观察呼吸频率需连续观察数分钟后才可判定，如持续超过 60~70 次/分，称呼吸增快，通常是呼吸困难的早期症状；然后出现三凹征和鼻翼扇动，表明病情已有进展；随着皮肤颜色变暗，呼吸增快达 100~120 次/分，出现三凹征、呼气性呻吟、周期性呼吸甚至呼吸暂停，表示病情进一步恶化，已有严重呼吸衰竭。如持续低于 15~20 次/分，称为呼吸减慢，表示新生儿对神经或化学刺激无反应能力，是严重呼吸衰竭的一个症状，提示病情凶险。

一、病因

（一）上呼吸道疾病

鼻后孔闭锁，鼻腔水肿，巨舌畸形，小颌畸形，先天性甲状腺肿，先天性颈部水囊肿，喉蹼，声门下狭窄，血管瘤，声带麻痹，喉软化，气管软化，气管食管瘘，气管狭窄，支气管狭窄。

（二）肺部疾病

引起新生儿呼吸困难最常见的原因，如胎粪吸入综合征、肺透明膜病、肺不张、气漏、感染性肺炎、肺出血、支气管肺发育不良。

（三）先天性疾病

如肺发育不良、膈疝、胸腔内囊肿或肿瘤、先天性大叶性肺气肿、乳糜胸、食管闭锁。

（四）其他疾病

如充血性心力衰竭、中枢神经系统损伤、酸中毒、低血糖、持续肺动脉高压、出生窒息等。

二、诊断

（一）详细询问病史

（1）胎龄、胎盘、脐带、羊水情况及是否有宫内窘迫史。

（2）呼吸困难出现的时间。

（3）母亲孕期健康情况（妊娠并发症、感染性疾病、糖尿病、血液病、慢性心肾疾患等）。

（二）呼吸困难出现的时间及伴随表现

（1）生后立即出现严重呼吸困难和发绀，提示可能有严重心肺畸形或张力性气胸。

（2）出生后数小时内出现呼吸困难最常见原因是吸入综合征、肺透明膜病或宫内肺炎，进行性加重的呼吸困难是肺透明膜病最主要表现。

（3）在轻度或中度呼吸困难过程中突然出现用原发病不能解释的严重呼吸困难，应考虑并发气胸或大片肺不张。

（4）从喉部发出高调喘鸣音、声音嘶哑或失声，提示有先天喉部病变。

（5）吸气与呼气时均可在咽喉部听到湿性呼噜声，并可见大量泡沫自口内逸出，应考虑食管闭锁。

（三）体格检查

（1）皮肤有无被胎粪黄染和表皮剥脱，是判断过期产儿胎粪吸入的指标之一。

（2）发绀与呼吸困难是否一致，哭闹时减轻或加重，对鉴别肺部疾病和心脏病有帮助。

（3）观察胸廓是否隆起，是否对称，肺部听诊呼吸音强弱，有无啰音。

（4）辅助检查：遇到呼吸困难患儿，应及时摄 X 线胸片，了解肺部情况。怀疑气胸、膈疝及先天性心脏病者，最好摄立位胸片，明确诊断。怀疑食管闭锁，还可做碘油食管造影。以及做心脏彩超明确心脏情况等。

三、鉴别诊断

（一）吸入综合征

吸入综合征是指围生儿在出生前后吸入羊水、胎粪污染的羊水、血液、产道黏液等物质，而出现缺氧及吸入物阻塞所引起的临床表现，其中最常见和最重要的是吸入胎粪污染的羊水，特点如下。

（1）多见于足月儿或过期产儿。

（2）有宫内窘迫或出生时严重窒息史。

（3）复苏后出现呼吸增快，吸气性三凹征，呼气性呻吟，胸廓明显隆起，肺部可听到啰音。

（4）X线胸片可见斑片状或大片状阴影，伴有肺气肿、膈肌低平。

（5）一般病例在24～72 h内病情好转，重症可并发呼吸衰竭或缺氧性脑损伤。

（二）肺透明膜病

肺透明膜病也称呼吸窘迫综合征（RDS），特点如下。

（1）早产儿多见，偶可见于足月的糖尿病母亲婴儿，剖宫产儿或重度窒息儿。

（2）多数在生后6 h内出现呼吸困难并进行性加重，三凹征、呻吟及发绀严重，至24～48 h发展至顶峰，随病情进展出现发绀甚至苍白。肺叩诊浊音，听诊呼吸音减弱。

（3）X线胸片可见典型的细颗粒网状阴影，常伴有支气管充气征，重症病例心脏及横膈轮廓不清，最严重者可呈"白肺"，无气肿表现。

（三）湿肺

因肺液吸收延迟、积聚，影响肺部气体交换而导致的暂时性呼吸困难，特点如下。

（1）多见于足月剖宫产儿。

（2）多无窒息史，于生后2～5 h出现呼吸急促、口周发绀，反应尚好；重症发绀、三凹征、呻吟明显，肺部呼吸音减低或出现粗湿啰音，反应差。

（3）X线胸片可见肺泡积液征、间质积液、叶间胸膜和胸膜腔少量积液、肺气肿等。

（4）虽X线表现明显，但恢复迅速，症状多在24 h左右消失，呈自限性。

（四）宫内肺炎

因宫内感染或产时感染所致，特点如下。

（1）有孕母患感染性疾病，羊膜早破，滞产，经产道反复检查等情况。

（2）生后多有窒息。

（3）复苏后即有呼吸浅促、呼吸困难，在生后2～3天内逐渐加重。

（4）X线胸片可见不对称的斑点状或小片状阴影，伴有代偿性肺气肿，此点可与肺透明膜病相鉴别。

（5）另外可见末梢血白细胞增多（或减少），核左移，血小板数降低等感染征象。

（五）气漏

气漏系由多种原因所致的气胸及纵隔气肿，特点如下。

（1）多见于经插管、复苏、胎粪吸入、肺炎或肺透明膜病应用呼吸器治疗过程中。

（2）气胸轻者可无症状，典型者可突发呼吸困难、发绀、心脏移位、患侧胸廓隆起、呼吸音减弱等。

（3）纵隔气肿轻者仅在透视下发现，重者可在颈部及上胸部出现皮下气肿，有心包内积气时心音明显减弱。

（4）直接穿刺放气，兼有诊断及治疗作用。

（5）胸部 X 线摄片可作为确诊依据。

（六）膈疝特点

（1）主要症状为呼吸困难及发绀，巨大膈疝在出生后即可出现呼吸困难。

（2）整个胸廓或一侧隆起，肺部呼吸运动减弱，呼吸音消失，腹部平坦或凹陷，如在胸部闻及肠鸣音则更有诊断意义。

（3）因左侧膈疝多见（80%以上），纵隔右移，有时易误诊为右位心。

（4）诊断依据为 X 线胸腹平片，胸腔内可见充气的肠影或胃泡影，肺不张，腹部充气减少或缺如。

（七）食管闭锁及食管气管瘘

（1）孕母有羊水过多病史（超过 2000 mL）。

（2）生后不久即出现呼吸困难，同时有大量泡沫及黏液从口鼻溢出，进食后频繁呕吐，呛咳，易并发吸入性肺炎。

（3）下胃管后拍立位胸片于食管盲端可见胃管折返即可诊断。或可用碘油食管造影明确诊断，禁用钡剂。

（八）肺出血特点

（1）多见于早产儿呼吸窘迫综合征、硬肿症、重症肺炎、败血症，常是临终时表现，病死率高。

（2）临床表现为呼吸困难，发绀，肺部啰音突然增多，口鼻流出血性分泌物。

（3）X 线胸片可见有弥散性斑片状或团块状阴影，与肺炎不易鉴别，但出血停止后，肺部阴影很快消退，吸收较快，故应做连续动态 X 线胸片观察。

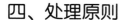

四、处理原则

应尽早祛除病因，如清除呼吸道梗阻，治疗肺部病变，纠正各种代谢紊乱，保持正常的通气、换气功能，防止发生肺出血。一旦发生肺出血，应及早应用机械通气治疗。

第三节 呼吸暂停

呼吸暂停是指呼吸停止时间≥20 s，并伴有发绀和心率减慢（≤100 次/分）。常见于早产儿，随胎龄的降低其发病率逐渐升高。随生后日龄增加，呼吸暂停次数逐渐减少，一般持续至纠正胎龄35~36 周；凡胎龄<28 周出生者，则会一直持续到纠正胎龄39~40 周。如呼吸暂停发生在近足月儿或足月儿，则提示有原发病史。

婴儿在呼吸停顿5~10 s 后又出现呼吸，并未出现发绀，称为周期性呼吸。周期性呼吸是良性的，不引起组织缺氧；而呼吸暂停是一种严重现象，如不及时处理，长期缺氧可引起脑损伤。1 h 内反复发作2~3 次以上呼吸暂停，称为反复发作性呼吸暂停，提示预后不良。

一、病因及分类

（一）原发性呼吸暂停

（1）见于早产儿，尤其是胎龄<33 周的小早产儿。原因是早产儿呼吸中枢发育不完善，常有呼吸调节障碍。

（2）常在生后2~3 天内发病，如生后立即出现或既往情况良好而2 周后出现呼吸暂停者提示其他严重疾病。

（3）分为三种类型：中枢性、阻塞性和混合性。①中枢性呼吸暂停占10%~25%，由化学感受器传入冲动减少、呼吸中枢对呼吸肌的刺激减弱所引起；②阻塞性呼吸暂停占10%~20%，梗阻部位常在上咽部，可由于吸气时的气道负压造成咽腔塌陷、舌与上气道肌肉间运动不协调所致；③混合性呼吸暂停最常见，占50%~70%，既有脑干呼吸中枢发育不完善又有梗阻因素存在。

（4）任何细微外界干扰均可影响呼吸调节，导致呼吸暂停：①体温过高或过低；②颈部向前弯或气管受压；③胃食管反流甚至少量奶汁反流。

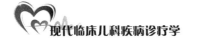

（二）继发性呼吸暂停

新生儿期许多疾病可引起继发性呼吸暂停。

（1）低氧血症：见于许多心肺疾病如肺炎、肺透明膜病、胎粪吸入综合征、肺发育不良、气道梗阻、某些先天性心脏病、心力衰竭，以及贫血、红细胞增多症等。

（2）感染性疾病：如败血症、化脓性脑膜炎、坏死性小肠结肠炎等。

（3）中枢神经系统疾病：缺氧缺血性脑病、颅内出血、脑发育异常及惊厥等，不必要的过度通气引起的呼吸性碱中毒，也可影响呼吸中枢敏感性。

（4）代谢紊乱：如低血糖、电解质紊乱、先天性代谢病、低体温、环境温度过高或过低。

（5）药物：母亲用大量麻醉止痛药；婴儿用镇静止痉药过多。

（6）胃肠道疾病：腹胀、胃食管反流、肠梗阻、肠穿孔等。

（三）脑性呼吸暂停

通常见于中枢神经系统疾病如颅内出血，缺氧缺血性脑病早期，此时呼吸暂停是惊厥的一种表现形式。脑性呼吸暂停常同时伴有其他轻微发作型惊厥的表现，或伴有肢体强直性惊厥。早产儿脑室内出血时，呼吸暂停往往是唯一症状。

二、处理原则

（1）患儿发生呼吸暂停，均应监护呼吸频率和心率，有条件时使用有呼吸暂停报警的新生儿监护仪。

（2）加强保温，使患儿体温维持在 36 ℃左右；保持颈部伸直位，避免任何物品压迫气管部位；及时清理呼吸道；小心喂养，防止胃内容物反流。

（3）积极治疗原发病，去除各种可能引起呼吸暂停的诱因如低血糖、低氧血症、酸中毒、贫血、感染等。

（4）发生呼吸暂停时，可先用物理刺激促使呼吸恢复，如拍打足底，摇动胸部等。

（5）若呼吸暂停仍不能控制，可用药物兴奋中枢。

①氨茶碱：首次剂量 5 mg/kg，20min 内静脉滴入。12 h 后给维持量，2.5 mg/kg，每隔 12 h 静脉滴注或灌肠一次。一般有效血药浓度为 7~12 μg/mL，如血药浓度>15 μg/mL，常发生中毒反应，表现为心动过速、易激惹、腹胀、喂养不耐受等。血药浓度过高，甚至

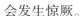

会发生惊厥。

②纳洛酮：在氨茶碱疗效欠佳时可试用纳洛酮，与葡萄糖溶液稀释后以 0.5 μg/（kg·min）的速度持续静脉泵入，12~18 h/d。

③多沙普仑：当上述药物无效时可试用，负荷量 2~3 mg/kg，继之以 0.5~1.5 mg/（kg·h）持续静脉泵入，最大量 2.5 mg/（kg·h），当呼吸暂停得到控制后逐渐减量。不良反应包括：高血压、心动过速、激惹、腹胀、呕吐、血糖升高和惊厥。

药物治疗一般延续到纠正胎龄 34~36 周、无呼吸暂停 5~7 d 之后。

（6）频繁反复发作呼吸暂停，或经上述药物治疗无效者，可使用鼻塞持续气道正压通气（CPAP）治疗，压力为 0.294~0.392 kPa（3~4 cmH_2O），氧浓度 21%~40%。如鼻塞 CPAP 和药物治疗均无效，可气管内插管用呼吸器治疗。

第四节　发绀

发绀是皮肤黏膜浅表毛细血管血液中还原血红蛋白增多（>50 g/L）或变性血红蛋白增多（高铁血红蛋白含量超过血红蛋白总量的 15%），导致皮肤和黏膜呈青紫色的一种表现。常发生在皮肤较薄、色素较少和毛细血管较丰富的部位，如唇、指（趾）、甲床等，也称为发绀。皮肤有异常色素沉着者可致假性青紫，青紫不会发生于黏膜，压之不褪色。

一、发生机制

正常人血液含血红蛋白 15 g/dL，能携带 20 vol/dL 的氧，即 100 mL 血液能带氧 20 mL，即 100%氧饱和度。正常情况下从肺毛细血管流经左心至体动脉的血液，氧饱和度为 96%（19 vol/dL），而静脉血液的氧饱和度为 72%~75%（14~15 vol/dL）。毛细血管内还原血红蛋白超过 50 g/L（5 g/dL）时（血氧未饱和度超过 6.5 vol/dL），皮肤黏膜可出现发绀。血红蛋白浓度正常的患者，动脉氧饱和度（SaO_2）<85%时出现发绀。若患者吸入氧能满足 120 g/L 血红蛋白氧合时，从病理生理角度认识机体并不会缺氧；但患者血红蛋白达 180 g/L 时，虽然 SaO_2>85%亦可出现发绀；而严重贫血（Hb<60 g/L）者虽然 SaO_2 明显降低，但常不能显示发绀。因此，临床出现发绀与否并不能全部确切反映动脉血氧下降情况。

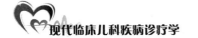

二、原因

（一） 血液中还原血红蛋白增加（真性发绀）

1. 中心性发绀

表现为全身性，除四肢及颜面外，也累及躯干和黏膜的皮肤，但受累部位的皮肤是温暖的。发绀的原因多由心、肺疾病引起呼吸功能衰竭、通气与换气功能障碍、肺氧合作用不足导致 SaO_2 降低所致。

（1） 肺性发绀：即由于呼吸功能不全、肺氧合作用不足所致。常见于各种严重的呼吸系统疾病，如喉、气管、支气管的阻塞，肺炎、阻塞性肺气肿、弥漫性肺间质纤维化、肺瘀血、肺水肿、急性呼吸窘迫综合征、肺栓塞及原发性肺动脉高压等。

（2） 心性混合性发绀：由于异常通道分流，使部分静脉血未通过肺循环进行氧合作用而入体循环动脉，如分流量超过心输出量的 1/3，即可出现发绀。

（3） 大气氧分压低：如高原病和密闭缺氧等。

2. 周围性发绀

常由于周围循环血流障碍所致。表现为肢体末端与下垂部位发绀和皮肤发冷，若给予按摩或加温，可使皮肤转暖，发绀可消退。

（1） 淤血性周围性发绀：常见于引起体循环瘀血、周围血流缓慢的疾病，如右心衰竭、渗出性心包炎、心脏压塞、缩窄性心包炎、血栓性静脉炎、上腔静脉阻塞综合征及下肢静脉曲张等。

（2） 缺血性周围性发绀：常见于引起心排出量减少的疾病和局部血流障碍性疾病，如严重休克、暴露于寒冷中和血栓闭塞性脉管炎、雷诺病、肢端发绀症及冷球蛋白血症等。

（3） 混合性发绀：中心性发绀与周围性发绀同时存在。可见于心力衰竭等。

（二） 血液中存在异常血红蛋白衍生物

异常血红蛋白血症（变性血红蛋白血症）有如下三类。

1. 高铁血红蛋白血症

由于各种化学物质或药物中毒引起血红蛋白分子中二价铁被三价铁所取代，使之失去与氧结合能力。当血中高铁血红蛋白量达到 30 g/L（3 g/dL）时可出现发绀。常由磺胺类、伯氨喹、亚硝酸盐、硝基苯、苯胺等药物或化学物质中毒所致，也可因大量进食含有亚硝酸盐的变质蔬菜引起（称"肠源性青紫症"）。临床特点是发绀急骤出现，氧疗青紫

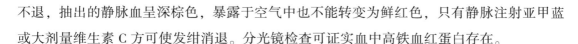

不退，抽出的静脉血呈深棕色，暴露于空气中也不能转变为鲜红色，只有静脉注射亚甲蓝或大剂量维生素 C 方可使发绀消退。分光镜检查可证实血中高铁血红蛋白存在。

2. 先天性高铁血红蛋白血症

自幼即有发绀，有家族史，身体状况较好。无心肺疾病及导致异常血红蛋白的其他原因。①遗传性 NADH 细胞色素 b5 还原酶缺乏症：该酶先天性缺乏时，不能将高铁血红蛋白转变为正常血红蛋白，血中高铁血红蛋白增多，可高达 50%，属于染色体隐性遗传疾病，发绀可于出生后即发生，也可迟至青少年时才出现。②血红蛋白 M 病：是常染色体显性遗传性疾病，属异常血红蛋白病，系构成血红蛋白的珠蛋白结构异常所致，这种异常血红蛋白不能将高铁血红蛋白还原为正常血红蛋白而引起发绀。

3. 硫化血红蛋白血症

硫化血红蛋白血症为后天获得性，服用某些含硫药物或化学品后，血液中硫化血红蛋白达到 5 g/L（0.5 g/dL）即可发生发绀。一般认为本病须同时有便秘或服用硫药物在肠内形成大量硫化氢为先决条件。发绀的特点是持续时间长，可达数月或更长时间，血液呈蓝褐色，用分光镜检查可证实血中硫化血红蛋白存在。

三、诊断思路

（一）病史询问

1. 发绀出现时间

发绀开始出现的时间与疾病存在一定关系。早期发绀（出生 1 周内）见于完全性大动脉错位、右心室发育不良、肺动脉瓣闭锁或严重狭窄、三尖瓣下移畸形或闭锁、单心室、完全性肺静脉畸形引流等，晚期发绀（出生 1 周后）常见于肺动脉瓣闭锁伴室间隔缺损、严重肺动脉瓣狭窄、左心室发育不良综合征、主动脉缩窄伴 VSD、主动脉瓣狭窄、法洛四联症或其他复杂畸形等。

2. 相关病史

有无心肺疾患及其他与发绀有关的疾病史；是否出生及幼年时期就发生发绀；有无家族史；有无相关药物、化学物品及变质蔬菜摄入史和在持久便秘情况下过食蛋类或硫化物病史等。

3. 伴随症状

急性发绀伴意识障碍见于某些药物或化学物质急性中毒、休克、急性肺部感染、急性肺水肿等；发绀伴杵状指（趾）提示病程较长，见于发绀型先天性心脏病及某些慢性肺部

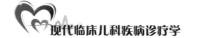

疾病；发绀伴呼吸困难见于重症心、肺疾病、气胸及大量胸腔积液等。

（二）体格检查

1. 发绀的程度

重度全身性发绀多见于血液中异常 Hb 增多所致的化学性发绀和早期发绀类 CHD；慢性肺心病急性加重期和晚期发绀类 CHD 患者因常伴有继发性红细胞增多症而表现为明显发绀；急性出现的发绀多不伴红细胞增多，发绀表现一般较轻；伴有休克或贫血的发绀可能症状更不明显；真性红细胞增多症患者的发绀常为紫红色或古铜色；肺性发绀吸氧后可减轻或消失，而心性混血性发绀则不受吸氧影响。

2. 发绀的分布

中心性发绀与周围性发绀不仅在发生机制上不同，而且在临床表现及发绀分布上也存在区别。中心性发绀常呈普遍性分布，累及全身皮肤和黏膜；周围性发绀仅出现于血液循环障碍的部位，尤其是肢体末端。痉挛性血管病变所导致的发绀一般呈两侧对称性分布，尤以双手手指明显，双足或足趾较轻；血管闭塞性疾病（如血栓闭塞性脉管炎、闭塞性动脉硬化症等）常呈非对称性分布，主要累及单侧下肢。另外，有一些疾病引起的发绀呈特殊分布形式，如风湿性心脏病二尖瓣狭窄时常以口唇和双颊部发绀明显（二尖瓣面容），PDA 并 pH 引起的发绀以下肢或躯干明显（差异性发绀），完全性大血管错位伴 PDA 而有 pH 时头部及上肢发绀明显。

（三）实验室检查

1. 动脉血气分析

对发绀原因鉴别、患者缺氧程度判断及治疗方法选择能提供较大帮助。

2. 心肺功能检查

肺功能检查可了解患者是阻塞性通气功能障碍还是限制性通气功能障碍；心功能检查（超声或单光子发射型计算机断层显像）可发现潜在的心功能不全；心脏 X 线、心电图、超声心动图（包括超声学造影、循环时间测定及心导管检查或选择性心血管造影）结合应用，可帮助判定患者心脏疾病的性质及其心功能损害程度。

3. 纯氧吸入试验

有助于鉴别肺性发绀与心性混血性发绀。

4. 血液检查

对发绀较重而一般情况尚好、心肺检查不能解释发绀原因者，应进行血液特殊检查，以确定有无异常血红蛋白存在。高铁血红蛋白血症患者的静脉血呈深棕色，暴露于空气中或轻微振荡后不转为鲜红色，加入氰化钾或维生素 C 后变为鲜红色。硫化血红蛋白血症患者的静脉血呈蓝褐色，在空气中振荡后不变为红色，且不能被氰化物所还原。低浓度亚甲蓝还原试验、分光镜检查是确定异常血红蛋白血症较特异的诊断方法。

第五节　呕吐

呕吐是新生儿时期常见症状，大部分由内科性疾病引起。外科性疾病引起的呕吐虽只占一小部分，但必须及时诊断才不致延误手术时机。

一、病因及临床特点

（一）内科性疾病引起的呕吐

1. 溢乳

由于新生儿食管的弹力组织及肌肉组织发育不全所致，不伴腹部肌肉强烈收缩，溢出时冲力不大，不属于真正的呕吐，不影响生长发育。见于喂养不当、食管闭锁、胃食管反流等。随着年龄的增长，于生后 4~6 个月内消失。

2. 喂养不当

约占新生儿呕吐的 1/4。主要由于哺喂不定时、哺乳量过多或不足、配方奶配制浓度及温度不适宜、喂奶前剧哭吞入过多空气、奶头孔过小或奶头未充盈奶汁、哺喂后即平卧或过多、过早翻动新生儿等不良喂养史。母亲乳头下陷、乳头过大或过小均可引起呕吐。改进喂养方法即可防止呕吐。

3. 咽下综合征

约占新生儿呕吐的 1/6。主要由于分娩过程中，尤其有宫内窘迫时吞咽污染的羊水或母血刺激胃黏膜所致。特点为：①多有宫内窘迫或出生窒息史；②可在生后尚未进食即出现呕吐，开奶后加重；③呕吐物为泡沫样黏液或咖啡色液体；④经 1~2 天，将吞入液体吐净后呕吐即可终止，严重者可于洗胃后停止。

4. 感染性疾病

新生儿腹泻常伴呕吐，多为胃内容物，也可有胆汁。控制感染、补液后呕吐多先消失。消化道外感染如上呼吸道感染、肺炎、化脓性脑膜炎、先天性肾盂积水伴肾盂肾炎等也都可引起呕吐，呕吐轻重不等，呕吐物不含胆汁。治疗原发病后呕吐缓解。

5. 颅内压增高

如脑膜炎、脑积水、颅内出血（尤其硬脑膜下出血）、缺氧缺血性脑病等所致的颅内压增高。呕吐呈喷射性，同时有神志改变、抽搐、尖叫、前囟张力增高、颅缝增宽或裂开、原始神经反射异常等神经系统症状体征。颅内高压缓解后呕吐停止。

6. 贲门、食管松弛症

与食管神经肌肉发育不全有关，有时与食管裂孔疝并存，或合并反流性食管炎和（或）食管溃疡。特点为：①常表现为溢乳，重者也可为喷射性呕吐。②呕吐物不带胆汁，如并发反流性食管炎，呕吐物可带有鲜血或咖啡样物。③24 h 食管 pH 值监测是诊断为食管反流的最可靠、最敏感的方法，pH 值<4 所占时间超过总时间 10% 以上提示有病理性反流存在；碘油造影透视下可见碘油反流至食管。④采取半卧及右侧卧位后即停止呕吐，生后 1~2 个月可痊愈。

7. 幽门痉挛

由于幽门括约肌阵发性痉挛所致。特点为：①呕吐多在生后 1 周内开始，常为间歇性，呈喷射性，呕吐物不含胆汁；②无明显腹胀，胃型及蠕动波均较少见；③试用阿托品治疗，症状缓解者支持本病诊断。

8. 胎粪性便秘

多与胎粪排出延迟有关。特点为：①常发生于早产儿、母亲产前用过麻醉剂或硫酸镁的新生儿，或有呼吸窘迫、颅脑损伤、败血症、甲状腺功能减退症、巨结肠等病的新生儿；②呕吐物呈褐绿色或褐黄色粪便状物，生后数日排便极少，或胎便排出时间延长，常伴有腹胀，并可触及粪块；③肛查或生理盐水灌肠排便后呕吐停止。

9. 遗传代谢病

多为顽固性呕吐，常伴其他症状，如氨基酸代谢障碍者可有精神症状、酸中毒、生长发育障碍、尿有特殊气味等；糖代谢障碍者可有腹胀、黄疸、肝大或白内障等；肾上腺皮质增生可有性征异常、色素沉着、失水等，并可有肾上腺危象。

（二）外科性疾病引起的呕吐

1. 食管闭锁

①出生时有羊水过多史；②出生后即出现过多的流涎吐沫，或唾液积聚在咽部滚滚作响，喂乳后即呕吐，甚至发生吸入性肺炎；③下胃管受阻而由口腔或鼻腔反出，应高度怀疑；④碘油造影可明确诊断。

2. 幽门肥厚性狭窄

①出生后 2~3 周方出现呕吐，呈喷射状，呕吐物不含胆汁，量多；②右上腹可能触及坚硬活动的橄榄样肿块；③稀钡餐检查可见胃扩大，胃排空时间延长，若见到鸟嘴状的幽门管入口及延长而狭窄的幽门管，即可确诊。

3. 胃旋转

因为新生儿胃韧带松弛，胃呈水平位，故易发生胃扭转而呕吐。特点为：①多于生后 1~3 天发病；②进食后即刻发生呕吐，呕吐物为奶，可伴轻度腹胀，但无明显蠕动波；③钡餐造影见胃大弯位于胃小弯之上、有双胃泡双液面，可明确诊断。

4. 膈疝

食管裂孔疝以呕吐或呕血为主要症状，有呼吸困难、发绀表现，稀钡餐造影可明确诊断。

5. 肠梗阻

①梗阻部位越高，呕吐出现越早，呕吐物多含有胆汁；②多伴有腹胀，梗阻部位越低，腹胀越明显；③立位腹平片有助于明确梗阻部位，并根据肠道有无气体决定梗阻类型。

6. 先天性巨结肠

①先有胎便排出延迟、腹胀，而后出现呕吐；②肛检或灌肠后有大量气体及胎便排出，腹胀减轻，呕吐缓解；③钡剂灌肠常能明确诊断。

二、诊断

根据下列几点做出初步诊断。

（一）详细询问病史

（1）生产史中羊水过多常提示消化道闭锁。

（2）从喂养史可了解喂养是否恰当。

（3）从呕吐开始时间可区别肠道闭锁或幽门肥厚性狭窄。

（4）呕吐方式如喷射状可能为先天性消化道畸形，溢乳则可能为贲门松弛。

（5）从呕吐物性质可帮助诊断梗阻部位，如只有黏液和唾液提示梗阻在食管，有乳汁或乳块提示梗阻在幽门或在十二指肠壶腹以上，呕吐物含胆汁表明梗阻在壶腹以下，如含粪质说明梗阻在小肠下部或在结肠。

（6）了解伴发疾病和呕吐的关系，如肺炎、肾盂肾炎等都可发生呕吐。

（二）体格检查

（1）检查腹胀的部位、程度、胃型和肠型，对诊断梗阻的部位有帮助。幽门和十二指肠梗阻时腹胀仅限于上腹部，可看到胃型。梗阻部位越低腹胀越广泛，且可见肠型。

（2）幽门肥厚性狭窄时，在近脐部右上方可扪到橄榄大小硬块。肾盂积水可在一侧腰部扪及一软而大的块状物。

（3）身体其他部位的检查如有感染病灶，则呕吐可能是感染性疾病时的一个症状。

（4）肛门指检查对诊断肛门狭窄、先天性巨结肠、胎粪性便秘有重要意义。

（5）诊断脱水、酸中毒程度对液体治疗有关。

（三）X线检查

直立位腹部平片可提示完全性梗阻的部位。对不完全性梗阻则需进一步用碘剂或钡餐检查，早产儿和体弱儿则以用碘剂为妥，因如发生呕吐和吸入时影响较少。疑有幽门肥厚性狭窄可作稀释钡剂检查以证实，诊断巨结肠可做钡剂灌肠。

（四）特殊检查

对肾上腺皮质增生症可做尿17-酮类固醇测定，硬脑膜下出血可做硬膜下穿刺等。

三、治疗

（一）明确诊断，治疗基本病

因喂养不当者，指导合理喂养；羊水吞入引起呕吐可用生理盐水或1%NaHCO$_3$洗胃；幽门痉挛可在喂奶前10~15 min服1:1000阿托品1滴，每天增加1滴至面红为止，持续一段时间；胃食管反流可体位治疗并用多潘立酮（吗丁啉）每次0.2 mg/kg，或西沙比利每次0.2 mg/kg，奶前20 min口服，一天2~3次。胃肠道先天畸形应及早手术治疗。

（二）对症治疗

（1）内科性疾病引起呕吐者一般宜采取上半身抬高、右侧卧位，以防呕吐物呛入引起窒息或吸入性肺炎。

（2）外科性疾病引起呕吐者应禁食；腹胀明显应做胃肠减压。巨结肠患儿做结肠灌洗，一般不必禁食。

（3）纠正水电解质紊乱，供给适当热能。

第六节 黄疸

黄疸是一种症状和体征，由于胆红素代谢障碍而引起血清内胆红素浓度升高而造成皮肤、巩膜、黏膜等组织及某些体液黄染的一种表现。正常血清总胆红素（STB）含量少于 17.1 μmol/L。当含量为 17.1~34.2 μmol/L 时为隐性黄疸；34.2~171 μmol/L 时为轻度黄疸；171~342 μmol/L 时为中度黄疸；>342 μmol/L 为重度黄疸。

一、发生机制

（一）胆红素形成过多

各种原因引起的红细胞破坏过多、胆红素在体内形成过多和超过肝脏处理胆红素的能力、大量未结合胆红素在血中积聚而发生黄疸，包括溶血性与非溶血性两大类。大量溶血时，红细胞破坏释放的大量血红蛋白即成为胆红素的来源；非溶血性的胆红素形成过多则多见于无效造血而产生过多胆红素。造血功能紊乱时，较多的血红蛋白在骨髓内未成为成熟的红细胞时就发生分解，无效造血增强，旁路胆红素生成过多导致旁路高胆红素血症，包括同族免疫性溶血、红细胞形态异常、红细胞酶缺陷、血红蛋白病、红细胞增多症、体内出血、感染、肝肠循环增多、维生素 E 缺乏和低锌血症、药物所致溶血等。

（二）肝脏胆红素代谢障碍

1. 肝细胞对胆红素摄取障碍

肝细胞胞浆膜蛋白结合胆红素的作用较强，胆红素与白蛋白结合进入肝细胞，某种抗体削弱此膜蛋白的作用而使其发生摄取障碍，Y 蛋白和 Z 蛋白为胞质载体蛋白，在胆红素进入肝细胞后，与之相连而运送至滑面内质网。当 Y 蛋白或 Z 蛋白含量和转运能力下降时，血中未结合胆红素即可增高。

2. 肝细胞对胆红素结合障碍

胆红素被肝细胞摄取后，在滑面内质网由葡萄糖醛酸转移酶（UDPGT）催化，与葡萄糖醛酸结合。当此酶含量减少或活性降低，未结合胆红素转化为结合胆红素减少，某些激素如孕酮、胰泌素、地塞米松等可增加 UDPGT 活性，而睾酮则使之减弱。某些药物如

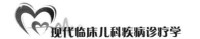

利福平、新霉素亦可抑制此酶活性，而巴比妥类药物可诱导此酶活性加强。

（三）胆红素排泄障碍

1. 肝内排泄障碍

肝细胞内结合胆红素与胆固醇、胆汁酸盐、卵磷脂、水及电解质组成胆汁，通过高尔基复合体和微绒毛，分泌到毛细胆管。由于先天性或获得性原因导致肝细胞胆汁排泄障碍，结合胆红素排入毛细胆管受阻。常见于各种类型肝炎（乙型肝炎病毒、巨细胞病毒、风疹病毒和 EB 病毒感染等病毒性肝炎等）、先天性代谢障碍和先天性遗传病等。

2. 肝外排泄障碍

胆汁由胆管排入肠道受阻，导致阻塞上部的胆管内大量的胆汁淤积，胆管扩张，压力升高，胆汁通过破裂的小胆管和毛细胆管而流入组织间隙和血窦，引起血内胆红素增多，产生黄疸。见于先天性胆道闭锁、先天性胆总管囊肿等。

二、病因

按照发病机制可以分为溶血性黄疸、肝细胞性黄疸和胆汁淤积性黄疸；按解剖学可分为肝前性、肝性和肝后性黄疸；从治疗角度分为外科黄疸和内科黄疸；根据胆红素性质分为以非结合胆红素增高为主和以结合胆红素增高为主的黄疸。

三、诊断思路

（一）鉴别皮肤黄染

首先要确定是否有黄疸，应在充足的自然光线下进行检查。应注意皮肤、口唇和睑结膜的颜色，有无抓痕，有无瘀斑、瘀点、肝掌及蜘蛛痣等，有无淋巴结肿大，腹部有无压痛、反跳痛、腹肌紧张，有无肝脾肿大，有无水肿、腹水，有无意识障碍及肌张力改变。

由溶血引起的黄疸皮肤呈柠檬色，伴有睑结膜苍白；肝细胞损害所致黄疸呈浅黄色或金黄色，慢性肝病可见肝病面容、肝掌和蜘蛛痣等；胆汁淤积性黄疸呈暗黄、黄绿和绿褐色，有时可见眼睑黄瘤。

（二）明确黄疸类型

母乳性黄疸是指发生在健康足月的母乳喂养儿中的以未结合胆红素为主的非溶血性高

胆红素血症，常紧接生理性黄疸而发生，亦可在减轻后又加重，即胆红素峰值常在生后7~14天出现，黄疸持续2~3周甚至2~3个月才消退。婴儿除黄疸（皮肤色黄而鲜亮）外完全健康，吃奶好，尿便正常，体重增长满意。停母乳3~5天，胆红素明显下降。其机制可能与母乳内含有抑制UDP-葡萄糖醛酸基转移酶活性或促使胆红素肝肠循环的物质有关。

不同类型黄疸其治疗方法及预后差异很大。感染所致胆汁淤积性黄疸，应积极抗感染治疗，去除病菌，清除内毒素血症是最重要的措施；药物所致淤积性黄疸首先是立即停药，一般在停药后数周内清退，但有少数慢性病例需数月或一年以上黄疸才能消退，无须特殊治疗；而对于自身免疫性胆管疾病需要根据不同类型选择合理方法，如PSC在糖皮质激素和青霉素胺效果不明显，需要外科手术、人工肝移植等。因此，黄疸类型的区分显得至关重要，临床常根据病史、体格检查结合辅助检查综合分析，明确黄疸类型，找出黄疸原因。

（三）重视病程过程

1. 询问详细病史

详细了解黄疸患儿发病急缓，黄疸持续还是呈间歇性发作，是否进行性加重，有无肝炎接触史、输血史及毒物接触史，既往有无类似病史，是否有家族遗传病史。

2. 了解年龄特点

婴儿期黄疸常见有新生儿生理性黄疸、先天性胆管闭塞、先天性溶血性和非溶血性黄疸、新生儿肝炎等。儿童期考虑病毒性肝炎、先天性溶血性及非溶血性黄疸。

3. 观察起病方式和病程

一般急骤出现的黄疸常见于急性肝炎、胆囊炎、胆石症和大量溶血；黄疸缓慢或较隐匿发生时，多为癌性黄疸或溶血性黄疸和先天性非溶血性黄疸。急性病毒性肝炎的黄疸一般在1~2周达高峰，1~2个月内消退；胆石症的黄疸往往呈间歇发作，黄疸呈波动性；原发性胆汁性肝硬化、继发性胆汁性肝硬化及遗传性高胆红素血症的黄疸可持续数月至数年；慢性溶血性黄疸在急性溶血危象时可迅速出现深度黄疸。

4. 是否有发热

肝胆系统有急性化脓性感染时常有高热、寒战，而且常发生在上腹剧烈绞痛之后。病毒性肝炎在黄疸出现前常有低热，少数患者可发生高热，但持续时间一般不超过2周。肿瘤组织坏死或继发感染也可引起发热。溶血性黄疸多先有高热，随即出现黄疸。尿或粪颜色的改变：急性溶血时有酱油色尿，粪便颜色加深；肝细胞性黄疸时尿色加深，粪便颜色浅黄；胆汁淤积性黄疸时尿如浓茶，粪便为浅灰或陶土色。

5. 注意伴随症状

①皮肤瘙痒：胆汁淤积性黄疸常有明显皮肤瘙痒，且持续时间较长；肝细胞性黄疸可有皮肤瘙痒；溶血性黄疸一般无皮肤瘙痒。②腹痛：隐痛多见于病毒性肝炎；右上腹阵发性绞痛多见于胆结石或胆道蛔虫；病毒性肝炎常在黄疸出现前不久出现厌食、饱胀等消化不良表现，而肿瘤患者在黄疸出现前多有较长时间消化不良。

6. 了解用药史

尤其注意肝损害药物。

（四）依靠必要的辅助诊断

1. 胆红素与尿胆原检查

血清胆红素测定有助于判断有无黄疸、黄疸程度及鉴别黄疸的性质。溶血性黄疸尿液不含胆红素，肝细胞性和梗阻性黄疸尿中胆红素均呈阳性反应。急性大量溶血时尿液中尿胆原显著增加，慢性少量溶血时尿胆原含量变化不大，肝细胞性黄疸时尿液尿胆原可增加，肝内胆汁淤积时尿胆原则可减少甚至消失。粪中尿胆原：胆汁淤积性黄疸时可见下降，结石性梗阻常为不完全性，而癌性梗阻则可完全性。长期粪中尿胆原减少，提示癌性黄疸。

2. 血液检查

血常规、网织红细胞计数、外周血涂片、红细胞脆性试验及溶血实验等有助于诊断溶血性黄疸。血清酶学对黄疸的病因诊断可有一定帮助，肝细胞坏死时主要是转氨酶升高，胆汁淤积时以碱性磷酸酶（ALP）和 γ-谷氨酰转肽酶等升高为主。血胆固醇、胆固醇酯反映肝细胞的脂质代谢功能以及胆系的排泄功能。维生素 K 在肝细胞内能促使凝血酶原形成，肝细胞性黄疸时凝血酶原的形成减少，凝血酶原时间延长，梗阻性黄疸时凝血酶原时间也可延长。正常人血清胆汁酸含量不超过 10 μmol/L，肝胆疾病时胆汁酸代谢发生紊乱，肝细胞对胆汁酸与胆红素摄取和排泄机制不同，在非结合型高胆红素血症（如 Gilbert 综合征）及溶血性黄疸时，并不存在胆汁酸潴留，故有助于黄疸鉴别。

3. 免疫学相关检查

慢性活动性肝炎时 IgG 明显增高，原发性胆汁性肝硬化时 IgM 显著上升，肝外梗阻时免疫球蛋白则为正常。甲胎蛋白（AFP）检测有助于肝癌及遗传代谢性病的相关诊断。自身抗体测定（如抗线粒体抗体、抗平滑肌抗体、抗 Smith 抗体和抗脂蛋白抗体）有助于自身免疫性肝损伤的诊断。

4. 影像学检查

B 超检查对肝脏的大小、形态、肝内有无占位性病变、胆囊大小及胆道系统有无结石及扩张、脾脏有无肿大、胰腺有无病变等有较大的帮助。腹部平片可发现胆道结石和胰腺钙化。胆道造影可发现胆管结石，并可判断胆囊收缩功能及胆管有无扩张。CT 对显示肝、胆、胰等病变及鉴别引起黄疸的疾病较有帮助。MRI 具有较高的软组织分辨率，能更清楚的显示病变的部位和性质。

5. 经十二指肠镜逆行胰胆管造影（ERCP）和经皮肝穿刺胆管造影（PTC）

两者都可以显示胆管梗阻的部位、梗阻程度以及病变性质。ERCP 创伤小，可经造影区别肝外或肝内胆管阻塞的部位，也可了解胰腺有无病变。PTC 能清楚显示整个胆道系统，可区分肝外胆管阻塞与肝内胆汁淤积性黄疸，并对胆管阻塞的部位、程度及范围有所了解。

6. 其他

放射性核素检查：通过注射放射性核素或其标志物，利用组织间放射性核素浓度差异提示病变部位，了解肝有无占位性病变。肝穿刺活检对疑难黄疸病例的诊断有重要的帮助，尤其对遗传性非溶血性黄疸的鉴别诊断更有价值，对肝内胆管扩张及凝血机制障碍者不宜进行。剖腹探查经多项检查不能明确诊断及怀疑恶性病变时可考虑剖腹探查。

第三章 现代临床儿科呼吸系统疾病诊疗

第一节 急性感染性喉炎及呼吸衰竭

一、急性感染性喉炎

急性感染性喉炎为喉部黏膜弥漫性炎症，好发于声门下部，又称急性声门下喉炎。春、冬二季发病比较多，常见于1~3岁幼儿，男性发病较多。

（一）临床表现

典型病例有短期（数天）咳嗽、鼻卡他症状和低热等症状。随后发展成典型的症候群：声音嘶哑、犬吠样咳嗽和吸气性喉鸣。症状常以夜间为重，并在第2~3天夜间达高峰。多继发于上呼吸道感染，也可为急性传染病的前驱症状或并发症。可有不同程度的发热，夜间突发声嘶、犬吠样咳嗽和吸气性喉鸣。咽喉部充血，声带肿胀，声门下黏膜呈梭状肿胀，以致喉腔狭小发生喉梗阻。呈吸气性呼吸困难，鼻翼扇动，吸气时出现三凹征。面色发绀，有不同程度的烦躁不安。白天症状较轻，夜间加剧（因入睡后喉部肌肉松弛，分泌物潴留阻塞喉部，刺激喉部发生喉痉挛）。少数患儿有呛食现象，哺乳或饮水即发呛，吃固体食物呛咳较轻。为了便于观察病情，掌握气管切开的时机，按吸气性呼吸困难的轻重将喉梗阻分为四度。①一度喉梗阻，患儿在安静时如常人，只是在活动后才出现吸气性喉鸣和呼吸困难。胸部听诊，呼吸音清楚。如下呼吸道有炎症及分泌物，可闻及啰音及捻发音，心率无改变。②二度喉梗阻，患儿在安静时也出现喉鸣及吸气性呼吸困难。胸部听诊可闻喉传导音或管状呼吸音。支气管远端呼吸音降低，听不清啰音。心音无改变，心率较快，120~140次/分。③三度喉梗阻，除二度梗阻的症状外，患儿因缺氧而出现阵发性烦躁不安，口唇及指（趾）发绀，口周发青或苍白。胸部听诊呼吸音明显降低或听不见，也听不到啰音。心音较钝，心率在 140~160 次/分以上。④四度喉梗阻，经过呼吸困难的挣扎后，渐呈衰竭，半昏睡或昏睡状态，由于无力呼吸，表现暂时安静，三凹征也不明显，但面色苍白或发灰。此时呼吸音几乎全消失，仅有气管传导音。心音微弱极钝，心率或快或慢，不规律。

（二）诊断及鉴别诊断

小儿急性喉炎发作快，有其特殊症状，声嘶、喉鸣、犬吠样咳嗽、吸气性呼吸困难，一般诊断无困难，但应与白喉、急性膜性喉炎、喉水肿、喉痉挛、急性会厌炎、喉或气管异物等婴幼儿喉梗阻相鉴别。

（三）治疗

小儿急性喉炎病情发展快，易并发喉梗阻，应及时治疗。使用抗生素及肾上腺皮质激素治疗，疗效迅速良好。

1. 给氧

缺氧或发绀患儿应给氧，以缓解缺氧。

2. 肾上腺皮质激素疗法

激素有抗炎、抗病毒及控制变态反应的作用，治疗喉炎效果良好，用量要大，否则不易生效。凡有二度以上喉梗阻均用激素治疗。常用泼尼松、地塞米松或氢化可的松；病情较轻者，可口服泼尼松 1~2 mg/kg，每 4~6 h 1 次。一般服药 6~8 次后，喉鸣及呼吸困难多可缓解或消失，呼吸困难缓解后即可停药。二度以上喉梗阻者可用地塞米松 0.1~0.3 mg/kg 或 0.6 mg/kg，或氢化可的松 5~10 mg/kg 静脉滴注，共 2~3 天，或甲泼尼龙，至症状缓解。

3. 镇静剂

急性喉炎患儿因呼吸困难缺氧，多烦躁不安，宜用镇静剂，如异丙嗪每次 1~2 mg/kg 有镇静和减轻喉头水肿的作用。氯丙嗪则使喉肌松弛，加重呼吸困难，不宜使用。

4. 雾化吸入

现多用雾化泵雾化吸入，将布地奈德吸入溶液 1~2 mg 加入雾化器中，雾化吸入后加速喉部炎症及水肿的消退，并稀释分泌物。另外，可用肾上腺素雾化吸入，可有效减轻呼吸道梗阻。剂量为 0.5 mg，用 2.5 mL 生理盐水稀释，此种溶液可按需给予，严重病例甚至可持续给药。

5. 直接喉镜吸痰

三度呼吸困难患儿，由于咳嗽反射差，喉部或支气管内有分泌物潴留，可在直接喉镜下吸出，除去机械性梗阻，减轻因分泌物刺激所引起的喉痉挛，多可立即缓解呼吸困难。在进行直接喉镜检查吸痰的同时，还可喷雾 1%～3% 的麻黄碱和肾上腺皮质激素，以减轻喉部肿胀，缓解呼吸困难。吸痰后，应严密观察病情变化，必要时进行气管切开术。

6. 抗生素疗法

急性喉炎病情进展迅速，多有细菌感染，应及早选用适当足量的抗生素控制感染。常用者为青霉素、头孢菌素、红霉素和交沙霉素等。一般患儿，用一种抗生素即可。病情严重者可用两种以上抗生素。应取咽拭子做细菌培养及药物敏感试验，以选用适当抗生素。

7. 气管切开术

四度呼吸困难者，应立即行气管切开术抢救。三度呼吸困难经治疗无效者也应做气管切开。

8. 其他对症疗法

体温高者，应用物理或药物降温。进流质或半流质易消化食物，多饮水，必要时输液。中毒症状重者，可输全血或血浆。痰黏稠干燥者用雾化吸入。

二、急性呼吸衰竭

（一）概述

急性呼吸衰竭指各种原因引起呼吸中枢、呼吸器官病变，使机体通气和换气障碍，导致缺氧二氧化碳潴留，从而出现的一系列临床表现。

（二）病因

小儿急性呼吸衰竭常见病因可见于以下几类：上气道梗阻，有感染（哮吼、会厌炎、细菌性气管炎）、喉气管软化、气管异物和过敏；下气道梗阻，有哮喘、毛细支气管炎和囊性纤维化；限制性肺疾病；急性呼吸窘迫综合征、胸膜渗出、肺炎、肺水肿和腹腔间隔综合征；中枢神经系统紊乱有颅内损伤（出血、缺血）、药物（镇静药）和代谢性脑病；周围神经系统与肌肉疾患，有格林-巴利综合征、肌营养不良、脊柱侧弯、脊髓损伤、肉毒杆菌中毒和中毒（如有机磷中毒）。

（三）临床表现

均因低氧血症和高碳酸血症所致，可累及各个系统。此外尚有原发病的临床特征。

1. 呼吸系统

呼吸困难、鼻扇、呻吟、三凹征和发绀最多见，呼吸频率或节律改变、深浅不一或浅慢呼吸亦颇常见。中枢性呼吸衰竭早期可呈潮式呼吸，晚期常有呼吸暂停、双吸气及抽泣样呼吸。听诊肺部呼吸音降低。此外，尚可有原发病相应体征。

2. 循环系统

早期缺氧心动过速、血压亦可增高。重者心率减慢、心律失常、血压下降、休克和心搏骤停。高碳酸血症时周围毛细血管和静脉扩张，使皮肤潮红、四肢暖、脉大、多汗和球结膜水肿。此外，还可发生肺水肿、右心衰竭。

3. 神经系统

轻者注意力不集中，定向障碍。随缺氧加重出现烦躁不安、易激惹、嗜睡、表情淡漠、神志恍惚、谵妄、昏迷和惊厥等。年长儿可诉头痛。有时瞳孔大小不等、光反应迟钝，肌张力及反射减弱或增强。

4. 胃肠道

可有应激性溃疡，引起消化道出血。

5. 其他

尚可有黄疸，血清转氨酶升高；少尿、无尿、尿素氮增高；水、电解质、酸碱失衡和 DIC。

6. 血气分析

血气分析是诊断的重要依据之一。应在静息状态、海平面、吸入室内空气时动脉取血送检。

（四）诊断要点

（1）有引起呼吸衰竭的原发病。

（2）发绀、呼吸频率或节律异常、烦躁不安或嗜睡等症状经湿化气道、吸痰、吸氧仍不能改善。

（3）存在前述临床表现中的各系统症状。

（4）血气分析。无发绀型先天性心脏病者测得血气结果参考值如下：Ⅰ型呼吸衰竭，$PaO_2 < 8.0$ kPa（60 mmHg），$PaCO_2$ 正常或稍低。Ⅱ型呼吸衰竭：$PaO_2 < 8.0$ kPa（60 mmHg），$PaCO_2 > 6.67$ kPa（50 mmHg）。

（五）治疗

治疗需采取综合措施，重点在于纠正低氧血症和二氧化碳潴留，与此同时积极治疗原发病。有条件应入重症监护室。

1. 治疗原发疾病病因

明确者对病因治疗，病因一时不明确者对症治疗。

2. 氧疗

常用鼻导管、面罩和头罩给氧，必要时气管插管使用人工呼吸机。根据病情调节氧浓度，以提高血氧分压、氧饱和度和氧含量，纠正缺氧。

3. 呼吸道护理

（1）及时清洁鼻腔，防止分泌物结痂堵塞。

（2）呼吸道湿化：可用超声雾化器雾化吸入，应用人工呼吸机的患儿可直接调节呼吸机的恒温湿化装置进行湿化。

（3）吸痰：湿化或雾化后应勤吸痰。气管插管患儿吸痰前，可先滴入湿化液 $2 \sim 5$ mL，湿化液总量 $100 \sim 150$ mL/d。

（4）拍背：可配合湿化同时进行，湿化拍背后再吸痰。肺不张患儿按患病部位取不同体位进行。

4. 人工呼吸机的使用

（1）适应证：①各种病因引起的中枢性或周围性呼吸衰竭出现严重通气或换气不良；②急性呼吸窘迫综合征（包括新生儿呼吸窘迫综合征）、肺水肿、肺出血出现严重换气不良；③窒息、心跳呼吸骤停；④心脏手术或其他手术后呼吸功能不全；⑤神经肌肉疾病致呼吸功能不全；⑥经积极正确治疗，仍有明显低氧血症和二氧化碳潴留。

（2）呼吸机参数选择：人工呼吸机种类很多，可根据病情和医疗机构条件选择呼吸机及合适通气方式。呼吸机基本参数：①潮气量 $6 \sim 10$ mL/kg。②频率大致接近同龄儿生理呼吸频率。③气道峰压：原则上逐步调整压力以达到目标潮气量，最大不超过 30 cmH$_2$O。婴幼儿或肺部病变轻者一般 $10 \sim 20$ cmH$_2$O；病变中度者加 $20 \sim 25$ cmH$_2$O；肺部病变严重者一般不超过 30 cmH$_2$O。④吸呼比值（即吸/呼时间比）为 $1 : 1.5$，但在同步间歇指令通气时应注意调节吸呼比值以确保实际吸气时间不大于呼气时间，以保证不出现反比通气（有意设定为反比通气者例外）。⑤初始吸氧浓度：以肺部疾患为主者，初始吸氧浓度为 $0.6 \sim 1.0$；以肺外疾病为主者，初吸氧浓度为 $0.3 \sim 0.6$；上机后再依据血气状况调整吸氧浓度到血氧分压维持在正常范围。⑥呼气末正压：对肺部炎症疾病有肺不张、肺水肿倾向患儿，呼气末正压选择在 $5 \sim 16$ cmH$_2$O，对存在肺气肿倾向的肺部或气管疾患，如哮喘、毛细支气管炎等，呼气末正压尽量偏低或不选，在 $0 \sim 4$ cmH$_2$O。以上基本参数要根据患儿原发病、生命体征和血气分析结果设定和调节。呼吸机其他参数亦需根据个体情况设定。

5. 维持水、电解质、酸碱平衡

（1）液体入量一般控制在 60~80 mL/kg，高热、呼吸急促，吐、泻或应用脱水剂者酌情增量。监测 24 小时出入量，总原则是量出为入。

（2）一般先用生理维持液，再根据血电解质调整输液种类。

（3）呼吸性酸中毒改善通气后可好转，合并代谢性酸中毒酌情补碱。

6. 脏器功能不全的治疗

（1）心力衰竭或肺水肿可用快速强心苷制剂，如地高辛、毛花苷 C（西地兰）等。

因缺氧常导致回心血量不足，肾灌注量不良，使用强心苷药物应适当减少剂量和延长时间。小动脉痉挛和循环障碍，可用酚妥拉明，也可酌情应用多巴胺和多巴酚丁胺。适当加用利尿剂。

（2）脑水肿：多用甘露醇或加用甘油果糖，必要时使用镇静和止惊剂。

（3）消化道出血：应用西咪替丁和奥美拉唑，并可静脉注射或口服止血剂。

7. 其他药物治疗

（1）黏液溶解剂：稀化痰液，可选择氨溴索（沐舒坦）、糜蛋白酶等。

（2）糖皮质激素：非常规应用，支气管痉挛、脑水肿及中毒症状严重者酌情选用。

（3）镇静止惊剂：用于患儿烦躁不安和惊厥，根据相关指南将患儿进行适度镇静，减少人机对抗。

（4）呼吸兴奋剂：对已应用呼吸机者不建议用。对非机械通气患儿，是否使用该类药物，亦存在争议，因为使用后将增加呼吸功、加重缺氧。目前仅用于缺乏机械通气条件的基层医院。可用于呼吸道通畅但呼吸浅表的早期呼吸衰竭患儿。

8. 营养支持

尽量经口进食，必要时鼻饲或静脉营养。

第二节　肺炎

一、急性支气管肺炎

（一）病因

国内小儿肺炎分离的病原菌主要是肺炎链球菌、流感嗜血杆菌、金黄色葡萄球菌、表皮葡萄球菌、克雷白杆菌、不动杆菌、枸橼酸杆菌及肠道杆菌等。近年来，一些无致病性或致病性不强的细菌渐成为小儿肺炎的重要病原菌。肺炎链球菌、金黄色葡萄球菌和流感嗜血杆菌是重症肺炎的重要病因。在一些研究中人们还发现化脓性链球菌和肠道革兰阴性菌也能引起严重肺炎。国内认为各种病毒性肺炎的总发病数有增多趋势。发达国家的小儿肺炎病原以病毒为主,发展中国家小儿肺炎病原以细菌为主。

(二) 临床表现

1. 一般症状

起病急骤或迟缓。骤发的有发热、拒食或呕吐、嗜睡或烦躁、喘憋等症状。发病前可先有轻度的上呼吸道感染数日。早期体温多在 38~39 ℃,亦可高达 40 ℃左右,大多为弛张型或不规则发热。

2. 呼吸系统症状及体征

咳嗽及咽部痰声,一般早期就很明显。呼吸增快,可达 40~80 次/分,呼吸和脉搏的比例由 1:4 上升为 1:2 左右。常见呼吸困难,严重者呼气时有呻吟声、鼻翼扇动、三凹征、口周或甲床发绀。有些患儿头向后仰,以使呼吸通畅。

胸部体征早期常不明显,或仅有呼吸音变粗或稍减低。以后可听到中、粗湿啰音,有轻微的叩诊浊音。数天后,可闻细湿啰音或捻发音。病灶融合扩大时,可听到管状呼吸音,并有叩诊浊音。

WHO 儿童急性呼吸道感染防治规划特别强调呼吸增快是肺炎的主要表现。呼吸急促指:幼婴<2 月龄,呼吸≥60 次/分;2~12 月以下龄,呼吸≥50 次/分;1~5 岁以下,呼吸≥40 次/分。重症肺炎征象为激惹或嗜睡、拒食、胸壁吸气性凹陷及发绀。这为基层医务人员和初级卫生保健工作者提供简单可行的诊断依据,值得推广。

3. 其他系统的症状及体征

其他系统的症状较多见于重症患者。

(1) 消化道症状:婴幼儿患肺炎时,常伴发呕吐、腹泻、腹痛等消化道症状。有时下叶肺炎可引起急性腹痛,应与腹部外科疾病(急腹症)鉴别。

(2) 循环系统症状:较重肺炎患儿可出现脉搏加速,心音低钝。可有充血性心力衰竭的征象。有时四肢发凉、口周灰白、脉搏微弱,则为末梢循环衰竭。

(3) 神经系统症状:常见烦躁不安、嗜睡,或两者交替出现。婴幼儿易发生惊厥,多由于高热或缺钙所致。如惊厥的同时有明显嗜睡或烦躁,意识障碍,甚至发生强直性肌痉挛、偏瘫或其他脑征,则可能并发中枢神经系统病变如脑膜脑炎、中毒性脑病等。

4. 并发症

早期正确治疗者并发症很少见。

支气管肺炎最多见的并发症为不同程度的肺气肿或肺不张，可随肺炎的治愈而逐渐消失。长期肺不张或反复发作的肺炎，可导致支气管扩张或肺源性心脏病。细菌性肺炎应注意脓胸、脓气胸、肺脓肿、心包炎及败血症等。有些肺炎还可并发中毒性脑病。少数重症肺炎患儿还可并发弥散性血管内凝血、胃肠出血或黄疸、噬血细胞综合征等。有些肺炎患儿迅速发展成呼吸衰竭而危及生命。有些严重肺炎患儿可致水电解质紊乱和酸碱失衡，尤需注意并发低钠血症、混合性酸中毒和乳酸酸中毒。

（三）诊断

根据急性起病、呼吸道症状及体征，一般临床诊断不难。必要时可做 X 线检查。气管分泌物细菌培养、咽拭子病毒分离有助于病原学诊断。其他病原学检查包括抗原和抗体检测。

（四）治疗

1. 一般治疗

（1）护理：环境要安静、整洁。要保证患儿休息，避免过多治疗措施。室内要经常通风换气，使空气比较清新，并须保持一定温度（20 ℃左右）、湿度（相对湿度以 60% 为宜）。烦躁不安常可加重缺氧，可给镇静剂。但不可用过多的镇静剂，避免咳嗽受抑制反使痰液不易排出。避免使用呼吸兴奋剂，以免加重患儿的烦躁。

（2）饮食：应维持足够的入量，给以流食，并可补充维生素，应同时补充钙剂。对病程较长者，要注意加强营养，防止发生营养不良。

2. 抗生素疗法

细菌性肺炎应尽量查清病原菌后，至少要在取过体液标本作相应细菌培养后，开始选择敏感抗生素治疗。一般先用青霉素类治疗，不见效时，可改用其他抗生素，通常按照临床的病原体诊断或培养的阳性病菌选用适当抗生素。对原因不明的病例，可先联合应用两种抗生素。目前，抗生素，尤其头孢菌素类药物发展很快，应根据病情、细菌敏感情况、患者的经济状况合理选用。

儿童轻症肺炎首先用青霉素、第一代头孢菌素、氨苄西林。以上无效时改用哌拉西林、舒他西林、阿莫西林克拉维酸钾等。对青霉素过敏者用大环内酯类。疑为支原体或衣原体肺炎，首先用大环内酯类。

院内获得性肺炎及重症肺炎常由耐药菌引起，选用抗生素如下：①第二代或第三代头孢菌素，必要时可选用碳青霉烯类；②阿莫西林克拉维酸钾或磷霉素；③金黄色葡萄球菌引起的肺炎，选用万古霉素、利福平，必要时可选用利奈唑胺；④肠杆菌肺炎宜用第三代头孢菌素或头孢哌酮舒巴坦，必要时可选用碳青霉烯类，或在知情同意后联合氨基糖苷类。

抗生素应使用到体温恢复正常后 5~7 天。停药过早不能完全控制感染；不可滥用抗生素，否则易引起体内菌群失调，造成致病菌耐药和真菌感染。

3. 抗病毒疗法

临床考虑病毒性肺炎，可试用利巴韦林，为广谱抗病毒药物，可用于治疗流感、副流感病毒、腺病毒以及 RSV 感染。更昔洛韦目前是治疗 CMV 感染的首选药物。另外，干扰素、聚肌胞注射液及左旋咪唑也有抗病毒作用。奥司他韦是神经氨酸酶抑制剂，可用于甲型和乙型流感病毒的治疗。

4. 免疫疗法

大剂量免疫球蛋白静脉注射对严重感染有良好治疗作用，可有封闭病毒抗原、激活巨噬细胞、增强机体的抗感染能力和调理功能。要注意的是，选择性 IgA 缺乏者禁用。但由于其价格昂贵，不宜作常规治疗。

5. 对症治疗

对症治疗包括退热与镇静、止咳平喘的治疗、氧疗等。对于有心力衰竭者，应早用强心药物。部分患儿出现腹胀，多为感染所致的动力性肠梗阻（麻痹性肠梗阻），一般采用非手术疗法，如禁食、胃肠减压等。弥散性血管内凝血（DIC）的治疗包括治疗原发病，消除诱因，改善微循环，抗凝治疗，抗纤溶治疗，血小板及凝血因子补充，溶栓治疗等。在积极治疗肺炎时应注意纠正缺氧酸中毒、改善微循环、补充液量等。

6. 液体疗法

一般肺炎患儿可口服保持液体入量，不需输液。对不能进食者，可进行静脉滴注输液。总液量以 60~80 mL/（kg·d）为宜，婴幼儿用量可偏大，较大儿童则应相对偏小。有明显脱水及代谢性酸中毒的患儿，可先用1/3~1/2 等渗的含钠液补足累积丢失量，然后用上述液体维持生理需要。有时，病程较长的严重患儿或在大量输液时可出现低钙血症，有手足搐搦或惊厥，应由静脉缓慢注射 10%葡萄糖酸钙 10~20 mL。

7. 激素治疗

一般肺炎不需用肾上腺皮质激素。严重的细菌性肺炎，用有效抗生素控制感染的同时，在下列情况下可加用激素：①中毒症状严重，如出现休克、中毒性脑病、超高热（体温在 40 ℃以上持续不退）等；②支气管痉挛明显，或分泌物多；③早期胸腔积液，为了防止胸膜粘连也可局部应用。以短期治疗不超过 3~5 天为宜。一般静脉滴注氢化可的松 5~10 mg/（kg·d）、甲泼尼龙 1~2 mg/（kg·d）或口服泼尼松 1~2 mg/（kg·d）。用激素超过 5~7 天者，停药时宜逐渐减量。病毒性肺炎一般不用激素，毛细支气管炎喘憋严重时，也可考虑短期应用。

8. 物理疗法

对于啰音经久不消的患儿宜用光疗、电疗。

9. 并发症的治疗

肺炎常见的并发症为腹泻、呕吐、腹胀及肺气肿。较严重的并发症为脓胸、脓气胸、肺脓肿、心包炎及脑膜炎等。如出现上述并发症，应给予针对性治疗。

二、细菌性肺炎

（一）肺炎链球菌肺炎

1. 病因

肺炎链球菌为革兰阳性球菌，因其在革兰染色液中呈双球状，1926 年被命名为肺炎双球菌。因其在液体培养基中呈链状生长，1974 年更名为肺炎链球菌。肺炎链球菌在干燥痰中能存活数月；但阳光直射 1 h 或加热到 52 ℃ 10 min 即可灭菌，对苯酚等消毒剂很敏感。

肺炎链球菌根据细胞外壁荚膜多糖成分不同分为 46 个血清组和 90 多个血清型，只有少数血清型可引起临床感染。其中 6~11 种血清型可在全球范围内引起各年龄组 70% 以上的侵袭性肺炎链球菌感染。肺炎链球菌是人类上呼吸道寄居的正常菌群，在儿童鼻咽部的定植率尤其高，据 WHO 估计，发达国家儿童定植率达 27% 左右，而发展中国家可达 85%。在中国 5 岁以下健康或上呼吸道感染儿童中，鼻咽拭子肺炎链球菌分离率可达 20%~40%。它可通过飞沫、分泌物传播，或经接触遭受细菌飞沫污染的物品传播，也可以在呼吸道自体转移。在机体抵抗力降低时，局部浸润引起感染，引起普通感染如鼻窦炎、中耳炎、肺炎；或穿越黏膜屏障进入血流，引起菌血症、脑膜炎、菌血症性肺炎、化脓性关节炎、心内膜炎等侵袭性感染疾病。

2. 临床表现

发病以冬季和初春为多，与呼吸道病毒感染流行有一定关系。年长儿童可见典型大叶性肺炎或节段性肺炎，婴幼儿以支气管肺炎多见。

（1）症状。少数患者有上呼吸道感染前驱症状。起病多急骤，高热，可伴寒战，体温在数小时内可以升到 39~40℃，高峰在下午或傍晚，也可呈稽留热。呼吸急促、面色潮红或发绀、食欲缺乏、疲乏、精神不振，或全身肌肉酸痛。患侧胸部疼痛，可放射到、肩部、腹部，咳嗽或深呼吸时加剧。病初咳嗽不重，痰少，后期痰可带血丝或呈铁锈色。偶有恶心、呕吐、腹痛或腹泻，有时易误诊为急腹症。较大儿童常见唇部疱疹。发病第 5~10 天时，发热可以自行骤降或逐渐减退。使用有效的抗菌药物可使体温在 1~3 天内恢复正常。

（2）体征。患儿呈急性病容，面色潮红或发绀，鼻翼扇动，三凹征阳性。有败血症者，皮肤和黏膜可有出血点。

3. 并发症

肺炎链球菌肺炎的并发症近年来已较少见。常见并发胸膜炎，为浆液纤维蛋白性渗出液，偶有脓胸报道。重症病例可伴有感染性休克（有高热、体温不升、血压下降、四肢厥冷、多汗、口唇青紫）、呼吸窘迫综合征或神经系统症状、体征，头痛、颈项强直、谵妄、惊厥、昏迷，甚至脑水肿而引起脑疝，易误诊为神经系统疾病。并发心肌炎时出现心动过速，心律失常，如期前收缩、阵发性心动过速或心房纤颤。菌血症性肺炎可出现肺外的感染病灶，包括心内膜炎、化脓性关节炎、脑膜炎及腹膜炎等。

4. 诊断

由于肺炎链球菌肺炎占儿童社区获得性细菌性肺炎的半数左右，因而对怀疑细菌性肺炎的患儿要首先考虑此病原。诊断依据如下。

（1）发病季节：以冬季和初春为多。

（2）高危人群：年龄<5 岁不适用于儿童；基础病，如糖尿病、充血性心脏病、镰刀状红细胞病、支气管扩张、免疫缺陷病、脾切除、使用免疫抑制剂，HIV 感染、器官移植等。

（3）临床症状及体征：典型症状有高热、咳嗽、胸痛、咳铁锈样痰。早期肺部体征不明显，随病情发展出现肺实变征及湿啰音。

（4）胸部 X 线检查。典型者见肺叶或肺段实变，可见胸腔积液，甚至脓胸。肺脓肿少见。小年龄儿童以支气管肺炎表现为多。

（5）血、胸腔积液、深部气管分泌物培养。可确诊病原，抗原检测不受抗生素影响。由于高的定植率，鼻、咽拭子培养阳性不能作为病原学诊断的依据。细菌培养、抗原检测和聚合酶链反应等检测方法的联合使用可提高肺炎链球菌的检出率。

5. 治疗

（1）一般治疗：保持室内空气流通，适宜的温度和湿度。加强营养，提供足够的液体和能量，保持呼吸道通畅（参考细菌性肺炎总论）。

（2）对症治疗：高热患者物理降温，适当给予退热剂。有发绀，明显缺氧，严重呼吸困难的患者应给氧，并跟踪查血气分析。胸膜疼痛可使用止痛剂。

（3）病原治疗：许多报道表明，β-内酰胺类抗生素包括青霉素、阿莫西林、广谱头孢菌素（头孢噻肟、头孢曲松）、碳青霉烯类（美罗培南、亚胺培南）以及万古霉素、利奈唑胺均对肺炎链球菌性肺炎有很好疗效。

（二）金黄色葡萄球菌肺炎

1. 病因

金黄色葡萄球菌是可定植在人皮肤表面的革兰阳性菌，存在于 25%～30% 健康人群的鼻前庭。作为条件致病菌，金葡菌可以引起广泛的感染，从轻微的皮肤感染到术后伤口感染、严重的肺炎和败血症等。

金葡菌经吸入或血行途径分别引起原发性支气管源性金葡肺炎和血源性金葡肺炎。支气管源性原发性支气管肺炎，以广泛的出血性坏死、多发性小脓肿为特点。炎症开始于支气管，向下蔓延到毛细支气管周围的腺泡形成按肺段分布的实变，4 天左右液化成脓肿，由于细支气管壁破坏引起活瓣作用，可发展而形成肺大疱。胸膜下小脓肿破裂，则形成脓胸或脓气胸。有时可侵蚀支气管形成支气管胸膜瘘。血源性金葡肺炎经常有静脉系统感染性血栓或三尖瓣感染性心内膜炎赘生物脱落引起肺部感染性栓塞以后形成多发性小脓肿而致，除肺脓肿外，其他器官如皮下组织，骨髓、心、肾、肾上腺及脑都可发生脓肿。

金葡菌致病的特点之一是引起化脓，造成组织坏死和脓肿。因此，无论是吸入或者血行性金葡肺炎均可并发肺脓肿和脓胸。

金葡菌含有血浆凝固酶，它是致病性的重要标志。该酶使血浆中纤维蛋白沉积于菌体表面，阻碍机体吞噬细胞的吞噬，即他被吞噬后细菌也不易被杀死，并有利于感染性血栓形成。金葡菌可以产生多种与感染相关的外毒素，包括超抗原毒素、溶细胞毒素以及抗吞噬的微生物表面组分等，这些毒素通过增强细菌的黏附力，干扰或逃避宿主的免疫功能，造成特定的组织损伤等机制共同发挥致病作用。

青霉素应用以前，金葡菌感染死亡率超过 80%。20 世纪 40 年代初青霉素应用不久就出现了对其耐药的金葡菌，20 年后，80% 以上的金葡菌对青霉素耐药，很快随着多种抗生素的面世，出现耐甲氧西林金葡菌（MRSA）和多重耐药 MRSA。

2. 临床表现

（1）症状。社区获得性金葡菌肺炎因感染途径而异，主要为吸入性和血源性。院内获

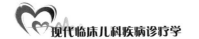

得性金葡肺炎与气管插管或呼吸机辅助呼吸相关。金葡菌肺炎尤其社区获得性金葡菌肺炎多见于婴幼儿及新生儿，在出现上呼吸道感染后 1~2 天，突然寒战、高热、咳嗽，伴黏稠黄脓痰或脓血痰、呼吸困难、胸痛和发绀等。有时可出现猩红热样皮疹及消化道症状及呕吐、腹泻、腹胀（由于中毒性肠麻痹引起）等明显感染中毒症状。患儿可有嗜睡或烦躁不安，严重者可惊厥，中毒症状常较明显，甚至呈休克状态。

（2）体征。肺部体征出现早，早期呼吸音减低，有散在湿性啰音，并发脓胸或脓气胸时，呼吸音减弱或消失。感染性栓子脱落引起肺栓塞可伴胸痛和咯血。由心内膜炎引起者体检可有三尖瓣区收缩期杂音、皮肤瘀点、脾大。

3. 诊断

根据临床症状、体征和 X 线胸片或 CT 扫描检查可确立肺炎诊断。当肺炎进展迅速，很快出现肺大疱、肺脓肿和脓胸，有助于诊断。积极进行各种途径的病原学检测十分重要。

4. 治疗

约 90% 的金葡菌株产 β-内酰胺酶，对甲氧西林敏感的金葡菌（MSSA）治疗首选耐青霉素酶青霉素如苯唑西林，无并发症者疗程为 2~3 周，有肺脓肿或脓胸并发症者治疗 4~6 周，继发心内膜炎者疗程为 6 周或 6 周以上。对耐甲氧西林金葡菌（MRSA）肺炎，首选糖肽类抗生素如万古霉素或去甲万古霉素治疗：前者 10 mg/kg，6 小时静脉滴注一次；或 20 mg/kg，每 12 h 一次。后者剂量为 16~32 mg/kg，分 2 次静脉滴注。糖肽类抗生素存在潜在性耳肾毒性，据文献报道万古霉素引起的肾毒性的发生率在 5%~25%，故疗程中应监测血药浓度，定期复查血肌酐、肌酐清除率，并注意平衡功能和听力监测。重症 MRSA 肺炎合并肾功能损害者，应根据肾功能调整糖肽类剂量。

三、病毒性肺炎

（一）呼吸道合胞病毒性肺炎

1. 病因

RSV 为副黏病毒科肺炎病毒属、单负链 RNA 病毒，大小约 150 nm，为球形或丝状，病毒表面有脂蛋白组成的包膜，包膜上有由糖蛋白组成的长 12~16 nm 突出物。包膜表面的 G 和 F 蛋白介导病毒入侵气道上皮细胞，具有免疫原性，能使机体产生中和抗体。

在婴儿体内，RSV 首先繁殖于咽部，以后延及支气管、细支气管，引起支气管和细支气管的上皮细胞坏死，最后侵犯肺泡。纤毛功能和保护黏液膜受到破坏，最后侵犯肺泡。

在气管黏膜层充满着空泡样环状细胞，上皮层内有淋巴细胞和浆细胞的渗出，支气管周围单核细胞浸润，细支气管被黏液、纤维素及坏死的细胞碎屑堵塞；小支气管、肺泡间质及肺泡内亦有炎症细胞浸润。由于支气管梗死，可继发肺气肿、肺不张。

2. 临床表现

RSV 感染临床表现与年龄关系密切。新生儿常呈不典型上呼吸道症状，伴嗜睡、烦躁；2~6 个月婴儿常表现为毛细支气管炎、喘憋性肺炎；儿童、成人则多见上呼吸道症状；大部分感染 RSV 的患儿可以在家里观察治疗，当出现呼吸频率增加（尤其是>60 次/分）、吸气性三凹征、发绀或鼻翼扇动，尿量减少，则提示病情加重或全身恶化，需要及时就诊。

本病在临床上可分为潜伏期、前驱期、喘憋期、肺炎期及恢复期，病程 3~7 天。潜伏期 3~5 天，可出现上呼吸道的症状如鼻炎、咽炎。发热一般不高，很少超过 39 ℃，甚至可不发热。经 1~2 天出现呼吸困难，表现为阵发性喘息，以呼气性呼吸困难为主，唇周发绀和烦躁不安，严重时呼吸可达 60~80 次/分，有鼻翼扇动和吸气时三凹现象，两肺可闻及喘鸣音和中细湿啰音。甚至出现阻塞性肺气肿，表现为胸廓膨隆，肋间隙增宽；叩诊呈过清音，阻塞严重时呼吸音降低。由于肺部膨胀，膈肌下移，肝、脾被推向下方，而被误诊为心力衰竭引起的瘀血性肝大。由于过度换气加上喘息，呼吸困难，不能吮乳，常伴有脱水。较大年龄儿患 RSV 肺炎时，以非喘息型为主，其临床表现与其他病毒性肺炎相似。

3. 诊断

根据临床表现和患儿的年龄以及发病季节、流行病史，胸片表现为支气管肺炎和间质性肺炎的改变，尤其是实验室检查获得 RSV 感染的证据，不难做出诊断。

4. 治疗

（1）RSV 肺炎的基本处理原则：监测病情变化保持病情稳定，供氧以及保持水电解质内环境稳定。

（2）至今尚无抗 RSV 的特效药物，可酌情采用利巴韦林（三氮唑核苷）雾化吸入抗病毒治疗。

（二）腺病毒肺炎

1. 病因

由腺病毒，主要是 3、7 型腺病毒引起，11 型及 21 型也可引起。冬春两季多发。病理改变重，范围广，病变处支气管壁各层均有破坏，肺泡亦有炎性细胞浸润，致使通换气功能障碍，终而导致低氧血症及二氧化碳潴留。病情迁延者，可引起严重的肺功能损害。

2. 临床表现

本病多见于 6 个月~2 岁婴幼儿。

（1）潜伏期：3~8 天。一般急骤发热，往往自第 1~2 天起即发生 39 ℃以上的高热，至第 3~4 天多呈稽留或不规则的高热；3/5 以上的病例最高体温超过 40 ℃。

（2）呼吸系统症状：大多数患儿自起病时即有咳嗽，往往表现为频咳或轻度阵咳。呼吸困难及发绀多数开始于第 3~6 天，逐渐加重；重症病例出现鼻翼扇动、三凹征、喘憋（具有喘息和憋气的梗阻性呼吸困难）及口唇指甲青紫。初期听诊大都先有呼吸音粗或干啰音，湿啰音于发病第 3~4 天后出现。重症患儿可有胸膜反应或胸腔积液（多见于第 2 周）。

（3）神经系统症状：一般于发病 3~4 天以后出现嗜睡、萎靡等，有时烦躁与萎靡相交替。在严重病例中晚期出现半昏迷及惊厥。部分患儿头向后仰，颈部强直。

（4）循环系统症状：面色苍白较为常见，重者面色发灰。心律增快。重症病例的 35.8% 于发病第 6~14 天出现心力衰竭。肝脏逐渐肿大，可达肋下 3~6 cm，质较硬，少数也有脾大。

（5）消化系统症状：半数以上有轻度腹泻、呕吐，严重者常有腹胀。

（6）其他症状：可有卡他性结膜炎、红色丘疹、斑丘疹、猩红热样皮疹，扁桃体上石灰样小白点的出现率虽不高，但是也是本病早期比较特殊的体征。

3. 诊断

根据临床症状：①持续高热、咽峡炎、结膜炎和麻疹样的皮疹；②肺部体征往往在高热 4~5 天后出现，可听到中细湿啰音；③在肺部体征不明显时，X 线改变即可出现；④用抗生素治疗不见好转，病情逐渐加重。出现以上临床表现时可疑为腺病毒肺炎。

诊断困难的病例，实验室检查可能有帮助。常用的实验室诊断方法有：①从患儿咽拭子或鼻洗液标本培养腺病毒，后者的阳性率较咽拭子培养的阳性率要高，方法可靠，但需 7~14 天方有结果；②早期快速诊断，常用的有效方法是免疫荧光法和 PCR 法。

4. 治疗

至今尚无抗腺病毒的药物。综合治疗是治疗腺病毒肺炎的主要治疗措施，包括对症治疗以及治疗在病情发展中不断出现并发的危重症状。减轻呼吸道阻塞、缓解呼吸困难及缺氧等都很重要。

第三节　支气管哮喘

支气管哮喘（简称哮喘）是儿童期最常见的非感染性慢性呼吸道疾病，发达国家学龄儿童中哮喘的患病率高达 5%～20%，是全球性儿童期主要公共健康问题之一。近几十年来我国儿童哮喘的患病率呈逐渐上升趋势，最近完成的全国儿童哮喘流行病学调查结果显示，我国城市城区 0～14 岁儿童支气管哮喘的累计患病率在 20 年间上升了约 1.5 倍，达到了 3.02%，部分地区儿童哮喘累计患病率则高达 7%，接近发达国家的水平。

一、病因

儿童哮喘是环境暴露、固有生物学特性和遗传易感性相互作用的结果。环境暴露包括呼吸道病毒感染、吸入变应原和环境烟雾等生物学和化学因子。易感个体对这些普通暴露物刺激产生免疫反应，导致气道持续的病理性炎症变化，同时伴有受损气道组织的异常修复。具体病理变化如下。

（一）支气管收缩

导致哮喘临床表现的主要病理生理学变化是气道狭窄及其伴随的气流受限。在哮喘急性发作时，不同刺激因素可以迅速导致支气管平滑肌收缩。变应原导致的支气管收缩主要是通过 IgE 介导的肥大细胞释放组胺、类胰蛋白酶和白三烯等介质，直接收缩支气管平滑肌。

（二）气道肿胀和分泌物增加

哮喘持续气道炎症时存在明显的黏膜和黏膜下组织的肿胀，部分上皮细胞发生脱落。同时气道黏膜上的分泌细胞分泌过多的黏液，进一步加重气道腔的狭窄和气流受限。此病理变化在幼龄儿童喘息中更常见，因黏液分泌过多导致的气道阻塞对支气管舒张剂的治疗反应较差，这可部分解释为何婴幼儿喘息时单用支气管舒张剂的疗效往往不如年长儿那样明显。

（三）气道高反应性

气道对不同刺激因素的反应性增高是哮喘的主要特征之一。临床上可以通过支气管激发试验了解气道反应性的强弱，气道反应性的强度与临床哮喘严重度密切相关。气道反应性增高与多重因素有关，包括炎症、神经调节功能异常和结构改变等。其中气道炎症起着关键作用，直接针对气道炎症的治疗可以降低气道的高反应性。

（四）气道重构

在部分哮喘患者，气流受限可能仅表现为部分可逆。哮喘作为一种慢性疾病，随着病程的进展，气道可发生不可逆性组织结构变化，肺功能进行性下降。气道重构涉及众多结构细胞，这些细胞的活化和增生加剧了气流受限和气道高反应性，此时患者对常规哮喘治疗的反应性明显降低。气道重构的结构变化包括基底膜增厚、上皮下纤维化、气道平滑肌肥厚和增生、血管增生和扩张和黏液腺的增生和高分泌状态。

二、临床表现

儿童哮喘的主要临床表现是间歇性干咳和/或呼气性喘息，年长儿常会诉说气短和胸闷，而幼龄儿童则常常诉说间歇性非局限性胸部"疼痛"感。呼吸道症状可以在夜间加重，在呼吸道感染和吸入变应原触发下也可以使症状加重。日间症状往往与剧烈运动和玩耍有关。儿童哮喘的其他症状可以表现轻微，无特异性，包括保护性自我限制运动、可能与夜间睡眠异常有关的疲倦和体育运动能力低下等。病史询问中仔细了解以往使用抗哮喘药物（支气管舒张剂）的情况有利于哮喘的诊断。如使用支气管舒张剂可使症状得以改善，提示有哮喘的可能。如果症状，尤其是喘息经支气管舒张剂和糖皮质激素治疗无效，多不支持哮喘的诊断，要考虑其他诊断的可能。

许多因素可以触发哮喘症状，如剧烈运动、过度通气、冷或干燥气体及气道刺激物等，当有呼吸道感染和吸入变应原时，可以增加刺激物暴露的气道高反应性。有些儿童因为长期暴露于环境刺激物，导致症状持续存在，因此环境评估是哮喘诊断和管理的基本要素之一。

如存在危险因素，包括有其他过敏性疾病史，如变应性鼻炎、变应性结膜炎、变应性皮炎，多种变应原致敏，食物过敏和父母有哮喘史等，对哮喘的诊断有一定提示作用，但不是诊断哮喘的必备条件。由于在日常临床就诊时哮喘患者往往无明显的异常征象，因此病史在哮喘的诊断中十分重要。有些患者仅表现为持续的干咳，胸片检查正常，但有时可以通过深呼吸在呼吸末闻及哮鸣音。临床上经过速效吸入 β_2 受体激动剂后哮喘症状和体征在短时（10～15分钟）内有明显改善，高度提示哮喘诊断的可能。

哮喘急性发作时听诊通常可以闻及呼气相哮鸣音和呼吸相延长，偶尔在部分区域有呼吸音下降，部位通常位于前胸右下侧。由于气道阻塞，可有局限性过度通气（气肿）的征象。因气道内有过度的黏液分泌和炎症渗出，哮喘发作时可以闻及湿啰音和干啰音，容易与支气管肺炎相混淆。但是哮喘湿啰音并非广泛肺泡炎症所致，因此其变化快于支气管肺炎时的啰音，随着有效治疗后气道痉挛得到改善，分泌物排出后啰音可以在短时间内得到明显的改善。如果有固定的局限性湿啰音和呼吸音降低，提示有局部肺不张，此时难以与支气管肺炎相鉴别。在严重哮喘急性发作时，广泛的气道阻塞时患者可出现呼吸困难和呼吸窘迫，此时可能闻及双相哮鸣音，即在吸气相也可出现哮鸣音，伴有呼气延长和吸气受限。同时表现为胸骨上和肋骨间隙凹，辅助呼吸机运动。极少部分患者，由于有严重的气流受限，呼吸音明显下降，甚至不能闻及哮鸣音，即所谓的"闭锁肺"，此为哮喘发作时的危重征象，需采取紧急救治措施。

三、诊断

（一）儿童哮喘诊断标准

（1）反复发作喘息、咳嗽、气促、胸闷，多与接触变应原、冷空气、物理、化学性刺激、呼吸道感染以及运动等有关，常在夜间和（或）清晨发作或加剧。

（2）发作时在双肺可闻及散在或弥漫性，以呼气相为主的哮鸣音，呼气相延长。

（3）上述症状和体征经抗哮喘治疗有效或自行缓解。

（4）除外其他疾病所引起的喘息、咳嗽、气促和胸闷。

（5）临床表现不典型者（如无明显喘息或哮鸣音），应至少具备以下 1 项：

①支气管激发试验或运动激发试验阳性。

②证实存在可逆性气流受限。支气管舒张试验阳性：吸入速效 β_2 受体激动剂（如沙丁胺醇）后 15 分钟第一秒用力呼气量（FEV_1）增加≥12%，和绝对值≥预计值的 10%。抗哮喘治疗有效：使用支气管舒张剂和口服（或吸入）糖皮质激素治疗 1~2 周后，FEV_1增加≥12%。

③最大呼气流量（PEF）每天变异率（连续监测 1~2 周）≥20%。符合 1~4 条或 4、5 条者，可以诊断为哮喘。

此诊断标准体现了哮喘是一种临床综合征的现代观念，强调了哮喘症状的反复性和可逆性，但不再限定以发作次数作为诊断依据，这更有利于临床实际操作。当临床出现复发性喘息，经抗哮喘治疗有效，或可自然缓解，在可能的条件下排除其他疾病即可做出哮喘的临床诊断，有利于疾病的早期干预。当然年龄合适者，作为诊断和疾病严重度评估的客观指标，所有患者都应该定期进行肺功能检测。

（二） 咳嗽变异性哮喘的诊断

部分儿童临床以咳嗽为唯一或主要表现，不伴有明显喘息，需考虑咳嗽变异性哮喘（CVA）的可能。CVA诊断依据如下。

（1）咳嗽持续>4周，常在夜间和/或清晨发作或加重，以干咳为主。

（2）临床上无感染征象，或经较长时间抗生素治疗无效。

（3）抗哮喘药物诊断性治疗有效。

（4）排除其他原因引起的慢性咳嗽。

（5）支气管激发试验阳性和（或）PEF每天变异率（连续监测1~2周）≥20%。

（6）个人或一、二级亲属特应性疾病史，或变应原检测阳性。

符合以上（1）~（4）项为诊断基本条件。如不进行适当的干预约有30%CVA患者将发展为典型哮喘。

我国研究显示，CVA是儿童慢性咳嗽的首位病因。由于缺乏客观指标，目前临床上存在CVA诊断不足和诊断过度两方面的问题，应引起临床医师的重视。CVA诊断标准中强调了诊断性治疗的重要性，如果经规范抗哮喘治疗临床症状改善不明显，不应一味提高治疗强度，而是应该重新审核CVA诊断的准确性，以避免临床误诊。

（三） 幼龄儿童哮喘的诊断

有40%~50%的儿童在3岁前出现过至少1次喘息和呼吸困难等哮喘样症状，但是仅有约30%反复喘息的学龄前儿童到6岁时仍有哮喘症状。事实上发生喘息的幼龄儿童中大约半数仅发生过1次喘息。另一方面，80%儿童持续哮喘患者的喘息症状出现在6岁以前，半数以上的喘息症状发生在3岁以前。而且幼龄儿童喘息的疾病负担远高于年长儿，与学龄儿童相比，<3岁儿童的哮喘控制情况逊于学龄期儿童，临床上有更多的睡眠障碍和活动受限，以及更高的门急诊就诊率和住院率。

由于年龄特点和疾病特征，幼龄儿童的哮喘诊断缺乏明确的客观指标，基本上是依据临床特征和对药物的治疗反应而定。虽然临床上可以根据导致喘息发生的触发因素和临床表现，将婴幼儿喘息进行临床分型，如根据喘息发生和持续的时间分成早期一过性喘息、早期持续性喘息和迟发性喘息/哮喘；或者根据触发喘息的原因分成发作（病毒）性喘息和多因性喘息等不同表型。但是这些分型都有一定的局限性，如根据症状出现和持续的时间分型，前两种表型的确定只能是回顾性分析。而根据触发原因的分型虽然对现症喘息有一定帮助，但是两种表型间常有交叉，也可能随时间迁延而发生相互转变。

如我们将哮喘视为一种临床综合征，在幼龄儿童中诊断哮喘就不会感到困难。只要临床上符合反复喘息的特点，抗哮喘治疗有效，排除其他疾病临床上即可诊断为哮喘。我国儿童哮喘诊治指南中提出了幼龄儿童喘息患者中可能提示哮喘诊断的临床特征：①多于每月1次的频繁发作性喘息；②活动诱发的咳嗽或喘息；③非病毒感染导致的间歇性夜间咳嗽；④喘息症状持续至3岁以后。在临床实践中更重要的是如何能在幼龄儿童中早期识别发生持续哮喘危险因素，以利制订合理的治疗方案。

目前临床常用的儿童哮喘预测指数（API），对于预测幼龄儿童喘息的远期预后有一定帮助。经过多年实践，目前推出了修订版API（mAPI），具体内容包括3项主要指标（父母有哮喘史、医师诊断的湿疹和吸入变应原致敏）和3项次要指标（食物变应原致敏、外周血中嗜酸性粒细胞≥4%和非感冒性喘息）。如果儿童在生后3年内发生反复喘息（≥4次），同时有3项主要指标中的1项，或3项次要指标中的2项，即为mAPI阳性。mAPI预测学龄期儿童持续哮喘的特异性较高但是灵敏度较低，阴性预测值的实际临床意义强于阳性预测值。即如果mAPI阴性，虽然在3岁内有频繁喘息，但是其学龄期发生持续哮喘的机会仅为5%，与我国部分大城市普通人群中学龄儿童的哮喘患病率相似。必须指出mAPI是预测幼龄喘息儿童发生持续性哮喘的指标，并非幼龄儿童哮喘的诊断标准，不能据此诊断哮喘。近年又陆续推出一些类似的儿童哮喘预测参数，分析这些参数可以得出，生命早期过敏状态、喘息严重度、触发因素和性别等与儿童持续喘息的关联度较大。如幼龄儿童早期发生特应症，特别是对气源性吸入变应原致敏是儿童发生持续性喘息的一个重要危险因素，因此建议对所有年幼喘息儿童进行过敏状态检测，但是不能将变应原检测结果作为哮喘诊断的必备条件。就性别而言，虽然发生早期喘息的儿童中，男童占优，但是女童发生持续喘息的可能性远高于男童，危险度是男童的1倍。

（四）疾病分期与分级

1. 分期

根据临床表现哮喘可分为急性发作期、慢性持续期和临床缓解期。急性发作期是指突然发生喘息、咳嗽、气促、胸闷等症状，或原有症状急剧加重；慢性持续期是指近3个月内不同频度和（或）不同程度地出现过喘息、咳嗽、气促、胸闷等症状；临床缓解期系指经过治疗或未经治疗症状、体征消失，肺功能恢复到急性发作前水平，并维持3个月以上。

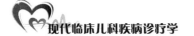

2. 分级

分级包括病情严重程度分级、哮喘控制水平分级和急性发作严重度分级。

（1）严重程度分级

主要用于初次诊断和尚未按哮喘规范治疗的患儿，作为制订起始治疗方案级别的依据。

（2）哮喘控制水平的分级

用于评估哮喘患儿是否达到哮喘治疗目标及指导治疗方案的调整以达到并维持哮喘控制，是儿童哮喘的主要评估指标。

（3）哮喘急性发作严重度分级

儿童哮喘急性发作时起病缓急和病情轻重不一，可在数小时或数天内出现，偶尔可在数分钟内即危及生命，故应即刻对病情做出正确评估，以便给予及时有效的紧急治疗。

四、治疗

（一）治疗目标

哮喘是一种慢性炎症性疾病，迄今为止尚无任何一种药物可以治愈或改善儿童哮喘的进程，目前的治疗目标是达到和维持哮喘控制，减少疾病的远期风险。具体目标为：①达到并维持症状的控制；②维持正常活动，包括运动能力；③维持肺功能水平尽量接近正常；④预防哮喘急性发作；⑤避免因哮喘药物治疗导致的不良反应；⑥预防哮喘导致的死亡。

（二）防治原则

儿童哮喘控制治疗应越早越好。要坚持长期、持续、规范、个体化治疗原则。具体治疗包括：①急性发作期，快速缓解症状，如平喘、抗感染治疗；②慢性持续期和临床缓解期，防止症状加重和预防复发，如避免触发因素、抗感染、降低气道高反应性、防止气道重塑，并做好自我管理。注重药物治疗和非药物治疗相结合，不可忽视非药物治疗如哮喘防治教育、变应原回避、患儿心理问题的处理、生命质量的提高、药物经济学等诸方面在哮喘长期管理中的作用。

（三）长期治疗方案

对于儿童持续哮喘不论年龄都应考虑进行一定时间的控制治疗，具体根据年龄分为5

岁及以上和 5 岁以下哮喘的长期治疗方案。ICS 是儿童哮喘首选长期控制药物，对于无法使用 ICS 或对使用 ICS 有顾虑者可以使用白三烯受体拮抗剂。ICS 治疗的量效关系相对比较平坦，使用低中剂量 ICS 时即可达到显著的临床疗效，对于大多数患儿而言，加大 ICS 剂量并不能进一步获益。而且长期规律使用 ICS 可能会对儿童的生长发育造成一定的不良影响，目前趋向于使用小剂量 ICS 作为儿童哮喘控制治疗的起始推荐剂量，如无效可考虑联合治疗或 ICS 剂量加倍。

初始控制治疗方案根据哮喘病情严重程度分级而定，可以选择第 2 级、第 3 级或第 4 级治疗方案，体现了在初始治疗时"强化"治疗的概念。在开始控制后的 2~4 周必须随访评估疗效，如果病情控制不佳，及时调整控制治疗方案。以后每 1~3 个月审核一次治疗方案，如哮喘控制良好，并维持至少 3 个月，可考虑治疗方案降级，直至确定维持哮喘控制的最小剂量。如部分控制，可考虑升级治疗以达到控制。但考虑升级治疗之前首先要检查患儿吸药技术、遵循用药方案的情况、变应原和其他触发因素回避等情况。如未控制，升级或越级治疗直至达到控制。

在儿童哮喘的长期治疗方案中，除每天规则地使用控制治疗药物外，根据病情按需使用缓解药物。吸入型速效 β 受体激动剂是目前最有效的缓解药物，是所有年龄儿童哮喘急性发作的首选治疗药物，通常情况下 1 天内不应超过 3~4 次。亦可以选择联合吸入抗胆碱能药物作为缓解治疗药物。

我国地域广，社会经济发展很不平衡，因此联合治疗方法的选择除了考虑疗效外，还需要同时考虑地区、经济的差异。

1. 控制治疗的剂量调整和疗程

对于单用中高剂量 ICS 者，尝试在达到并维持哮喘控制 3 个月后剂量减少 25%~50%。单用低剂量 ICS 能达到控制时，可改用每天 1 次给药。联合使用 ICS 和 LABA 者，先减少 ICS 约 50%，直至达到低剂量 ICS 才考虑停用 LABA。如使用最低剂量 ICS 患者的哮喘能维持控制，并且 1 年内无症状反复，可考虑停药观察。

有相当比例的 5 岁以下幼龄儿童哮喘患者的症状会随年龄增长而自然缓解，而且从某种意义上讲，因缺乏客观指标，可以认为此年龄儿童的任何哮喘治疗都是"试验"性的，因此控制治疗方案的调整有别于年长儿。指南建议每 3~6 个月进行疗效评估，以决定是否需要继续控制治疗。换言之，部分患者仅需要数月控制治疗就可以考虑停药观察，无须长达数年的控制治疗。最近研究显示，对于明确为急性呼吸道病毒感染相关的轻症反复喘息儿童可以考虑早期停用持续控制治疗，改为依据症状驱动的间歇性高剂量 ICS/β_2 受体激动剂治疗方案，高剂量 ICS 的单次疗程一般不超过 2 周。此方案可以明显减少 ICS 的负

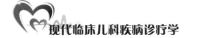

担，而维持同样的临床疗效。

2. 变应原特异性免疫治疗（SIT）

从理论上讲，SIT 是目前唯一可能改变过敏性疾病进程的治疗方法，是通过逐渐增加提纯的变应原剂量使机体对致敏原产生耐受性而产生临床疗效。SIT 是变应原特异性的治疗，因此在开始 SIT 前必须识别和确定触发哮喘的变应原。对于已证明对变应原致敏的哮喘患者，在无法避免接触变应原和药物治疗症状控制不理想时，可以考虑采用针对变应原的特异性免疫治疗，如应用尘螨变应原提取物治疗尘螨过敏性哮喘。如果患者对多种变应原致敏，用单一变应原制剂进行 SIT 的疗效多不理想。

进行 SIT 治疗时应遵循指南行事。哮喘症状必须得到控制，治疗前要查验近期变应原接触情况，检测肺功能。如果患者有过敏性症状或近期感染，或肺功能指标不达标，不能进行 SCIT。如出现明显的局部反应，应该考虑调整剂量。注射 SCIT 后要留院观察至少 30 分钟，如出现任何全身反应，如咳嗽、打喷嚏、瘙痒和急性全身过敏反应的征象，立即注射肾上腺素。局部不良反应一般可以用抗组胺药物治疗或预防。任何实施 SCIT 治疗的单位都必须有经过急救训练的专业人员当班，以便及时实施救急治疗。虽然 SLIT 可以在家庭中实施，首次治疗时必须在医院内进行，同样需要留院观察 30 分钟以上。

（四）急性发作期治疗

主要根据急性发作的严重程度及对初始治疗措施的反应，在原有药物基础上进行个体化治疗。

哮喘急性发作经合理应用支气管舒张剂和糖皮质激素等哮喘缓解药物治疗后，仍有严重或进行性呼吸困难者，称为哮喘危重状态（哮喘持续状态）。如此时支气管阻塞未能及时得到缓解，可迅速发展为呼吸衰竭，直接威胁生命。应将哮喘急性发作的患者置于良好医疗环境中，以相对高流量的方法供氧以维持血氧饱和度 92%~95% 以上，同时进行心肺监护，监测血气分析和通气功能，对未作气管插管者，禁用镇静剂。

儿童哮喘急性发作时的治疗目标是：避免病情在短时间内进行性加重，尽可能减少并发症，避免哮喘死亡，并通过治疗教育患者掌握进行自我管理方法。一般需用联合治疗的方法，通过多途径控制哮喘的发病环节，最大限度地缓解气道痉挛，提高疗效，减少不良反应。

1. 吸入速效 β_2 受体激动剂

使用氧驱动（氧流量 6~8 L/min）或空气压缩泵雾化吸入，第 1 小时可每 20 分钟 1 次，以后根据病情可每 1~4 小时重复吸入。药物剂量：每次吸入沙丁胺醇 2.5~5 mg 或特布他林 5~10 mg。如无雾化吸入器，可使用压力定量气雾剂（pMDI）经储雾罐吸药，每次单剂喷药，连用 4~10 喷，用药间隔与雾化吸入方法相同。

肾上腺素皮下注射仅限用于无条件使用速效 β_2 受体激动剂吸入治疗者，应在严密观察下使用。药物剂量：每次皮下注射 1：1000 肾上腺素 0.01 mL/kg（≤0.3 mL/次）。必要时可每 20 分钟 1 次，但不可超过 3 次。

经吸入速效 β_2 受体激动剂治疗无效者，可能需要静脉应用 β_2 受体激动剂。药物剂量：沙丁胺醇 15 pg/kg 缓慢静脉注射，持续 10 分钟以上；病情严重需静脉维持滴注时剂量为 1~2 μg/（kg·min）[≤5 μg/（kg·min）]。静脉用药容易出现心律失常和低钾血症等严重不良反应，要严格掌握指征及剂量，并作必要的心电图、血气及电解质等监护。

2. 糖皮质激素

全身应用糖皮质激素是治疗儿童重症哮喘发作的一线药物，早期使用可以减轻疾病的严重度，给药后 3~4 小时即可显示明显的疗效。药物剂量：口服泼尼松 1~2 mg/kg。也可静脉给药，琥珀酸氢化可的松 5~10 mg/kg，或甲泼尼龙 1~2 mg/kg，根据病情可间隔 4~8 小时重复使用。

大剂量 ICS 对儿童哮喘发作的治疗有一定帮助，选用雾化吸入布地奈德悬液 1 mg/次，每 6~8 小时一次。但病情严重时不能以吸入治疗替代全身糖皮质激素治疗，以免延误病情。

3. 抗胆碱药

是儿童危重哮喘联合治疗的组成部分，其临床安全性和有效性已确立，对 β_2 受体激动剂治疗反应不佳的重症者应尽早联合使用。药物剂量：异丙托溴铵每次 125~500 μg，间隔时间同吸入 β_2 受体激动剂。

4. 氨茶碱

静脉滴注氨茶碱可作为儿童危重哮喘附加治疗的选择。药物剂量：负荷量 4~6 mg/kg（≤250 mg），缓慢静脉滴注 20~30 分钟，继之根据年龄持续滴注维持剂量 0.7~1 mg/（kg·h），已用口服氨茶碱者，直接使用维持剂量持续静脉滴注。亦可采用间歇给药方法，每 6~8 小时缓慢静脉滴注 4~6 mg/kg。

5. 硫酸镁

有助于危重哮喘症状的缓解，安全性良好。药物剂量：25~40 mg/（kg·d）（≤2g/d），分 1~2 次，加入 10% 葡萄糖溶液 20 mL 缓慢静脉滴注（20 分钟以上），酌情使用 1~3 天。不良反应包括一过性面色潮红、恶心等，通常在药物输注时发生。如过量可静脉注射 10% 葡萄糖酸钙拮抗。

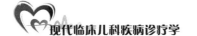

儿童哮喘危重状态经氧疗、全身应用糖皮质激素、β₂受体激动剂等联合治疗后病情继续恶化者，应及时给予辅助机械通气治疗。

（五）给药方法的选择

儿童哮喘治疗给药方法的选择，直接影响到临床疗效。目前哮喘治疗的主要给药方法是吸入治疗，具有作用直接迅速、药物剂量小、安全性好、使用方便等特点。

1. 吸入治疗

吸入治疗时药物是通过不同的装置以气溶胶的形式输出并随呼吸进入体内，气溶胶具有巨大的接触面，有利于药物与气道表面接触而发挥治疗作用，但气溶胶同时也具有凝聚倾向，其流动性取决于外界赋予它的初始速度，而沉降作用基本遵循 Stoke 定律，即沉降速度与颗粒的质量成正比。吸入药物由于输送装置的特点、药物颗粒的大小、形态、分子量、电荷、吸潮性等的不同，可产生不同的临床效果。就颗粒大小而言，直径在 $1\sim5\ \mu m$ 的药物颗粒最为适宜，$>6\ \mu m$ 的颗粒绝大多数被截留在上呼吸道，而 $<0.5\ \mu m$ 的颗粒虽能达到下呼吸道但在潮气呼吸时有 90% 的药雾微粒被呼出体外。

药物吸入后可通过呼吸道和消化道两条途径进入全身血液循环。目前所用的绝大多数药物吸入肺部后以原型进入血液循环，其中仅有 25% 左右的药物通过肝脏首过代谢灭活，其余大部分药物分布在全身组织。而另有相当大一部分留存在口咽部的药物通过吞咽经消化道吸收进入体内，其中大部分药物可通过肝脏首过代谢迅速失活。因此所有的吸入药物都有一定的全身生物利用度，是经肺和消化道吸收进入血液循环药物的总和。不同的药物和装置组合，药物的全身生物利用度可有明显差异。

（1）不同吸入装置的特点

①压力定量气雾吸入剂（pMDI）：是目前临床应用最广的一种吸入装置，典型的 pMDI 由药物、推进剂和表面活性物质或润滑剂 3 种成分所组成，呈悬液状。因 3 种成分的密度相差大，静置后可分层，放置一段时间后的首剂药物剂量差异极大应弃用。要做到定量准确，每次使用前必须充分摇匀，否则将影响下一次使用时喷出的药量。pMDI 便于携带，作用快捷，临床疗效与吸入方法密切相关，如正确操作，吸入肺部的药量可达 10% 以上。但是应用 pMDI 有较高的吸入技术要求，在幼龄儿童较难掌握复杂的吸入技术而限制了其在该年龄组人群中的应用。以往 pMDI 大多以氟利昂（CFC）作为推进剂，不利于环境保护，目前已被氢氟化合物（HFA）替代。由于理化性质的不同，使用 HFA 的 pMDI 的微颗粒制剂可产生更小的药雾颗粒，增加吸入肺内的药量，特别是周边气道的药量有明显增加，可望取得更好的临床效果。pMDI 的高速气流和大颗粒输出对于其短而小的口器

而言，极易造成药物留存在口咽部，增加经胃肠道药物吸收量。因此，应用 pMDI 时要对患者进行详细的指导，具体的吸药要求是：先深呼气，然后作与喷药同步的缓慢深吸气，随之屏气 10 秒钟，这样才能使药物充分地分布到下气道，达到良好的治疗效果。②pMDI+储雾罐（pMDIs）：针对 pMDI 的不足，加用储雾罐作为辅助装置吸药，可以减少使用 pMDIs 吸药的协同性要求，适用年龄范围更大，减少了推进剂等产生的气道内应激反应。同时提供了药物储存空间，以便于药雾流速减缓和药雾微颗粒变小，患者可以任何吸气流速持续吸药数次，可以提高吸入肺内的药量。根据储雾罐的不同最终有 30% ~ 70% 的药物留存在储雾罐内，减少了口咽部药物存积量，提高了安全度。哮喘急性发作时通过 pMDIs 用大剂量 β_2 激动剂吸入可达到用喷射雾化器治疗同似的效果。儿童使用应根据年龄选用合适的储雾罐，使用多剂量药物时，应单剂量重复吸药，不能一次多剂量吸药。需使用去静电处理的塑料储雾罐或金属储雾罐。③干粉吸入剂（DPI）：DPI 与 pMDI 吸入的根本不同点在于，通过使用者主动吸气的动能分散药雾微粒，干粉雾颗粒的流速与使用者的吸气流速相吻合，而且颗粒以干粉形式输出，因此药雾在离开吸入装置后，微颗粒的大小不会因时间和距离的变化而发生迅速变化，从气雾动力学上来说，干粉剂的药雾颗粒较 pMDI 更稳定。由于气流速和气流方式的不同，药雾在口咽部留存量也较少。DPI 具有携带方便、使用快捷、操作容易、不含 CFC、可使用纯药、无须维修等特点。不同装置的吸气阻力不同，一般而言，结构简单的单剂量型干粉吸入器吸气阻力较小，多剂量型干粉吸入器结构复杂，吸气阻力相对略高。使用者的吸气流速直接决定吸入药量的多少。使用 DPI 时要采用快速的深吸气方式吸药，以期达到最大的吸入药量。在哮喘极重发作及婴幼儿可能达不到足够的吸气流速而不宜应用 DPI。④雾化器：雾化器为所有吸入装置中对患者配合要求最低的一种吸入装置，治疗时患者作平静呼吸即可，药液不含刺激物。由于输出药雾颗粒较小，药雾沉积时间长，药物在肺内的分布较均衡，有较好的临床治疗效应。近年各种改进型雾化吸入装置和新颖药物制剂的出现，使其应用范围也日益广泛。但雾化吸入治疗费用相对较贵，有动力要求而携带不方便，主要用于医院和家庭雾化。

治疗哮喘需选用射流雾化器，普通超声雾化器因输出雾粒不稳定，气雾的水密度高，可能增加气道阻力，不推荐用于儿童哮喘治疗。使用时射流雾化器时药池内的液量要充足，一般用量为 3~4 mL。药雾微颗粒的大小与动力气流速相关，如用氧气驱动，每分钟流速应达到 6~8 L，增加气流速可使雾化量增加，减小药物颗粒，缩短雾化时间，使患者的依从性更好。每次雾化吸入的时间以 5~10 分钟为妥。尽可能用经口吸药，如用面罩，要注意其密闭性，否则将降低吸入药量。应在安静状态下通过潮气呼吸的方式吸药，可作间歇深吸气。为了避免雾化吸入 ICS 时不良反应的发生，要防止药物进入眼睛，在吸药前不能抹油性面膏，吸药后立即清洗脸部，以减少可能经皮肤吸收的药量。

（2）吸入治疗时不良反应的防治

吸入治疗时的某些不良反应如口咽部霉菌感染，声音嘶哑，吸药时的咳嗽反射等可以通过吸入装置的改变而减轻，用 pMDI 吸药者最好加用储雾罐，特别当长期使用较大剂量的 ICS 时，必须使用储雾罐。由于吸药方式不同使用干粉吸入器时前述不良反应的发生也较少。更重要的是无论使用何种吸入装置，每次吸入 ICS 后一定要及时漱口，祛除口咽部沉积的药量，尽可能减少经胃肠道的药物吸收量。

使用不同的制剂吸入体内的药量不尽相同，对疗效有明显的影响。使用吸入治疗时，应将药物和吸入装置作为一个整体加以考虑，选用适合于具体患者的吸入装置。也要考虑到不同药物的体内代谢情况的不同点，尽可能选用肝脏首过代谢率高的药物以减少全身生物利用度，提高用药的安全性。

（3）各年龄适用的吸入装置

临床医师应熟悉各种药物、吸入装置和给药方法的特点，根据患者的年龄和病情制订治疗方案，使用合适的吸入装置和药物，指导正确的吸药方法，用尽可能少的药物达到最佳临床治疗效果。

2. 经皮给药

针对儿童用药的特点，目前临床有新型的透皮吸收剂型，如妥洛特罗贴剂。该药采用结晶储存系统控制药物持续释放，药物分子经过皮肤吸收，可以减轻全身性副作用。每天只需贴敷 1 次，用药后 4~6 小时可以达到药物的峰浓度，药效约维持 24 小时，使用方法简单。根据药物体内特点，一般推荐晚上用药，药物达峰时间正好与儿童哮喘午夜后症状好发时间相吻合，有利于夜间症状的控制。该药有 0.5 mg、1 mg、2 mg 三种剂型，分别用于不同年龄的儿童哮喘。

（六）临床缓解期的处理

为了巩固疗效，维持患儿病情长期稳定，提高其生命质量，应加强临床缓解期的处理。重点是提高患者自我管理的能力，包括病情监测、触发危险因素的回避、共患疾病的诊治、发作先兆征象的识别和家庭处理方法的掌握。

在哮喘长期管理治疗过程中，要尽可能采用客观地评估哮喘控制的方法，连续监测，提供可重复的评估指标，从而调整治疗方案，确定维持哮喘控制所需的最低治疗级别，维持哮喘控制，降低医疗成本。

第四章 现代临床儿科神经系统疾病诊疗

第一节 脑性瘫痪与新生儿臂丛神经损伤

一、脑性瘫痪

脑性瘫痪（cerebral palsy，以下简称脑瘫）指的是出生前到生后 1 个月以内各种原因所致的非进行性脑损伤，主要表现为中枢性运动障碍，有时可伴有智力低下、癫痫、行为异常或感知觉障碍。

（一）临床表现

1. 运动系统症状

脑瘫属中枢性运动障碍，临床表现多种多样，但一般都具有以下 4 种表现。

（1）运动发育落后

脑瘫患儿会抬头、独坐、翻身、爬、站立、行走的年龄均较正常为晚，严重者永远达不到正常水平，有些患儿手的动作也较正常小儿落后，主动运动减少。

（2）肌张力异常

大部分患儿表现为肌张力增高，婴儿肌张力增高可能不太明显，随年龄增长而逐渐显出。

（3）姿势异常

由于肌张力异常及原始反射延缓消失，脑瘫患儿在静止或运动时均表现有各种异常姿势。

（4）反射异常

痉挛型脑瘫患儿均表现为腱反射活跃或亢进，原始反射（Moro 反射、握持反射、不

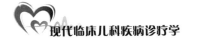

对称颈紧张反射等）延缓消失，保护性反射延缓出现。

2. 不同类型临床特点

由于脑病变部位不同，临床又分成以下几种类型，各型特点如下。

（1）痉挛型

此型最常见，病变主要波及锥体束系统，肌张力呈折刀式增高。上肢常表现为屈肌张力增高，手呈握拳状，大腿内收肌张力增高，下肢外展困难。直立位时两下肢交叉呈剪刀状，脚尖着地，跟腱挛缩，俯卧位时抬头困难，膝髋关节呈屈曲位，臀部高抬，坐位对两膝关节很难伸直，膝反射亢进，踝阵挛往往阳性，巴氏征阳性。

根据受累肢体部位的不同，又可分为：①四肢瘫，四肢均受累，上下肢严重程度相同；②双瘫，也是四肢受累，但下肢重，上肢轻；③偏瘫，一侧上下肢受累；④截瘫，上肢正常，仅下肢受累，此型很少见；⑤三肢瘫，三个肢体受累，此型极少见到；⑥单瘫，单个上肢或下肢受累，此型也极少见。

（2）手足徐动型

约占脑瘫20%，主要病变在锥体外系统，表现为不自主动作增多，当进行有意识运动时，不自主、不协调及无效的运动增多，紧张时更明显，安静时不自主运动减少，入睡后消失。由于颜面肌肉，舌肌及发音器官肌肉也受累，以致说话时面部异常动作增多，发音口齿不清，音调，速度不协调。

本型脑瘫患儿在1岁以内往往表现为肌张力低下，平时很少活动，仰卧位时下肢呈屈曲、髋外展、踝背屈的姿势。随着年龄增大，肌张力增高，呈齿轮状或铅管状肌张力增高。单纯手足徐动型脑瘫腱反射不亢进。

（3）共济失调型

此型很少见到，主要表现为小脑症状，步态不稳，行走时两足间距离加宽，四肢动作不协调，上肢常有意向震颤，肌张力不增高。

（4）肌张力低下型

肌张力低下，仰卧位时四肢呈外展外旋位，状似一只仰翻的青蛙，俯卧位时头不能抬起，腱反射不减弱，此点是与肌肉病所致肌弛缓的鉴别要点。肌张力低下型常为某些婴儿脑瘫的暂时表现，以后大多转变为痉挛型或手足徐动型。

（5）混合型

两种（或更多）类型同时存在于一个患儿身上称为混合型，经常是痉挛型和手足徐动型同时存在。

3. 并发症

脑瘫患儿除运动障碍外常合并有智力低下、癫痫、感知觉障碍或行为异常，但不根据有无并发症作为诊断依据。

（二）诊断要点

（1）本病主要症状为运动发育落后及各种运动障碍，这些症状在婴儿期就已出现。如婴儿时期运动发育正常，以后出现的运动障碍不应诊断脑瘫。

（2）脑瘫的病因为非进行性，而各种代谢性疾病或变性疾病所引起的中枢性疾病呈进行性加重，不诊断为脑性瘫痪。

（3）脑瘫为中枢性瘫痪，腱反射不减弱更不会消失。凡病变部位在脊髓前角或脑干运动神经元及其周围神经所致的非中枢性瘫痪均不应诊断为脑性瘫痪。肌肉、骨骼及结缔组织疾病所致的运动障碍也不属脑瘫。

（4）正常小儿暂时性运动发育落后不应诊断为脑瘫。

（5）诊断脑瘫主要靠病史及体格检查。CT、MRI、脑电图检查结果不能作为诊断脑瘫的依据，但对探讨脑瘫的病因可能有所帮助。肌电图检查可作为诊断肌肉疾病的参考依据。

（6）母亲妊娠期、围生期、分娩时及小儿生后 1 个月内许多异常情况都有可能造成脑瘫，但并非一旦出现这些情况，将来一定发展为脑瘫。

（三）治疗

对脑瘫的患儿，一旦明确诊断应尽早干预，促进正常运动发育，抑制异常运动和姿势。注意综合治疗，除针对运动障碍进行治疗外，对合并语言障碍，智力低下，癫痫，行为异常及感知觉障碍也应进行干预。脑瘫的康复是一个长期的过程，短期的住院治疗不能取得良好的效果，许多康复训练内容需在家庭或社区内完成，治疗内容大致包括以下几项。

1. 功能训练

功能训练包括躯体训练（physical therapy，PT）、技能训练（occupationaltherapy，OT）及其他功能训练。

2. 矫形器的应用

有些患儿需用支具或一些辅助器矫正异常姿势及运动。

3. 手术治疗

某些痉挛型脑瘫患儿可通过手术矫正畸形，改善肌张力。

4. 物理疗法

物理疗法包括水疗及各种电疗。

5. 药物治疗

目前尚无一种治疗脑瘫的特效药物，有时可试用一些缓解肌肉张力增高及改善不自主多动的药物。

6. 传统医学方法

可应用针刺、按摩、推拿等疗法改善运动状况。

二、新生儿臂丛神经损伤

新生儿臂丛神经损伤多在分娩过程中，臂丛神经根干部受牵拉或压迫所致，引起上肢完全性或部分性瘫痪，多见于难产或巨大儿。

（一）临床表现

根据损伤机制及范围，可分为上干型、下干型和全臂丛型三类。

1. 上干型

患肢下垂，肩关节内收、内旋，不能外展，耸肩活动消失；肘关节伸直，不能屈曲；前臂旋前，腕关节及手指活动尚好。

2. 下干型

肩、肘关节活动尚好。手指屈伸活动消失，拇指不能对掌，手骨间肌及大、小鱼际萎缩。如合并有霍纳（Horner）综合征，即属根性损伤。

3. 全臂丛型

整个患肢完全性迟缓性瘫痪，有感觉障碍。有时常可合并锁骨骨折、肱骨骨折。

（二）诊断要点

（1）X 线摄片：胸片及肩关节片，排除锁骨干骨折。

（2）肌电图及神经传导速度测定：有助于确定神经损伤的范围，以判断是完全性或部分性。

（3）有条件者，可进一步作体感诱发电位（SEP）、感觉神经动作电位（SNAP）测定。SNAP 存在，SEP 消失，提示为根性损伤。

（三）治疗

1. 保守治疗

适用于 3~8 个月以内的患儿，可采用体位固定、药物治疗、物理治疗和针灸疗法。

（1）体位固定

①上干型：臂部应置于外展、外旋位。可用绷带缠住腕部，再将其上举过头至颈后，将绷带的两头在健侧肩部一前一后缚于腋下。当健肩活动时，可牵动患肩作外展、外旋活动。

②下干型：将患肢用颈腕带肘屈位，悬吊于胸前固定即可。

③全臂丛型：同上干型或下干型。

（2）药物治疗

维生素 B_1 10 mg，每日 3 次口服；地巴唑和宝力康口服等。

2. 手术治疗

（1）凡经 3 个月保守治疗，肩、肘或腕、指关节功能无任何恢复者；或功能虽有部分恢复，但停滞不前 3 个月以上者，可考虑采取手术治疗。而对根性损害者，争取在 3 个月内尽早手术。

（2）根据神经损伤范围、程度、性质及术者的经验、条件，选择单纯神经松解术、神经瘤切除术、神经吻合或移植术、神经移位术。可供移位的神经有膈神经、副神经和肋间神经。

（3）后期治疗：失去神经恢复机会，年龄在 5 岁左右者，以矫正肌力平衡，消除畸形，恢复部分功能为原则，选择肌移位术、软组织松解术、截骨或关节固定术。

3. 随访

对形成的后遗畸形，给予相应处理，最大限度提高上肢与手的功能。

第二节　进行性脊髓性肌萎缩、营养不良与重症肌无力

一、进行性脊髓性肌萎缩

进行性脊髓性肌萎缩（progresslve spinal muscular atrophy）是一种具有进行性、对称性，以近端为主的松弛性瘫痪和肌肉萎缩为特征的遗传性下运动神经元疾病，预后大多

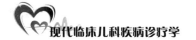

不良。

（一）临床表现

1. 婴儿型脊髓性肌萎缩（Werdnig-Hoffman 病）

起病早，对称性肌无力。近端肌肉受累严重患儿自主运动减少，肌肉松弛，张力极度低下，肌肉萎缩。随着病程进展可影响肋间肌和延髓支配的肌肉引起呼吸和吞咽困难。

2. 少年型脊髓性肌萎缩（juvenile spinal muscular atrophy）

起病常在 2~17 岁，开始为步态异常，下肢近端肌肉无力，病情缓慢进展，逐渐累及下肢远端和上肢，可存活至成人期。

3. 中间型脊髓性肌萎缩

起病在生后 3~15 个月，开始为近端肌无力，继而波及上肢，进展缓慢，可存活至青春期。婴儿型、少年型、中间型均为常染色体隐性遗传，致病基因位于 5q12-14。

（二）诊断要点

（1）病程在婴儿型、少年型及中间型均呈进行性加重。
（2）肌酸激酶（CK）婴儿型大多正常，少数轻度增高。少年型可有轻度或中度升高。
（3）肌电图呈神经源性损害，运动神经传导速度正常。
（4）肌肉组织病理检查示横纹肌纤维萎缩。

（三）治疗

本病目前无特效病因治疗。仅能对症治疗，功能锻炼，防止畸形。本病易合并肺部感染，可采取措施积极预防和控制肺部感染。

二、进行性肌营养不良

进行性肌营养不良（progresslve muscular dystrophy）为一组遗传性慢性疾病，主要病理变化是横纹肌变性。假肥大型肌营养不良是由于编码蛋白质 dystrophin 的基因突变所致。临床表现为进行性肌力减退，无感觉障碍。

（一）临床表现

临床主要有以下几种类型。

1. 假肥大型

（1）有家族史，为 X 连锁遗传，故患者以男孩为主。

（2）幼儿时即起病，学步较晚，行走缓慢、不稳、腰肌、臀肌及下肢进行性无力，呈"鸭步"态，登楼困难。

（3）从平卧、坐位起立困难，需先用手撑地，改为蹲位，再以两手扶膝以支撑躯干，如此两手交替沿大腿上升，直至勉强起立（称 Gower 征）。

（4）肌肉萎缩，但部分肌肉因脂肪浸润而外表似肥大，按之坚硬，称假性肥大。假性肥大以腓肠肌最为多见，与其他部位萎缩成明显对照，病情进展可发生肌腱挛缩。

（5）可伴有心肌病变。

2. 面肩肱型

学龄期起病；常染色体显性遗传；患儿面无表情，即所谓肌病面容；垂肩，不能举手过头。

3. 肢带型

常染色体隐性遗传，以骨盆部肌肉或肩胛带肌肉受累开始，儿童或青春期起病。

（二）诊断要点

（1）典型的进行性肌力减退病史。

（2）酶测定：早期血清醛缩酶、肌酸激酶、转氨酶等肌酶增高。以假肥大型者较明显，但肌肉极度萎缩时可不增高。

（3）血肌酸略高，尿肌酸增高，肌酐减少。

（4）受累肌肉做活体组织检查，肌纤维粗细不等，横纹消失，有空泡形成。肌纤维见结缔组织增生及脂肪沉积，尤以假肥大型者最为明显。

（5）肌电图检查：显示肌源性损害。

（三）治疗

尚无特殊治疗。鼓励积极活动，防止失用性萎缩，不能自主活动者作积极被动活动及按摩。维持必要的营养供给及避免、减少感染发生。

三、重症肌无力

重症肌无力（myastheniagravis）是神经肌肉接头处免疫性传导功能障碍的慢性疾病，

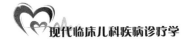

表现为横纹肌异常得易于疲劳，经休息后或给予抗胆碱酯酶药物后能恢复。小部分患儿可伴胸腺肥大。

（一）临床表现

1. 儿童重症肌无力

常在学龄期起病，感染、预防接种、情绪激动及疲劳可能为诱发因素，或使病情加剧。少数在幼儿期即发病，常先累及眼外肌，上眼睑下垂，眼球运动障碍，伴有复视，晨轻暮重，休息后好转。病情可缓慢进展以至累及面肌、咀嚼肌、咽肌等，也可累及四肢及躯干、呼吸肌，甚至迅速发生呼吸困难。

2. 新生儿重症肌无力

（1）母亲患此症者，其新生儿可有暂时性或一过性重症肌无力，上眼睑下垂、哭声低微、吸吮无力，甚至呼吸困难，持续几小时至数周，症状多于 1 个月后消失。

（2）先天性重症肌无力者自新生儿起即出现上眼睑下垂、眼球活动障碍等症状，重者累及其他肌肉。

（二）诊断要点

用依酚氯铵（腾喜龙）1 mg 静注（或 2 mg 肌注，12 岁以上者可用 5 mg 肌注），即刻可见肌力显著增强，但此药作用时间极短暂，故有时观察不便。婴幼儿多用新斯的明，每岁 0.05 mg 肌注，约 30 min 左右可见效，作用时间较长。注射后若出现面色苍白、多汗、流涎、瞳孔缩小、腹痛等不良反应时，可肌注阿托品解除。

（三）治疗

1. 抗胆碱酯酶药

剂量以能控制症状而不产生严重不良反应为度，疗程也随病人而不同。

（1）新斯的明：婴儿每次 1~5 mg，口服；儿童每次 5~10 mg，每日 2~3 次。

（2）溴化吡啶斯的明：作用较久，不良反应较少。婴幼儿开始每次 10~20 mg，儿童开始每次 15~30 mg，每日 2~3 次，以后可根据病情需要增减。

2. 免疫抑制剂

用抗胆碱酯酶药无效或症状较重者可用 ACTH 或泼尼松治疗，或与抗胆碱酯酶药同用。泼尼松宜从小剂量起始，渐增至能缓解症状时维持治疗，应注意治疗初期时症状进展，必要时也可合用环磷酰胺或硫唑嘌呤，此时激素用量可适当减少。

3. 其他药物

麻黄素、氯化钾、钙剂等能增加新斯的明药效，可选择联合应用。

4. 手术或放射治疗

胸腺瘤或胸腺增生者可考虑手术或放射治疗。

5. 危象处理

依酚氯铵作用快，药效消失也快，故在区别肌无力危象与药物过量的胆碱能危象有困难时也可应用，但应有辅助呼吸准备。如症状加重则为胆碱能危象，需立即注射阿托品。如为肌无力危象，可用新斯的明注射，配合麻黄素、氯化钾应用。

6. 禁忌药物

突触受体竞争剂、肌膜抑制及呼吸抑制剂均应避免，如新霉素、卡那霉素、庆大霉素、链霉素、奎宁、奎尼丁、异丙嗪、巴比妥、地西泮等。

第三节　癫痫持续状态、狭颅症与小头畸形

一、癫痫持续状态

癫痫持续状态（status epilepticus）指的是一次癫痫发作持续 30 min 以上，或连续多次发作，发作间隙意识不恢复者。若不及时治疗，可因器官功能衰竭而死亡，或造成持久性脑损害后遗症，因而癫痫持续状态亦是癫痫的首发症状

（一）临床分型

各型癫痫患者均可出现持续状态。可根据临床表现及脑电图对癫痫持续状态进行分类。首先分为全身性的及部分性的，进而分为惊厥性的及非惊厥性的。癫痫持续状态的国际分类如下。

1. 全身癫痫性持续状态

（1）全身惊厥性癫痫持续状态。

①强直阵挛性癫痫持续状态（大发作）：A. 全身型癫痫持续状态；B. 开始为部分性的，继发为全身型的癫痫持续状态。②强直性癫痫持续状态。③阵挛性癫痫持续状态。④肌阵挛性癫痫持续状态。

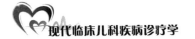

（2）全身非惊厥性癫痫持续状态。

①典型失神性癫痫持续状态。②非典型失神性癫痫持续状态。③失张力性癫痫持续状态。

2. 部分性癫痫持续状态

（1）部分性惊厥性癫痫持续状态。

①简单部分性癫痫持续状态。②持续性部分性癫痫持续状态。

（2）部分非惊厥性癫痫持续状态。

部分非惊厥性癫痫持续状态指复杂部分性癫痫持续状态（精神运动癫痫持续状态）。

（二）临床表现

1. 强直阵挛性癫痫持续状态

强直阵挛性癫痫持续状态又称大发作持续状态。强直阵挛性发作连续反复出现，间歇期意识不恢复。开始时与一般强直阵挛发作相似，以后症状加重，发作时间延长，间隔缩短，昏迷加重。出现严重自主神经症状，如发热、心动过速或心律失常、呼吸加快或呼吸不整。血压开始时升高，后期则血压下降，腺体分泌增加，唾液增多，气管、支气管分泌物堵塞，以致上呼吸道梗阻，出现发绀。此外，常有瞳孔散大，对光反射消失，角膜反射消失，并出现病理反射。

这种发作类型可以从开始就表现为全身性强直阵挛发作，也可能由局限性发作扩展而来。患儿意识障碍程度与强直阵挛发作所致脑缺氧、脑水肿有关，每次发作又可引起大脑缺氧、充血、水肿，多次反复发作后，则造成严重脑缺氧和脑水肿，而脑缺氧和脑水肿又可产生全身性强直阵挛发作，形成恶性循环。

发作可持续数小时至数日。发作可以突然停止；或逐渐加长间隔，发作减轻，然后缓解。强直阵挛发作持续状态的病死率约为20%，死因为呼吸循环衰竭、肺部感染、脑水肿或超高热等。

2. 半侧性癫痫持续状态

半侧性癫痫持续状态表现为半侧肢体抽搐，这一类型癫痫持续状态主要见于小儿。常见于新生儿或小婴儿。虽为半侧发作，但定位意义不大，可由于代谢紊乱（如低血钙、低血镁、低血糖等）或缺氧所引起，有时表现为左右交替性发作。

发作开始时双眼共同偏视，然后一侧眼睑和面肌抽搐，继而同侧上肢和下肢呈阵挛性抽动，发作持续时间长短不等，平均 1 h 左右，间歇期数秒至 10 min，有时更长些。

在发作间歇期常有神经系统异常体征，惊厥一侧的肢体可有偏瘫和病理反射。偏瘫程度轻重不等，常为暂时性瘫痪，称为"Todd瘫痪"。若有脑器质性病变时，可出现永久性偏瘫。

如发作由局部开始（如面部或手指），然后扩展至整个半身者，其脑电图常在颞部、中央区或顶枕部有局限性异常。也有发作一开始就出现整个半身的阵挛性抽动；或表现为左右两侧交替发作，又称为"半身性大发作"。其脑电图常表现为弥散性两侧同步性异常。这种发作是小儿癫痫的特殊类型，发作持续时间长，常表现为癫痫持续状态。

3. 局限性运动性癫痫持续状态

发作时抽动常见于面部，如眼睑、口角抽搐；也可见于拇指、其他手指、前臂或下肢。抽动持续数小时、数日、数周或数月。发作时意识不丧失，发作后一般不伴麻痹，又称为"持续性部分性癫痫"。多由于大脑皮层中央的局限性病灶所引起。常是病毒性脑炎、生化代谢异常引起的脑病所致，由肿瘤所引起者较少见。也有些患儿局限性运动性癫痫泛化，继发成全身性强直阵挛发作持续状态。

4. 失神癫痫持续状态

多见于10岁以内原有癫痫的小儿。失神发作频频出现，呈持续性意识障碍，但意识并未完全丧失。发作持续时间长短不一，由数小时、数日甚至数月不等。半数病例在数小时内缓解。

因意识障碍程度不同可分为4种类型。

（1）轻度意识障碍。思维反应变慢，表达迟钝，不易被发觉，但年长患儿自己可感觉到。

（2）嗜睡。约7%患儿表现闭目，眼球上转，精神运动反应少，嗜睡。用力呼唤时，患儿可勉强回答，或用简单手势或单个字回答。不能自己进食，不能控制排尿，勉强行走时表现为步态蹒跚和行走困难。

（3）显著意识混浊。患儿不说话或语音单调，少动，定向力丧失。患儿的感觉、思维、记忆、注意、认识、运用等高级神经活动都有障碍，有时误认为中毒性脑病或中枢神经变性病。

（4）昏睡。表现为癫痫木僵状态，昏睡，闭目不动，仅对强烈刺激有反应，不能进食，膀胱括约肌失禁。有时可出现上肢不规则肌阵挛。

失神发作持续状态时，意识障碍程度时轻时重，发作可以自然缓解，或需用药后才能停止，有时可以进展为继发性全身性强直阵挛发作。典型的失神发作持续状态在发作时脑电图呈持续性双侧同步性、对称性3次/s棘慢波，短者持续数分钟，长者持续数日。

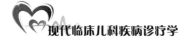

5. 精神运动性癫痫持续状态

精神运动性癫痫持续状态又称颞叶癫痫持续状态,可表现为长时间持续性的自动症及精神错乱状态。有时与失神癫痫持续状态很相似,需要依靠病史和脑电图特点来鉴别。失神癫痫的脑电图异常放电从开始就表现为双侧发作性放电。而精神运动性癫痫的脑电图先由一侧颞叶开始,然后向对侧扩散,成为继发性双侧放电。

6. 新生儿癫痫持续状态

新生儿期癫痫持续状态较常见,其临床多不典型,常表现为"轻微"抽动、呼吸暂停、肢体强直。发作形式易变,不定型,常常从某一肢体抽动转到另一肢体抽动,很少有典型的强直阵挛发作或整个半身的抽搐发作。

病因多样,如颅内出血、脑缺血缺氧性脑病、脑膜炎、代谢紊乱(低血钙、低血镁、低糖等)。新生儿癫痫持续状态预后较差,死亡及后遗症均较高。

(三)鉴别诊断

不同年龄患儿中引起癫痫持续状态的原发病不同,持续状态的发作类型也与年龄有关。故癫痫持续状态的病因诊断,应首先考虑年龄因素。

癫痫持续状态如伴高热多为急性感染所致,此时首先应慎重排除颅内感染。典型病例诊断多无困难,但6个月以下婴儿,可无脑膜刺激征,应及时行脑脊液检查明确诊断。18个月以下的患儿,高热惊厥呈持续状态,或惊厥前发热已持续2~3天者,须认真排除颅内感染的可能。对无热性惊厥持续状态的患儿,则应详细询问患儿出生史、智力、体格发育状况、既往有无类似发作、有无误服毒物及药物史,有无脑外伤,突然停用抗癫痫药物史等,了解发作为全身性或局限性,痉挛性或强直性,有无意识丧失等,有助于明确癫痫持续状态的发作类型。

如患儿发作前后均无神经系统阳性体征,则考虑原发性癫痫持续状态或因代谢异常所致。

伴有其他特殊体征时,常可作为鉴别诊断的重要线索,如特殊面容、头颅、皮肤、骨关节、眼及眼底异常、多发性畸形等,常提示先天性或遗传代谢性疾病。对癫痫持续状态患儿应注意检查生命体征及瞳孔改变,以便及时给予紧急处理。

(四)实验室及辅助检查

根据病情进行必要的化验及辅助检查以协助诊断。

1. 血液检查

血液检查包括血常规，血中钙、磷、钠、氯含量，血糖，二氧化碳结合力、血气分析，以及肝、肾功能，凝血酶原时间、血培养、抗癫痫药物血浓度测定等。

2. 尿便检查

应进行尿、便常规，尿糖、酮体、三氯化铁、尿胆红素、尿胆原及尿氨基酸筛查等。

3. 脑脊液检查

一般包括脑脊液常规、生化检查及细菌培养等。如有颅压增高征象时，应在紧急降颅压后再行腰穿，以防形成脑疝。如疑有颅内肿物则切忌腰穿。

4. 头颅 X 线检查

如证实存在颅骨骨折，常有助于对外伤性癫痫的诊断。脑回压迹增多与加深是慢性颅压增高的表现；由于正常变异范围较大，故需结合临床表现全面分析。X 线检查对局限性颅骨缺损亦有诊断价值。脑肿瘤及宫内感染等患儿头颅 X 线所示病理性钙化影，远不如CT 扫描的阳性率高。

5. 硬膜下穿刺

前囟未闭的小儿，当疑有硬膜下积液、积脓或血肿时，经颅骨透光检查证实后，可进行硬膜下穿刺明确诊断。

6. 脑电图检查

常规脑电图检查有助于对癫痫的诊断。癫痫异常波形如棘波、尖波、棘慢波、高幅阵发慢波等的出现，可排除非癫痫性发作疾病，并可根据波形区分发作类型，以选择相应抗癫痫药物进行治疗，还可结合临床判断预后，有助于对颅内肿瘤、脓肿、瘢痕形成等颅内病灶的定位，但对定性诊断无意义。如经多次脑电图检查，并附加各种诱发试验，80%～90%患儿的脑电图常有异常表现。由于记录时间长，易发现异常放电，可提高癫痫的诊断率。对非惊厥性癫痫持续状态（如失神癫痫持续状态）及复杂部分性癫痫持续状态（精神运动癫痫持续状态），应用脑电图连续观察，十分重要，常有助于诊断与治疗。脑电图正常并不能排除脑病变的可能，脑电图异常程度与病情严重性也不完全一致。

7. 脑超声波检查

脑超声波检查是诊断婴幼儿脑部病变安全、简便、易行的诊断技术。可用于诊断脑室扩大、脑内出血、脑肿瘤等脑实质性病变。适用于天幕上占位病变的诊断，可根据中线波移位的情况，判断病变所在部位。

8. CT 扫描

对幕上肿瘤、脑室系统扩张、脑萎缩及脑结构改变诊断率最高；对颅内出血、脑脓

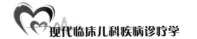

肿、颅内钙化等也有诊断价值。

9. 磁共振成像（MRI）

由于磁共振成像能获得解剖及组织化学的独特诊断信息，并具有安全性，近年来，在临床应用上已取得迅速进展。其优点在于不需经静脉或鞘内注射造影剂，且不通过离子性辐射即能辨别中枢神经系统的对比差别，特别是磁共振成像能显示颅后窝肿瘤及其血管性质。由于对软组织的对比度和血流的差异很敏感，常应用于 CT 难以辨别的脑水肿和血块的诊断；尚能显示婴儿发育过程中脑部髓鞘的形成。总之，MRI 对小儿中枢神经系统病变很敏感，能早期检出微小病变，为非侵入性检查手段，无辐射危害。凡患儿以惊厥为主要症状，临床疑有颅内病变，CT 检查正常者，以及为了证实脑发育异常、脱髓鞘脑病、脑血管病等为癫痫持续状态的病因时，均可进行 MRI 检查。

10. 其他

另外，还有染色体核型分析、智商测定及遗传代谢病特殊酶活性的测定等。

（五）治疗

1. 治疗原则

（1）尽快控制癫痫发作，选择作用快、疗效好的抗癫痫药物，并采用静脉途径足量给药。

（2）维持脑及呼吸循环功能，保证氧的充分供应，避免发生缺氧缺血性脑损伤。

（3）预防及控制并发症。应特别注意避免过高热、低血糖、酸中毒、水和电解质代谢紊乱及脑水肿。并应维持药物的有效血浓度。

（4）发作停止后，应立即开始长期抗癫痫药物治疗，防止惊厥反复。

（5）尽快明确病因，及时进行病因治疗。

2. 一般治疗

确保患儿呼吸道通畅，及时清除鼻咽腔的分泌物。患儿头部应转向一侧，以防误吸与窒息。常规给氧，并注意退热，积极控制感染，纠正水和电解质代谢紊乱等。保持安静，禁止一切不必要刺激。

3. 抗惊厥药物

（1）地西泮。地西泮是治疗各型癫痫持续状态的首选药物。地西泮的优点是作用快，静脉注射后 1~3 min 即可生效，有时在注射后数秒钟就能停止惊厥。地西泮静脉注射剂量为每次 0.25~0.5 mg/kg，10 岁以内小儿一次用量也可按每岁 1 mg 计算。幼儿一次不得超得 5 mg，婴儿不超过 2 mg。地西泮原药液可不经稀释，直接缓慢静脉注射，速度

1 mg/min。因药量较小，不易保证缓慢注射，也可将原药液稀释后注射，用任何溶液（注射用水、0.9%盐水、5%葡萄糖液等）稀释均产生混浊，但不影响使用。注射过程中如惊厥已控制，剩余药液不必继续注入。如惊厥控制后再次发作，在第一次注射地西泮后 20 min 可重复应用 1 次，在 24 h 内可用 2~4 次。

应用地西泮时应密切观察呼吸、心率、血压。曾用过苯巴比妥或水合氯醛等药物时，更要注意呼吸抑制的发生。

地西泮水溶性较差，静脉注射时可能有沉淀，甚至发生血栓性静脉炎，所以在注入药后用少量 0.9%盐水冲洗静脉。

地西泮静脉注射后数分钟即达血浆有效浓度，但在 30~60 min 内，血浆浓度即降低 50%，故应及时给予长效抗惊厥药。由于地西泮肌内注射吸收比口服还慢，所以在癫痫持续状态时，不宜采用肌内注射。

（2）劳拉西泮。本药作用快，静脉给药数秒钟即达脑内，对各种类型持续状态均有效，很少有呼吸抑制。作用可持续 24~48 h，偶尔有呕吐、幻觉等不良反应。每次 0.05~0.1 mg/kg，最大一次量不超过 4 mg，静脉注射 15 min 后若仍有发作可再用一次。

（3）咪达唑仑（咪唑安定）。本药为水溶性安定类药物。不良反应少，作用迅速，静脉注射每次 0.05~0.2 mg/kg，肌内注射每次 0.2 mg/kg。

（4）苯妥英钠。本药脂溶性较强，静脉给药后 15 min 即可在脑内达高峰浓度。由于苯妥英钠 70%~95%与蛋白结合，只有 10%具有抗惊厥作用，所以需用较大剂量。一次苯妥英钠负荷量为 15~20 mg/kg，溶于 0.9%盐水中静脉滴注，注入速度 1 mg/（kg·min），不超过 50 mg/min，12 h 后给维持量，按每日 5 mg/kg 计算。每 24 h 给维持量 1 次。

应用苯妥英钠负荷量时，需注意注射速度不宜过快，注射太快可使血压下降、呼吸减慢、心率变慢，甚至心跳停止，注射时最好有心电监护。苯妥英钠与葡萄糖液相混时，可能形成沉淀，故应使用 0.9%盐水稀释药物。

（5）氯硝西泮。本药是较好的广谱治疗癫痫持续状态药物，一般用量 1 次 1~4 mg，不超过 10 mg，静脉或肌内注射，注射后可使脑电图的癫痫放电立即停止。对于非惊厥性癫痫持续状态也有较好的效果。本药在应用后可有肌弛缓或嗜睡等不良反应，要注意呼吸和循环的改变。

（6）苯巴比妥。用其钠盐每次 5~10 mg/kg，肌内注射。但本药作用较慢，注入后 20~60 min 才能在脑内达到药物浓度的高峰，所以不能立即使发作停止，但在地西泮等药控制发作以后，可作为长效药物使用，具有较好的效果，负荷量按 15~20 mg/kg 计算，分 2 次肌内注射，2 次中间间隔 2~4 h，24 h 给维持量，每日 3~5 mg/kg。注射苯巴比妥时，

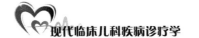

要密切注意呼吸抑制的发生，应准备好气管插管和人工呼吸机。

（7）副醛。抗惊厥作用较强，疗效较好且安全，发生呼吸抑制者较少。但本药由呼吸道排出，婴儿及肺炎者慎用，每次 0.2 mL/kg 肌内注射，也可肛门给药，每次 0.3~0.4 mL/kg，最大量 8 mL，用花生油稀释后灌肠。最好在肠内保留 20~30 min，必要时 1 h 后可重复一次。本药与塑料管可发生反应并产生毒性物质，所以不宜用塑料管或一次性注射器注射。

（8）硫喷妥钠。本药属于快速作用的巴比妥类药物，在其他药物无效时可试用，可肌内注射或静脉缓慢注射。由于此药有引起中枢性麻痹的不良反应，所以要慎用。用时要先准备好气管插管及人工呼吸机。将硫喷妥钠 0.25 g 用 10 mL 注射用水稀释，按 0.5 mg/（kg·min）的速度缓慢静脉注射，惊厥停止后不再继续推入药液。最大剂量每次 5 mg/kg。

4. 维持生命功能，预防并发症

对于癫痫持续状态的小儿要采取严密的监护措施，要保持呼吸道通畅，维持正常呼吸、循环、血压、体温，并避免发生缺氧缺血性脑损伤。由于患儿多处于昏迷状态，故应静脉输液以维持水电解质平衡，供给足够的热量。开始时输液量限制在每天 1000~1200 mmol/L 体表面积。监测出入量，发热时，要进行物理降温、擦浴，或用亚冬眠疗法。还要注意避免低血糖所引起的不良后果。可静脉注入葡萄糖，使血糖维持在 8.4 mmol/L 左右。在癫痫持续状态时常发生脑水肿继发性颅内压增高，可应用地塞米松抗炎及甘露醇脱水等药。

5. 寻找病因，进行病因治疗

原来已有癫痫的患儿，发生癫痫持续状态最常见的原因是突然停用抗癫痫药物，也可能由于感染、中毒、严重应激反应、睡眠不足等诱因引起，应找出原因给予对症治疗。对于原来没有癫痫病史的患儿，应根据病史、体检及实验室检查寻找原因。也有部分癫痫患儿，第一次发作的形式就是癫痫持续状态。

6. 长期应用抗惊厥药

对于所有癫痫持续状态的患儿，不论原来是否有癫痫史，在本次发作控制以后，都应使用抗癫痫药，在原发病（如感染、高热）尚未完全控制之前，用量宜稍大，数日后改用维持量，以避免在近期内癫痫复发。

二、狭颅症与小头畸形

狭颅症（craniostenosis）的特点为一条或多条骨缝过早闭合。根据不同骨缝的闭合而有不同的命名。其发生率为 1∶1900，男性较多，占 63%。

原发性狭颅症出生时即有，为一条或多条骨缝过早融合，根据不同的骨缝闭合，产生不同形状的头颅畸形，并可阻碍脑的生长。继发性狭颅症为脑发育不良或脑萎缩，导致颅骨无法生长，多条骨缝闭合，其头颅外形与正常儿一样匀称，但形状狭小，当低于正常同龄儿平均头围 2~3 个百分点时，称其为小头畸形。

（一）病因

很多因素可引起狭颅症：遗传，染色体异常，母亲怀孕时受药物及射线影响，怀孕期间母亲代谢及内分泌紊乱如低血糖、甲状腺功能低下、垂体功能低下等。有报道怀孕期母亲摄入丙戊酸钠可引起胎儿额缝早闭，形成三角头畸形。另外，胎儿或新生儿期间中枢感染、颅内出血、颅脑损伤、缺血缺氧性脑病以及严重营养不良还可以引起脑发育不良，导致小头畸形。

（二）病理

正常头颅骨的生长，是由于脑组织的生长，将颅骨缝撑开，使头颅骨扩大。婴幼儿期，脑组织处于快速生长期，颅脑不断地生长扩大，使得骨缝不断地被撑开、再愈合，头颅骨因而逐渐扩大。若当一条骨缝先天性闭合时，而其余骨缝随脑组织生长不断扩大，此条骨缝未能生长，导致头颅骨不均匀扩大，从而产生头颅畸形。不同部位颅缝闭合产生不同形状的畸形。小头畸形是由于颅脑发育缓慢，不能够在短期内对整个颅缝造成足够的撑开力，使颅骨缝逐渐趋于失用性闭合。

（三）临床表现

原发性狭颅症可以伴有颅内压升高，少数情况下甚至对智力造成一定影响。继发性狭颅症，即小头畸形，由于大脑发育落后所致，常常伴有智力低下。

1. 矢状缝早闭（sagital synostosis）

又称舟状头畸形，头颅外形长而窄，呈"船形"。前囟通常已闭合，双顶径狭窄伴前额突出，枕部后突，沿着矢状缝可触及骨嵴。舟状头畸形是严重的颅面骨畸形。男性占 80%。沿矢状缝常可触及骨嵴，这是狭颅症最常见的畸形，约占 50%。

2. 双侧冠状缝早闭（bilateral coronal synostosis）

又称短头畸形，颅骨前后径短，并向两侧过度生长，呈短、宽、高头形。冠状缝闭合常伴有常染色体显性疾病 Apert 综合征和 Crouzon 综合征。女性略占多数。

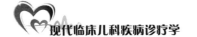

3. 额缝早闭（metopic synostosis）

又称三角头畸形，"子弹头样"前额。前额尖、有角、狭窄，前额中线有明显骨嵴。眼眶向前成角，导致两眼间距缩短，眼眶侧面后移。

4. 单侧冠状缝早闭（unilateral cororial synostosis）

此为前额斜头畸形，病变侧前额扁平，对侧正常冠状缝处前额外突。鼻子向对侧偏移。同侧耳朵向前、向下移位。受影响的眼眶变小。

5. 人字缝早闭（lambdoid synostosis）

呈后枕斜头畸形，病变处枕骨扁平伴同侧额骨突出。

6. 矢状缝和冠状缝早闭（sagital and coronal synostosis）

又称尖头畸形，呈"尖塔样头"。颅骨向顶端扩张生长，形成长长的、窄窄的呈尖顶或圆锥状外观。

7. 小头畸形

头形外观匀称，但头围狭小，比正常头围低 2~3 个百分点。由于颅脑生长异常缓慢，导致颅骨无法正常生长，所有骨缝趋于闭合，甚至完全闭合。

（四）诊断

原发性狭颅症的筛查可在新生儿早期作为新生儿体检的一部分，通过触摸骨缝和囟门来诊断。典型的狭颅症，除了有上述描述的各种畸形头颅外，在闭合的骨缝处可触及隆起的长条形骨嵴。头颅三维 CT 扫描，可以明确显示闭合的颅缝。小头畸形头颅狭小，骨缝闭合处平坦，无骨嵴隆起，有时局部骨缝可有重叠。小头畸形需做智力测定，评估智商。MRI 检查能够了解有否脑发育异常，如灰质、白质病变，脱髓鞘病变等。

（五）治疗

狭颅症的早期诊断和及时处理能够预防颅脑生长的紊乱、颅内压的升高以及严重的颅面骨畸形。这类患儿平均智商是 75 分（45~100 分）。6 个月前行手术纠治的狭颅症患儿，IQ 分数可以显著增高。

1. 矢状缝早闭

出生 3 个月内的患儿可行简单的矢状缝切开术。6 个月以上者可行各种相关的颅骨整形手术。

2. 双侧冠状缝早闭

需早期治疗。将骨缝切开，眶上缘前移。额骨瓣重新塑形，并下降、后移。通常前额

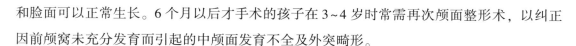

和脸面可以正常生长。6个月以后才手术的孩子在3~4岁时常需再次颅面整形术，以纠正因前颅窝未充分发育而引起的中颅面发育不全及外突畸形。

3. 额缝早闭

额骨拆下，额缝再造后和眶上缘一起重新排列。许多额缝早闭可不引起头颅畸形，则不需要手术治疗。

4. 单侧冠状缝早闭

前额颅骨切开术纠正单侧的额、眶畸形。

5. 人字缝早闭

有多种手术方法如双侧枕骨切开、骨边缘翻转整形、枕骨条状切开整形。

6. 矢状缝和冠状缝早闭

需要手术干预以利于颅脑生长防止颅内高压。不同部位的骨缝闭合采取相应的手术方法。

7. 小头畸形

对于智力落后的患儿，目前尚无有效的治疗方法使其智力恢复正常。颅骨整形手术对颅脑发育没有帮助；神经营养药物治疗是否有效，值得探讨；康复治疗对智力的改善有一定帮助。

第四节　脑积水及脑脓肿

一、脑积水

脑积水（hydrocephalus）系指脑室系统内脑脊液积聚过多并引起脑室内压力增高。脑积水是一个临床总称，需具备三个要素：①脑脊液量增多；②脑室系统扩张；③脑室内压增高。Dandy提出了交通性脑积水和非交通性脑积水的概念，这两种脑积水发生的部位不同，但本质上都是梗阻性的，交通性脑积水指梗阻发生在脑室系统外，而非交通性脑积水梗阻发生在脑室系统内。

（一）病因

在正常情况下，脑脊液的产生量与吸收量保持平衡。在下列三种情况下可造成脑脊液的产生和吸收不平衡引起脑积水。①脑脊液产生过多：除脑室系统内脉络丛乳头状瘤以

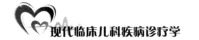

外，脉络丛的弥漫性绒毛状增生是引起脑脊液产生过多的极为少见的原因。②脑脊液吸收障碍：颅内出血或中枢神经系统感染的患儿，出现颅底蛛网膜下腔粘连，导致蛛网膜颗粒对脑脊液吸收的减少，绝大多数脑积水是脑脊液吸收障碍所致。③脑脊液循环通道梗阻：为先天性或后天性因素所致，脑脊液循环通道梗阻有脑室内梗阻（非交通性脑积水）和脑室外梗阻（交通性脑积水）两种类型。

（二）分型

根据病因，婴儿脑积水分为以下两种类型。

1. 先天性脑积水

先天性脑积水主要由各种畸形引起。

（1）中脑导水管阻塞：由导水管狭窄或隔膜形成、导水管分叉、神经胶质增生所致，引起侧脑室和第三脑室扩张。

（2）第四脑室正中孔或两个侧孔闭锁，引起全脑室系统扩张，特别是第四脑室。侧脑室室间孔闭锁，一侧室间孔闭锁引起单侧脑室积水，双侧室间孔闭锁则引起双侧脑室扩张。

（3）小脑扁桃体下疝（Chiari 畸形）和 Dandy-Walker 畸形：Chiari 畸形第 V 型，由于第四脑室出口位置异常导致脑积水。Dandy-Walker 畸形伴有脑积水的患儿出生时不存在脑积水，婴儿时也不明显，延迟出现脑积水原因尚不明确。

（4）其他先天性畸形伴发脑积水：脊髓脊膜膨出可伴发脑积水，出生时脑室可不扩大，但在手术修补后继发出现脑室扩大，可能与膨出的组织切除后使脑脊液吸收不全或脑脊髓膜炎致蛛网膜下腔梗阻等有关。

2. 后天性脑积水

后天性脑积水主要病因如下。

（1）颅内出血：最常见于未成熟儿，足月儿颅内出血多因产伤或维生素 K 缺乏导致脑室内蛛网膜下腔出血造成导水管阻塞、狭窄或蛛网膜下腔粘连而发生脑积水。

（2）颅内感染：细菌性、真菌性、病毒性、结核性感染引起的脑膜炎，都可造成炎性粘连和纤维化而发生脑积水。

（3）颅内肿瘤：约20%儿童脑积水是占位病变所致，引起继发性脑积水最常见的病变是后颅窝肿瘤及第三脑室区肿瘤。此外罕见的大脑大静脉畸形（Galen 静脉瘤）压迫中脑导水管亦可引起脑积水。

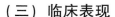

（三）临床表现

由于婴儿颅骨骨缝未闭合，脑积水时头颅亦增大，因此，颅内压力增高的症状不十分明显。重度脑积水患儿的容貌极为典型，头颅巨大，与躯干比例不相称，测量头围与正常同龄婴儿的正常值相比较，即可得出头围增大的确切值。间隔一段时间，重复测量头围，更容易看出头部增大速度的不正常，额部突出、颅盖的头皮紧张发亮、头皮静脉扩张、前囟宽而饱满，将患儿竖起时，前囟不下凹，亦不见搏动。脑积水进一步发展，头部扪诊时能扪及颅骨缝裂开，头部叩诊时可闻及"破壶声"。脑积水压迫中脑顶盖部或由于脑干的轴性移位，产生眼肌麻痹综合征，即婴儿的眼球上视不能，眼球复转向下方，上部巩膜外露，即所谓的"日落征"。有时亦可向不同方向斜视或自发性眼球震颤。眼底检查往往存在视神经盘水肿及萎缩。虽然婴儿期未闭颅缝具有缓冲颅内压力的作用，但仍有限度。脑积水早期患儿常抓头、摇头、哭叫等，表示头部不适和疼痛，小儿运动功能和智力发育均无减退，晚期可出现锥体束征、痉挛性瘫痪等。

（四）诊断

婴儿有典型症状体征，不难做出脑积水的临床诊断。对头围较大或有颅内压增高症状者，疑为脑积水的患儿需做系统检查。病史中需注意有无头颅外伤史，有无颅内感染性疾病史。

1. 头颅 B 超检查

头颅 B 超是一种无创、安全的诊断方法。通过未闭的前囟，了解两侧脑室、第三脑室的大小，后颅窝的情况。超声检查可以确定脑室扩大程度，但 B 超超声图像对脑部结构性病损尚不能获得满意的检测结果。

2. CT 检查

头颅 CT 检查为最常用的检查方法，可显示脑室扩大程度和脑皮质的厚度，以及有无其他颅内病变，并可用作追踪脑积水有无进展及其治疗效果评价。交通性脑积水时，脑室系统和枕大池均扩大。非交通性脑积水阻塞在导水管以上仅侧脑室和第三脑室扩大，而第四脑室正常；如阻塞在第四脑室出口，显示全脑室系统扩大，第四脑室扩大明显。导水管阻塞引起的脑积水，CT 检查后应再行 MRI 检查，以明确是单纯性良性导水管狭窄所致还是 CT 不能发现的其他病变所引起。

3. MRI 检查

MRI 采用轴位、冠状位和矢状位扫描，较 CT 能提供形态学结构方面更详细的病损变

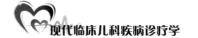

化，能准确地显示脑室、导水管和蛛网膜下腔各部位的形态、大小和是否存在狭窄。MRI可以更好地检测小的病变及脑室的解剖，但可能遗漏小的钙化。

（五）鉴别诊断

主要与脑萎缩鉴别：脑萎缩所引起的脑室系统扩大与脑脊液循环障碍所致脑室扩大，影像学检查显示形态学上有差异性，支持脑积水的表现包括侧脑室颞角扩大，第三脑室不成比例地扩大，脑室角变窄，前角半径增宽，皮质沟消失，脑室周围间质水肿。临床上头围增大伴影像学检查脑室系统扩大提示脑积水，头围缩小提示脑萎缩。

（六）治疗

脑积水的治疗应首选解除脑脊液循环通路梗阻，故手术治疗是唯一的选择。药物治疗包括使用多种利尿剂和渗透性药物如甘露醇等，只能暂时缓解症状。手术治疗主要方式为脑室分流和脑室镜下第三脑室造口术。脑室分流通过改变脑脊液的循环途径，将脑脊液分流到人体的体腔被吸收。手术需植入特制的分流管，有低、中、高压三种类型，在手术时经脑室测压后选择使用，近年，可调压脑脊液分流管已在临床应用。

1. 侧脑室—腹腔分流术

该术式适用于各种类型脑积水，是目前应用最广的术式。脑室引流管最好放置在额角，经颈部、胸壁皮下达腹部在剑突下正中做腹壁小切口，将导管引入腹腔。

2. 脑室—心耳分流术

该术式将脑脊液引流到心脏进入循环系统。在额角将脑室管插入侧脑室后，再做颈部切口，分离颈内静脉将远端导管插入右心耳。该术式弊端是较侧脑室—腹腔分流多，临床上小儿应用较少。

3. 脑室镜下第三脑室造口

该术式适用于非感染性、非出血性梗阻性脑积水，是替代植入性分流的首选治疗方法。切口选择中线外侧 2.5~3 cm，脑室镜导入侧脑室，识别 Monro 孔，脑室镜穿过此孔时看到乳头体，选择在乳头体和基底动脉的前方，漏斗隐窝和视交叉后方为穿通点，然后插入 Fogarty 气囊行裂隙内扩张。该术式的禁忌证包括：①第三脑室小，宽度不到 3 mm；②丘脑中间块巨大或第三脑室底小；③裂隙样侧脑室。

二、脑脓肿

化脓性病原微生物侵入脑组织内形成的脓肿称为脑脓肿（brain abscess）。主要病原体有各类细菌、真菌、寄生虫，后两者引起脑脓肿少见。

（一）病因

脑脓肿可由各种各样的原因引起，根据感染来源可分为：①直接来自邻近感染灶：以慢性化脓性中耳炎或乳突炎最常见，称为耳源性脑脓肿，约占脑脓肿的48%，2/3发生在颞叶，1/3在小脑半球。慢性化脓性中耳炎通过颞骨的鼓室盖或岩部直接扩散至颅内，乳突感染可直接播散至颅内。由鼻窦炎引起的称为鼻源性脑脓肿，可因额窦、筛窦、蝶窦或上颌窦的炎症蔓延至颅内所致。②血源性脑脓肿：约占脑脓肿的30%，多因远处感染的微生物经血行播散到脑内形成。原发病灶为胸部化脓性疾病（脓胸、肺脓肿、支气管扩张等）引起的称为胸源性脑脓肿。由细菌性心内膜炎、先天性心脏病，特别是青紫型先心引起的称为心源性脑脓肿。青紫型先心存在右向左的分流造成长期低氧血症，血黏度升高，易造成腔隙性脑梗死，为细菌生长繁殖提供了良好环境。其他如皮肤疖痈、骨髓炎、牙周脓肿、膈下脓肿等均可血行播散到脑内。③损伤性脑脓肿：约占9%，由开放性颅脑损伤所引起，尤其易发生在硬脑膜有破损的开放伤，污染的碎骨片、异物进入颅内可将细菌带入。脑脓肿可发生在外伤后数周或数年后。④隐源性脑脓肿：此类脑脓肿原发感染灶不明显或隐蔽，未能发现。多为血源性，其病原体大都毒力低或机体抵抗力强，急性化脓性炎症期表现不明显。脑脓肿常见的致病菌有链球菌、金黄色葡萄球菌、变形杆菌、大肠埃希菌、肺炎球菌、铜绿假单胞菌等。也可以为混合性感染，同时需注意厌氧菌性脑脓肿，在做脓液培养时同时做厌氧菌培养。

（二）病理

特点是脓腔大、壁薄，周围脑组织水肿明显。婴幼儿的脑脓肿常位于脑室周围的白质中，靠近脑室，加上脓肿壁薄弱，容易向脑室内破裂。儿童脑脓肿病理组织学特点上与成人的没有明显差别，一般将脓肿形成分为三个阶段。

1. 急性脑炎期

感染的局部出现白细胞浸润、水肿、渗出，血管外壁周围局限性炎性反应，血管栓塞出现软化坏死灶，中央有液化表现。

2. 化脓期

局限性液化区扩大，相互沟通形成大的液化腔，其中出现脓细胞。病灶周围或纤维细胞和神经胶质细胞增生，形成一个界限不清楚的一薄层炎症性肉芽组织，邻近脑组织水肿明显。

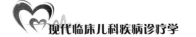

3. 包膜形成期

脓腔周围的成纤维细胞和神经胶质细胞形成的肉芽组织纤维化逐步形成脑脓肿包膜。但包膜形成的快慢不一，其取决于炎症的性质、机体的反应程度。一般感染后至少 2 周时间形成包膜。脑脓肿可单发或多发，单房或多房。脓肿大多发生于幕上，小脑脓肿占 2%～14%；脑干脓肿更少见，为 1%～3%。

（三）临床表现

1. 颅内感染的症状

早期症状如发热、头痛、呕吐、乏力、嗜睡困倦及不同程度的意识障碍。高热时可出现抽搐、颈部抵抗，直腿抬高试验及脑膜刺激征阳性。腰椎穿刺可见压力正常或升高，血细胞数升高。

2. 颅内占位性病变的症状

由炎性化脓到形成脑脓肿，出现颅内压增高的一系列症状。患儿有头痛、呕吐和视盘水肿，如未及时诊断治疗，可因脑疝而死亡。婴幼儿表现为前囟饱满、头颅增大、频繁呕吐、意识障碍等。

3. 脑局灶定位症状

脑脓肿所在不同部位导致局灶定位症状，额叶脑脓肿时表现昏睡，颞顶叶出现失语、偏瘫，小脑出现步态不稳、运动失调、眼球震颤等。

（四）诊断

1. 一般检查

病史中注意有无身体其他部位的感染灶及全身感染病史，有无发热、抽搐等症状。对于先前有中耳炎、鼻窦炎、先天性心脏病及开放性头颅外伤，后而出现颅内压增离者，均要考虑存在颅内感染的可能。此外体格检查时注意头颅中线部位有无皮肤窦道，皮肤窦道合并颅内皮样囊肿继发感染时亦可引起脑脓肿。

2. 实验室检查

外周末梢血液中白细胞数增高、血沉增快，腰穿脑脊液化验示白细胞数增多。

3. 头颅 CT 扫描

脑炎早期 CT 平扫显示病灶呈边界模糊的低密度区，增强扫描有时可有斑片状强化。脑炎后期病灶仍为低密度，周围有水肿，增强扫描可见病灶中心有强化。脓肿期 CT 平扫时病灶呈低密度可见密度稍高的环，增强扫描时该环明显强化，环中央的低密度区为脓液，无强化表现。脓肿可单房或多房，脓肿周围常有明显水肿伴占位效应。

4. 头颅 MRI 检查

在脓肿期占位病灶在 T_1 加权像上为高信号，T_2 加权像上呈长 T_2 高信号，周围有低信号壁围绕伴大范围脑水肿，增强扫描病灶呈环形强化，中央及周围水肿无强化。

（五）治疗

由于诊断技术和抗感染药物的改进和提高，脑脓肿的死亡率已有明显的降低。儿童脑脓肿在不同的炎症阶段，不同的年龄，有不同的针对性治疗措施。

1. 非手术治疗

非手术治疗适用于颅内感染早期或经血液循环扩散的多发的小型脑脓肿。抗生素的选择基于对脑脓肿最常见致病菌的了解。鼻源性脓肿大多由链球菌所引起，可能存在 β 内酰胺酶类病菌，选择甲硝唑和氯霉素。耳源性脓肿常由需氧和厌氧菌混合感染引起，选择多种抗生素联合治疗，如青霉素、甲硝唑、三代头孢。血源性脓肿有很多致病菌，使用覆盖革兰阴性需氧菌和厌氧菌的广谱抗生素，外伤后脓肿大多由金黄色葡萄球菌引起，选择万古霉素，抗生素的使用一般要持续 4~6 周。

2. 手术治疗

（1）穿刺抽脓术：适用于单发单房较大的脑脓肿。额顶颞叶脑脓肿，如婴儿囟门尚未闭合，可经前囟侧角对准脓腔穿刺抽脓。年龄较大的儿童，在 CT 定位下穿刺。在麻醉后，颅骨钻孔，插入脑针穿刺抽脓，抽吸的脓液做涂片检查、细菌培养和药物敏感试验。同时冲洗脓腔至无明显脓液，根据脓液性质，判断细菌种类，用适量抗生素冲洗液，冲洗后抽出多余液体，拔出脑针，缝合切口。

（2）置管持续引流：麻醉后，颅骨钻孔，用硅胶管穿刺到脓腔的中心，并将管固定在头皮上。抽取脓液做细菌培养、厌氧菌培养及药敏试验，同时冲洗脓腔，以后每日经导管冲洗或注入抗生素。复查 CT，脓肿缩小，脓腔闭合，方可拔除引流管。

（3）脓肿切除术：适用于多房脑脓肿或经穿刺、置管不能治愈的脑脓肿，外伤性脑脓肿含有异物或碎骨片者。

第五章　现代临床儿科消化系统疾病诊疗

第一节　消化道出血

消化道出血是指由消化道及其他系统疾病致呕血和/或便血。临床表现视其出血量的不同而定，出血量大、速度快，可致出血性休克；若少量慢性出血，则无明显的临床症状，仅有粪隐血阳性，部分患儿可出现慢性贫血的表现。根据出血部位的不同分为上消化道出血和下消化道出血。

一、病因

（一）消化道局部病变

1. 食管

胃食管反流和各种病因所致食管炎，门脉高压所致食管下段静脉曲张破裂，食管贲门黏膜撕裂症，食管裂孔疝等。

2. 胃和十二指肠

消化道出血最常见的部位。各种原因所致胃溃疡或胃炎、十二指肠球炎或溃疡（大多由过量的胃酸和幽门螺杆菌感染所致）、胃肿瘤等。

3. 肠

多发性息肉、肠管畸形、梅克尔憩室、肠套叠，各种肠病，如急性肠炎、克罗恩病（克隆病）、溃疡性结肠炎、急性坏死性小肠结肠炎、直肠息肉、痔、肛裂及脱肛等。

（二）感染性因素

各种病原微生物引起的肠道感染（如痢疾、肠伤寒、阿米巴痢疾等）。

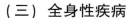

（三）全身性疾病

1. 血液系统疾病

血管异常，如过敏性紫癜、遗传性出血性毛细血管扩张症；血小板异常，如原发性或继发性血小板减少、血小板功能障碍；凝血因子异常，如先天性或获得性凝血因子缺乏等。

2. 结缔组织病

系统性红斑狼疮，结节性多动脉炎，贝赫切特综合征（白塞病）等。

3. 其他

食物过敏、严重肝病、尿毒症等。

二、临床表现

（一）慢性出血

慢性、反复小量出血，可无明显临床表现，但久之可导致患儿贫血、营养不良。粪便外观正常或颜色稍深，隐血试验为阳性。

（二）急性出血

1. 呕血

呕血为上消化道出血的主要表现，呕出血为鲜红或咖啡样，主要取决于血在胃内停留时间，时间短则为鲜红，反之则为咖啡样。

2. 便血

便血可为鲜红色、暗红色、果酱样和柏油样，主要取决于出血部位及血液在胃肠腔内停留的时间，上消化道出血或血液在肠腔停留时间长者表现为暗红色或柏油样，下消化道出血或血液在肠腔停留时间短者为红色，越近肛门出血颜色越鲜红。

3. 发热

根据原发病和出血量多少可出现不同程度发热，感染性疾病所致出血常伴高热，大量出血由于血红蛋白分解吸收常导致低热，少量出血一般不导致发热。

4. 腹痛

肠腔内积血刺激导致肠蠕动增强，引起痉挛性疼痛和腹泻。

5. 氮质血症

大量出血时，血红蛋白分解吸收引起血尿素氮增高；出血导致休克，肾血流减少，肾小球滤过率下降，休克时间过长，导致肾小管坏死等均可导致氮质血症。

6. 失血性休克

出血量<10%时，无明显的症状和体征；出血量达10%～20%以内时，出现脸色苍白，脉搏增快，肢端发凉，血压下降；20%～25%以内时，出现口渴、尿少，脉搏明显增快，肢端凉，血压下降，脉压减小；25%～40%时，除上述症状外，出现明显休克症状；>40%时，除一般休克表现外，还有神志不清，昏迷，无尿，血压测不出。

三、治疗

（一）一般抢救措施

对严重出血或存在低血容量的患儿，要保持呼吸道通畅、维持呼吸和循环功能，给予面罩给氧，建立两条通畅的静脉通道；取血查全血细胞计数、血小板计数、交叉配血、凝血酶原时间（PT）、部分凝血活酶时间（PTT）、肝功能检查，并测定电解质、尿素氮和肌酐。一次血红蛋白或血细胞比容正常不能排除严重出血。治疗可给生理盐水或乳酸盐林格液每次10 mL/kg，静脉输入，至患儿情况稳定。如持续出血应输全血。

置留胃管，可判断出血情况、胃减压、温盐水灌洗，给凝血药物，抽出胃酸和反流入胃的物质。选择胃管时直径要尽可能大，距末端5 cm处需留置侧孔，以温生理盐水5 mL/kg洗胃。勿使用冷盐水，可导致低体温。洗胃时胃内液体不能排空多是胃管阻塞引起，可更换胃管。严密观察生命体征和病情变化，心电、呼吸、血压监测、血气分析、出入量记录（注意尿比重）。

补充血容量，纠正酸碱平衡失调：输液速度和种类应根据中心静脉压和每小时尿量来决定。如已出现低血容量休克，应立即输血。成人一般须维持PCV>30%，Hb>70 g/L，儿童应高于此标准，并根据病情进行成分输血。

（二）饮食管理

休克、胃胀满、恶心患儿禁食；非大量出血者，应尽快进食；有呕血者，一旦呕血停止12～24 h，就可进流食；食管静脉曲张破裂者应禁食，在出血停止2～3天后，仅给低蛋白流食为宜。

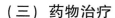

（三）药物治疗

药物治疗目的是为减少黏膜损伤，提供细胞保护或选择性减少内脏出血。

1. 减少内脏流血

（1）垂体后叶加压素：主要用于食管、胃底静脉曲张破裂所致出血。静脉滴注垂体后叶素，能有选择地减少 60%～70% 的内脏血流（主要使肠系膜动脉和肝动脉收缩，减少门静脉和肝动脉的血流量，从而使门脉压降低）。应用剂量为 0.002～0.005 U/（kg·min），20 min 后如未止血，可增加到 0.01 U/（kg·min）。体表面积 1.73 m^2 时，剂量为 20 U 加入 5% 葡萄糖溶液中 10 min 内注入，然后按 0.2 U/min 加入 5% 葡萄糖溶液维持静脉滴注。如出血持续，可每 1～2 h 将剂量加倍，最大量 0.8 U/min，维持 12～24 h 递减。有些专家推荐成人剂量为 0.1 U/（min·1.73m^2）增加到 0.4 U/（min·1.73m^2）。加压素的不良反应包括液体潴留、低钠血症、高血压、心律失常、心肌和末梢缺血。在成人中加用硝酸甘油可减少心肌缺血的不良反应，儿童患者可参照上述情况使用。

（2）生长抑素及其衍生物：生长抑素能选择性的作用于血管平滑肌，使内脏血流量降低 25%～35%，使门脉血流乃至门脉压力下降。使内脏血管强力收缩而不影响其他系统的血流动力学参数，也不影响循环血压和冠脉张力；对门脉高压患者，生长抑素可以抑制其胰高血糖素的分泌，间接的阻断血管扩张，使内脏血管收缩，血流下降。生长抑素还有其他如抑酸、抑制胃动力及黏膜保护作用。成人临床应用显示并发症明显低于垂体后叶素。

2. 止血药

（1）肾上腺素：肾上腺素 4～8 mg+生理盐水 100 mL 分次口服，去甲肾上腺素 8 mg+100 mL 冷盐水经胃管注入胃内，保留 0.5 h 后抽出，可重复多次；将 16 mg 去甲肾上腺素加 5% 葡萄糖溶液 500 mL 于 5 h 内由胃管滴入。

（2）凝血酶：将凝血酶 200 U 加生理盐水 10 mL 注入胃内保留，每 6～8 h 可重复 1 次，此溶液不宜超过 37 ℃，同时给予制酸药，效果会更好。其他如云南白药、三七糊等均可用于灌注达到止血效果。

（3）巴曲酶（立止血）：本品有凝血酶样作用及类凝血酶样作用，可用 1 kU，静脉注射或肌内注射，重症 6 h 后可再肌内注射 1 kU，后每日 1 kU，共 2～3 d。

（4）酚磺乙胺（止血敏）：本品能增加血液中血小板数量、聚积性和黏附性，促使血小板释放凝血活性物质，缩短凝血时间，加快血块收缩，增强毛细血管抵抗力，降低毛细血管通透性，减少血液渗出。

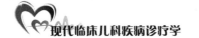

3. 抗酸药和胃黏膜保护剂

体液和血小板诱导的止血作用只有在 pH>6 时才能发挥，故 H_2 受体拮抗药的应用对控制消化性溃疡出血有效。可用雷尼替丁（静脉内应用推荐剂量 1 mg/kg，6~8 h1 次）；重症消化性溃疡出血应考虑用奥美拉唑，剂量 0.4~0.8 mg/（kg·d），静脉滴注；硫糖铝可保护胃黏膜，剂量 1~4 g/d，分 4 次。

4. 内镜止血

上消化道出血可用胃镜直视止血。食管和胃底静脉曲张破裂出血，可在胃镜直视下注入硬化剂，使曲张静脉栓塞机化，达到止血和预防再出血；亦可行曲张静脉环扎术以达到上述目的，但技术要求高。胃和十二指肠糜烂、溃疡出血，可根据病情的不同，选择不同的止血方法，如直接喷洒药物、电凝、激光、微波和钳夹止血等方法。结肠、直肠和肛管出血，可用结肠镜止血，有电凝、激光、微波和钳夹止血等方法；如息肉出血，可进行息肉切除。

（四）手术治疗

1. 手术适应证

（1）大量出血，经内科治疗仍不能止血，并严重威胁患儿生命。

（2）复发性慢性消化道出血引起的贫血不能控制。

（3）一次出血控制后且诊断明确，有潜在大出血的危险者。

2. 手术方式

主要根据不同的病因、出血的部位，选择不同的手术方式。

3. 腹腔镜治疗

国外开展腹腔镜进行腹部探察、止血成功，进行小肠重复畸形的治疗。

第二节　小儿腹泻

一、小儿腹泻基本概念

（一）定义

腹泻病是一组由多病原、多因素引起的以腹泻为主要症状并常伴有呕吐的综合征。腹泻病所包括的范畴很广泛。

感染性腹泻病除霍乱、痢疾外，尚有细菌、病毒、真菌及寄生虫引起的多种肠炎。感染性腹泻病都具有传染性，霍乱属甲类传染病，痢疾属乙类传染病，各种肠炎属丙类传染病。感染性腹泻病占到腹泻病的 80%，就发病数量来说，感染性腹泻病是发病数最多的传染病，也是对人类健康威胁最大的疾病之一。

非感染性腹泻病仍然是种类繁多的疾病，除饮食性、症状性、过敏性腹泻病外尚有许多种，包括：先天性失氯性腹泻、先天性失钠性腹泻、原发性胆酸吸收不良、短肠综合征、先天吸收障碍、免疫缺陷、先天性微绒毛萎缩病等；另外尚有神经内分泌肿瘤引起的腹泻；医源性用药不当引起的药物性腹泻；营养素不耐受腹泻，如双糖不耐受、牛奶蛋白不耐受；炎症性肠病；自身免疫性肠病；肠炎后综合征（难治性腹泻）；儿童肠易激综合征；小儿吸收不良综合征，如乳糜泻、热带脂肪泻、Whipple 病、糖类吸收缺陷、氨基酸转运缺陷、脂质吸收不良、电解质吸收不良、维生素及矿物质吸收不良等。

（二）分类

1. 病程分类

（1）急性腹泻病：病程在 2 周以内。

（2）迁延性腹泻病：病程在 2 周至 2 个月。

（3）慢性腹泻病：病程在 2 个月以上。

2. 病情分类

（1）轻型：无脱水，无中毒症状。

（2）重型：重度脱水或有明显中毒症状（烦躁、精神萎靡、嗜睡、面色苍白、体温不升，白细胞计数明显增高等）。

3. 病因分类

（1）感染性：细菌、病毒、真菌、寄生虫等。

（2）非感染性：①饮食性腹泻；②症状性腹泻；③过敏性腹泻；④其他腹泻。

感染性腹泻病在未明确病因之前，统称为肠炎，这与我国传染病法相一致，肠炎属丙类传染病。病原明确后应按病因学进行诊断，如细菌性痢疾、阿米巴痢疾、霍乱、鼠伤寒沙门菌肠炎、致泻大肠埃希菌肠炎、空肠弯曲菌肠炎、轮状病毒肠炎、蓝氏贾弟鞭毛虫肠炎、隐孢子虫肠炎、真菌性肠炎等。

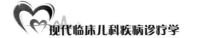

二、腹泻的发病机制

(一) 感染性腹泻的发病机制

1. 产肠毒素的作用

肠毒素引起腹泻的机制，以霍乱研究得最为充分。这些肠毒素是通常激活腺苷酸环化酶（AC）来启动一系列病理机制的。AC 可使细胞内的三磷腺苷（ATP）转变为环磷酸腺苷（cAMP），进而促进细胞内一系列酶反应，导致肠细胞分泌功能增强，大量水和电解质排出，临床上表现为大量肠液丢失和剧烈腹泻。

2. 病原体的侵袭作用

病原体直接侵入上皮细胞，并在上皮细胞繁殖、破坏，进而进入固有层继续繁殖，并引起肠的炎症反应，导致肠黏膜弥漫性水肿、充血，肠腔内含黏液血性渗出物，黏膜坏死，形成浅表溃疡。临床表现以腹痛、腹泻、里急后重、黏液脓血便为特征。以细菌性痢疾为代表。属于这类腹泻的还有：沙门菌肠炎，弯曲杆菌肠炎，耶氏菌肠炎，侵袭性大肠埃希菌肠炎（EIEC），出血性大肠埃希菌（EHEC）肠炎及阿米巴痢疾等。

3. 病原体黏附作用

病原体以破坏肠黏膜绒毛上皮细胞为主要机制的腹泻。这类病原体主要侵犯小肠绒毛上皮细胞，使肠上皮细胞变性，形成绒毛空泡，上皮细胞脱落，新生之肠上皮细胞功能不健全，消化吸收功能障碍，出现吸收不良现象。

4. 病毒性腹泻的发病机制

轮状病毒肠炎患儿十二指肠黏膜活检显示小肠绒毛变性；柱状上皮细胞脱落，由隐窝中上移的立方形上皮细胞所代替；刷状缘不规则；上皮细胞间和固有膜有淋巴细胞和中性多核细胞浸润。由于病变细胞的双糖酶，特别是乳糖酶活性降低，数量减少，使肠腔内糖类分解和吸收障碍，实验证明轮状病毒肠炎患儿粪便中糖含量较正常儿童增高，随病情好转而逐渐恢复正常。糖类物质积聚在肠腔可使肠腔渗透压升高，导致间质液渗入肠腔形成渗透性腹泻。

5. 肠道真菌病发病机制

白色念珠菌是本病的病原，寄生在正常人口腔、胃肠道、阴道和皮肤等部位。当机体因疾病或药物而致免疫力降低，特别是细胞免疫功能低下时，或因抗生素、激素、免疫抑制药、抗肿瘤药物、放射治疗等的广泛应用，使局部菌群受到抑制时，念珠菌即大量增殖，产生局部病变，甚至引起全身播散。肠道念珠菌病的重要表现为腹泻和腹绞痛。

6. 寄生虫性腹泻的发病机制

（1）梨形鞭毛虫：滋养体的吸盘主要贴附在十二指肠与空肠黏膜上，并产生机械性刺激，引起小肠黏膜上皮细胞微绒毛变短和增厚，固有膜炎症细胞浸润，呈局灶性充血、水肿等急性炎症反应，尤以隐窝部更为明显。大量鞭毛虫寄生（每克粪便 5000 个虫卵以上）可引起结肠黏膜坏死，形成浅表溃疡。当机体防御功能减退，丙种球蛋白减少，尤其肠道 SIgA 缺乏时，病情常加重，且易转为慢性。梨形鞭毛虫偶尔可侵入胆管与胆囊，引起胆道感染。

（2）阿米巴原虫：阿米巴侵袭大肠引起的病变主要在右侧结肠，表现为肠炎或痢疾，易复发而变为慢性，或成为无症状的带包囊者。原虫可由肠壁经血液—淋巴侵袭其他器官组织，引起肠外阿米巴感染，其中以阿米巴肝病最为常见。

包囊有抗胃酸作用，在胃及小肠上段不起变化。至小肠下段，回盲部粪便壅积，有利于阿米巴生存，经胰蛋白酶的作用，脱囊而成小滋养体。当机体抵抗力强时，变为包囊排出体外；若人体抵抗力降低，则小滋养体变为大滋养体侵入肠壁而致病。

大滋养体侵入黏膜后，借其伪足运动和分泌溶组织酶破坏黏膜细胞，形成糜烂及浅表溃疡。此时，临床上可能仅有一般肠炎表现。溃疡间黏膜大多正常，原虫易在较疏松的黏膜下层侵袭扩展，形成黏膜下脓肿，脓肿破裂后形成特有的底大口小的烧瓶状溃疡。溃疡腔内所含的坏死组织碎片、黏液和大滋养体排至肠腔时，即产生痢疾样便，由于血管破裂，大便中含很多红细胞，呈猪肝色血性便。

（二）非感染性腹泻的发病机制

1. 渗透性腹泻

渗透性腹泻指对一种可吸收的溶质发生吸收障碍，小肠远端和结肠的渗透压增高，导致液体由血浆向肠腔反流增加，使肠内容体积增大，肠管扩张，肠蠕动加速而引起的腹泻。这种情况常见于糖类吸收不良。正常情况下，如果摄入食物是高渗性的，在食糜到达屈氏韧带时，液体即快速跨过十二指肠上皮细胞反流入肠腔，使之成为等渗性的。

渗透性腹泻大多是由于对食物的消化和分解不完全所引起的。食物中的脂肪、蛋白质和糖类在肠中必须经酶的作用才能消化吸收，如先天性酶缺乏、胰腺分泌不足或肝胆汁分泌减少或排泄受阻时，不完全消化的食糜成为不吸收的溶质，使肠腔内的渗透压高于血浆，从而导致渗透性腹泻。

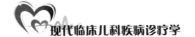

2. 分泌性腹泻

肠道对水和电解质的吸收是肠道吸收与分泌的净差。但总的说来正常人吸收大于分泌。如胃肠分泌量增加超过正常的吸收能力，肠内过多的水分与电解质就造成腹泻。这类腹泻被称为分泌性腹泻。当上皮细胞的绒毛遭到大量破坏时，吸收减少，分泌增加则导致分泌性腹泻。但许多分泌性腹泻可以发生在小肠形态完全正常的患者。先天性失氯性腹泻也属于分泌性腹泻。分泌性腹泻具有如下特点：①排出大量水样或米汤样粪便，每日可达 5 L 左右；②粪便含大量电解质与血浆渗透压相同；③粪便中无脓血和脂肪；④一般无腹痛；⑤肠黏膜组织学检查基本正常；⑥禁食后腹泻仍不停止。单纯性分泌性腹泻少见，多数腹泻病常表现为分泌性、炎症性、渗透性腹泻与肠道功能紊乱等几种机制并存。

3. 吸收不良性腹泻

小肠吸收不良是腹泻的重要发病机制之一。在正常情况下，消化道内的液体，约 98% 被重吸收，这就要求消化道要有足够的面积与健全的吸收功能。凡能损害消化道内吸收面积，影响消化道吸收功能的疾病，均可影响肠内液体重吸收而导致腹泻。吸收不良性腹泻大致分为以下几种情况：①黏膜透性异常；②吸收面积减少；③肠黏膜充血；④细菌繁殖过多；⑤吸收抑制；⑥淋巴梗阻。

4. 肠道运动紊乱所致腹泻

肠道运动减弱和停滞可因细菌过度生长而导致腹泻。肠蠕动亢进，则减少食物通过时间，影响水分的吸收，也可以引起腹泻。结肠运动异常引起的腹泻见于婴儿结肠易激综合征。此外，迷走神经切除术后、胃切除术后，患甲状腺功能亢进症等病时亦可见到。腹膜、腹腔和盆腔炎症亦可反射性地引起肠蠕动增加而致腹泻。肠蠕动增加性腹泻的特点为：①粪便稀烂或水样；②便常规检查少见炎性细胞；③肠鸣音明显亢进；④常伴有腹痛。肠道运动紊乱所致的腹泻一般无特异性临床表现，在排除其他腹泻后考虑这种病机。

三、临床表现

（一）轻型腹泻

多为饮食因素或肠道外感染所致，或由肠道内病毒或非侵袭性细菌感染引起。主要表现为胃肠道症状。可表现为食欲缺乏，偶有溢乳或呕吐。大便次数增多，每日 5~10 次。但每次大便量不多，稀薄或带水，呈黄色或黄绿色，有酸味，常可见白色或黄白色奶瓣和泡沫。可混有少量黏液。无明显全身症状，精神尚好。体温大多正常，偶有低热，体重不增或稍降，无脱水症状。大便镜检可见大量脂肪球。多在数日内痊愈。

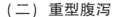

（二）重型腹泻

多由肠道内感染所致。常表现为急性起病，也可由轻型逐渐加重转变而来。除有较重的胃肠道症状以外，伴有脱水、电解质紊乱及全身中毒症状。

1. 胃肠道症状与全身中毒症状

腹泻频繁，每日 10 余次至数十次。每次大便量多，呈黄绿色、黄色或微黄色水样便或蛋花汤样，可有少量黏液。大便镜检可见脂肪球及少量白细胞。食欲缺乏，常有呕吐，严重者吐咖啡样液体，腹胀，不规则发热，有时高热。烦躁不安，精神萎靡，重者意识障碍，甚至昏迷、惊厥。

2. 水、电解质及酸碱平衡紊乱症状

（1）脱水：由于吐泻丢失体液和摄入量不足使体液总量尤其是细胞外液量减少，导致不同程度的脱水。临床表现为患儿迅速消瘦，体重减轻，精神萎靡，皮肤苍白或发灰，弹性减退，前囟和眼窝下陷，黏膜干燥，腹部凹陷，脉搏增快，血压降低，尿量减少。

（2）代谢性酸中毒：中、重度脱水的患儿多有程度不同的代谢性酸中毒。导致代谢性酸中毒的原因主要是：腹泻丢失大量碱性物质；进食少和肠吸收不良，摄入热量不足，体内脂肪的氧化增加，酮体生成增多（酮血症）；血容量减少，血液浓缩，组织灌注不良和缺氧，乳酸堆积（乳酸血症）；以及肾血流量不足，肾功能减低，尿量减少，酸性代谢产物潴留等。患儿表现为呼吸深快、厌食、恶心、呕吐、精神萎靡，嗜睡，严重者意识不清，口唇樱红，呼气可有丙酮味。新生儿和小婴儿的呼吸代偿功能较差，酸中毒时其呼吸改变可不典型，往往仅有精神萎靡、拒食和面色苍白等。

（3）低钾血症：由于胃肠道分泌液中含钾较多（腹泻大便的含钾量为 17.9 ± 11.8 mmol/L），呕吐和腹泻可大量失钾；进食少，钾的摄入量不足；肾脏保钾的功能比保留钠差，在缺钾时，仍有一定量的钾继续排出。腹泻患儿都有不同程度的缺钾，尤其是久泻和营养不良的患儿。一般在脱水未纠正前因血液浓缩、尿少，血钾浓度多可维持正常。当输入不含钾的液体后，随着脱水的纠正，血钾被稀释、酸中毒被纠正和输入葡萄糖合成糖原使钾由细胞外向细胞内转移、利尿后钾排出增加、大便继续失钾。当血钾 <3.5 mmol/L 时，即可出现缺钾症状，主要表现为神经肌肉、循环、泌尿和消化系统症状。神经肌肉的兴奋性减低，精神萎靡、反应低下、四肢无力、肌腱反射减弱、腹胀、肠鸣音减弱、心音低钝。重者出现肠及膀胱麻痹、呼吸肌麻痹、肌腱反射消失、心脏扩大、心律不齐，可危及生命。心电图出现 U 波（高于 0.1 mV），T 波低平或倒置，ST 段下降。在同一导联中 U 波高于 T 波。缺钾还可使肾小管上皮细胞空泡变性，对抗利尿激素反应低

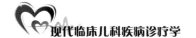

下，浓缩功能降低，尿量增加。根据血钾浓度不同，可分为轻度低钾（血钾<3 mmol/L），中度缺钾（血钾2~3 mmol/L）和重度缺钾（<2 mmol/L）。

（4）低钙和低镁血症：由于腹泻患儿进食少，吸收不良，从大便中丢失钙、镁，可使体内钙、镁减少，但一般多不严重。在营养不良和活动性佝偻病患儿，当脱水与酸中毒纠正后，血清钙降低至 1.74 ~ 1.87 mmol/L（7 ~ 7.5 mg/dL），离子钙减少至<1 mmol/L（4 mg/dL）易出现低钙症状，表现为神经兴奋性增高，面部肌肉抽动或惊厥，手足搐搦。极少数久泻和营养不良的患儿可出现低镁性手足搐搦症：表现为手足震颤，舞蹈病样不随意运动，烦躁不安。有些患儿出现心动过速及室性期前收缩。

（5）低磷血症：由于进食少，吸收不良、腹泻失磷（腹泻大便含磷量为11.3 mmol/L），腹泻患儿多有缺磷，尤其是久泻、营养不良或活动性佝偻病的患儿，轻、中度低磷血症多无症状，严重者低至<0.5 mmol/L（1.5 mg/dL）可出现嗜睡、精神错乱或昏迷、乏力、心音低钝、呼吸变浅、溶血和糖尿等。由于一般缺磷不重，进食后可恢复，无须另外补充磷盐。

（三）迁延性腹泻

腹泻持续2周至2个月者称为迁延性腹泻。多与营养不良和在急性期未彻底治疗有关，人工喂养儿多见。其机制如下。

（1）营养不良时，胃酸及消化酶分泌减少，酶活性降低，消化功能障碍，肠道下部的细菌易于上移和繁殖，分解食物使其发酵和腐败而致腹泻。

（2）感染性腹泻时，肠黏膜上皮细胞的损害使双糖酶尤其是乳糖酶缺乏，有时恢复较迟，甚至达1个月以上。

（3）全身或消化道局部免疫功能低下，肠道内原有感染不易清除，小肠内细菌易于繁殖。常伴有皮肤、泌尿道、呼吸道等的继发感染。病程久者，消化、营养状态及免疫功能更为降低，形成恶性循环。

（4）长期滥用抗生素引起肠道菌群失调，有时继发白色念珠菌、梨形鞭毛虫等感染。故凡迁延性腹泻，均应注意查大便中有无真菌孢子和菌丝以及梨形鞭毛虫的滋养体和包囊。

（四）慢性腹泻

腹泻持续2个月以上称为慢性腹泻。其病因繁杂，有时通称为难治性腹泻，包括一组具有不同程度、不同性质的慢性腹泻。可由下述密切相关的发病机制引起。

（1）正常细胞对水、电解质、营养物质的转运机制障碍。

（2）由于肠变短或黏膜疾病，可利用的吸收面积减少。

（3）肠运动加强。

（4）肠腔内未被吸收的活性分子使渗透压增加。

（5）肠通透性增加使得水分和电解质丢失。

三、诊断

（一）病史

详细询问病史是诊断腹泻病的关键，也是治疗的依据。常由于询问病史不详，妨碍了正确诊断而给予不必要的药物，尤其对非感染性婴儿腹泻，一般只要改善喂养方法、调整饮食即可达到制止腹泻的目的。询问病史应包括以下几方面。

1. 流行病学史

年龄、性别、居住环境、个别或集体发病、散发性或流行性、季节、最近有无腹泻病接触史等。如细菌性腹泻多发生在夏季、病毒性腹泻常在秋冬季节流行。霍乱更有流行病学病史。

2. 过去用药情况

长期接受广谱抗生素治疗的患儿，突然发生严重腹泻，须考虑金黄色葡萄球菌肠炎。长期接受广谱抗生素、激素或免疫抑制剂治疗的体弱患儿，出现难治性腹泻，粪便为黄色水样，有时呈豆腐渣状或有较多泡沫、带黏液、色绿者，应注意白色念珠菌性肠炎。

3. 粪便的性质

了解粪便的性质对诊断很有帮助。水样便应考虑病毒性肠炎、大肠埃希菌肠炎、金黄色葡萄球菌及某些中毒性肠炎等；黏液便多见于各种细菌性肠炎；脓血便则见于菌痢、鼠伤寒沙门菌肠炎及溃疡性结肠炎等病。淡黄色或绿色泡沫便见于糖及淀粉样食物进食过多、真菌感染（发酵）、胰酶缺乏及各种糖不耐受症。脂肪便为淡黄色油性，腐臭味。量多、发亮，在便盆内可滑动，在尿布上不易洗掉，表现脂肪消化不良。

4. 其他胃肠道症状

（1）腹痛：分泌性腹泻可无或只有轻度腹痛。严重腹痛以渗出性腹泻和侵袭性腹泻多见。腹痛的部位可能提示病变部位。小肠病变的疼痛位于脐周或右下腹（回肠）；结肠病变的疼痛多位于下腹部；痢疾的直肠受累则多有里急后重。腹泻而无腹痛，提示非炎症性肠功能紊乱。

（2）呕吐：吐出物多为不消化物，严重时吃什么吐什么。严重酸中毒时可呕吐咖啡水样物。轮状病毒性肠炎患儿呕吐常发生在腹泻之前。腹泻出现后呕吐持续 1~2 天停止。

5. 发热

各种肠炎可有不同程度发热。结肠炎发热尤为明显，可高达 39~40 ℃。

（二）体检

全面详细的体检对做出正确诊断有重要意义。

1. 脱水、酸中毒

一般腹泻患者可有不同程度脱水、酸中毒。体检可发现：表情烦躁或淡漠、昏睡，呼吸正常或深快、带果酸味口唇湿润或干燥、前囟和眼眶正常或凹陷，皮肤弹性正常或减低，脉搏正常或快弱，四肢温暖或厥冷，根据上述表现并结合腹泻次数和大便量、呕吐及尿量的多少来判断脱水、酸中毒的程度。

轻度脱水体重丢失 5% 以下，中度脱水 5%~10%、重度脱水 10% 以上。严重脱水者可出现低血容量性休克征。

2. 腹部检查

腹部呈舟状或膨隆，肠鸣音低或亢进，腹部压痛部位，有无包块及包块大小、部位、压痛、形状和移动性。

3. 腹泻伴全身性感染者

如肺炎、中耳炎、脑膜炎、肾盂肾炎、败血症者应全面查体，以发现相应体征。

（三）辅助检查

实验室检查对腹泻的病因诊断有决定性的意义。

1. 粪便检查

应检查患者首次或初期所排新鲜粪便，包括肉眼检查、排便量和气味。粪便的显微镜检查，包括涂片和痛原体染色。粪便常规检查见红细胞、白细胞、脓球、吞噬细胞者多属杆菌痢疾或侵袭性肠炎；查见寄生虫卵或原虫者如梨形鞭毛虫病或阿米巴痢疾；查见大量霉菌孢子及菌丝者为真菌性肠炎。

2. 粪便培养

腹泻应进行细菌培养。各种肠炎可培养分离出相关的病原。

3. 粪便的电子显微镜（电镜）检查

轮状病毒、诺瓦克病毒可用电镜检查粪便，明确诊断。

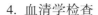

4. 血清学检查

用免疫血清学方法，形成抗原-抗体复合物，可以检测未知抗原或抗体。已采用的有免疫荧光测定（IFT），反相词接血凝试验（RIHAT）、乳胶凝集试验（LTA）、固相放射免疫试验（RIA）、对流免疫电泳试验（CIE）和酶联免疫吸附试验（ELISA）等多种方法，酶联免疫吸附试验敏感性较强特异性较高、方法简便，可在一般医院检验室应用，为轮状病毒肠炎的临床诊治和流行病学研究提供了较为可靠快速的方法。

5. 分子生物学检测

如聚丙烯酰胺凝胶电泳（PAGE）、聚合酶链反应（PCR）等检测法，可对核酸进行分析，以确定病原。PAGE法准确、快速，价廉，特别适合临床检验室。

6. 特殊检查

较少用于小儿急性腹泻病，对慢性腹泻的诊断有重要意义。

（1）十二指肠、空肠液检查有无寄生虫（梨形鞭形虫），作细菌分类和菌落计数，可了解肠道微生态有无变化。十二指肠黏膜活检，可观察组织学变化及测定双糖酶数量及活性。

（2）纤维结肠镜检查对慢性细菌性痢疾、阿米巴痢疾或慢性血吸虫病有鉴别诊断价值。

（3）X线钡剂灌肠可鉴别局限性肠炎、溃疡性结肠炎、肠吸收不良综合征等慢性腹泻病例。

（4）超声波检查：腹部B超对胃肠、肝胆的形态，占位性病变等提供形态学诊断依据。

（5）磁共振成像（MRI）：MRI对肝脏肿瘤，特别是肝脏恶性肿瘤与囊性病变的鉴别诊断很有意义。还可以用于炎性肠病及坏死性小肠结肠炎，淋巴瘤和外伤后肠壁血肿的诊断。MRI具有无放射损伤，检查无不适，无并发症等优点，但检查时间长，价格贵，临床只能选择使用。

（6）CT检查：在小儿腹部疾病的鉴别诊断中起重要作用，主要用于腹部包块、腹腔脓肿、外伤，肝、胰等疾病的诊断和鉴别诊断。

（7）病理检查：活体组织病理检查对腹泻的确诊具有决定意义。各种内窥镜的检查，使活检成为可能，为病理检查提供了材料，使病理与临床密切配合从而得出正确诊断。近年来通过胃肠道黏膜的组织学检查，对以下疾病的诊断取得了很大成绩。非热带性脂肪泻、炎症后肠病、牛奶及大豆蛋白不耐受、嗜酸粒细胞性肠炎、Crohn病、微绒毛包涵体病、急性出血性坏死性肠炎、先天性巨结肠等，通过组织学检查，为疾病的确诊提供了病

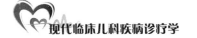

理诊断。

四、小儿腹泻的治疗

（一）治疗原则

小儿腹泻病的治疗包括有液体疗法、营养疗法、补锌疗法、抗菌疗法、中药疗法、肠黏膜保护剂疗法及微生态疗法等。

1. 急性腹泻病的治疗

对于急性腹泻病的治疗，在过去的历史中，产生了新旧不同的治疗观念，并随着对腹泻病的认识不断深入，逐渐发展和完善了腹泻病的治疗方法。主要有以下几点：腹泻患儿急需营养支持，认为禁食是有害的，要继续进食；认识到我国小儿腹泻发生脱水约90%是属于轻度或中度，采用ORS口服补液既经济又快捷，不需要过多静脉输液；抗生素仅对约30%侵袭性细菌感染（脓血便）有效，而对约70%（水样便腹泻）病毒性或产毒素性细菌感染无效，且有多种不良反应，滥用抗生素有害患儿健康。

新的治疗原则包括：继续饮食；预防脱水；纠正脱水；合理用药。

（1）液体疗法：脱水对患儿有危险，应及时评估，发现脱水及时纠正。

（2）药物治疗：急性水样便腹泻患儿（约占70%）多为病毒或产肠毒素性细菌感染，一般不用抗生素，只要做好液体疗法，患儿可自愈。采用中药或肠黏膜保护剂治疗可加快痊愈。对中毒症状较重的患儿，可先选用抗菌药物治疗。

黏液、脓血便患儿（约占30%）多为侵袭性细菌感染，选用一种当地有效的抗菌药，如用药48~72小时，病情未见好转估计有耐药，再考虑更换另外一种抗菌药物。

2. 迁延性、慢性与难治性腹泻

因迁延性、慢性腹泻常伴有营养不良和其他并发症，病情较为复杂，必须采取综合治疗措施。

（1）液体疗法：积极做好液体疗法，预防脱水，纠正水、电解质酸碱平衡紊乱。

（2）营养治疗：此类患儿多有营养障碍，继续喂养对促进疾病恢复，如肠黏膜损伤的修复、胰腺功能的恢复、微绒毛上皮细胞双糖酶的产生等，因此继续饮食是必要的治疗措施。

（3）药物治疗

①抗菌药物：应慎用，仅用于分离出有特异病原的患儿，并要依据药物敏感试验结果选用敏感抗生素。谨防加重微生态失衡。

②补充微量元素与维生素：锌、维生素 A、维生素 C、维生素 B、维生素 B$_{12}$ 和叶酸。同时给予微生态疗法。

③肠黏膜保护剂：为双八面体蒙脱石粉。适用于急性水样便腹泻（病毒性或产毒素细菌性）及迁延性腹泻。该药能吸附病原，固定毒素，然后随大便排出体外，并能加强胃肠黏膜屏障功能，促进肠黏膜的修复。常用有十六角蒙脱石（俗称思密达），现今已有国产双八面体蒙脱石粉，也可应用。每袋 0.3 g，剂量：<1 岁者，1/3 袋，每日 3 次。1~2 岁者，每次半袋，每日 3 次。2~3 岁者，每次半袋，每日 3 次。>3 岁者，每次 1 袋，每日 3 次。

④微生态疗法：腹泻时肠道内微生态系统严重失去平衡。肠道失去了厌氧菌的屏障与保护作用，从而有利于外来病原的侵袭与定植，促进腹泻病的发生。滥用抗生素则会加重菌群紊乱及微生态失衡。由此提出了腹泻病的"微生态疗法"。

微生态制剂：目的在于补充肠道益生菌群，恢复微生态平衡，重建肠道天然生物屏障保护作用。

常用有双歧杆菌、乳酸杆菌、粪链球菌、蜡样芽孢杆菌、地衣芽孢杆菌等。有效品种有：双歧三联活菌、丽珠肠乐、金双歧、促菌生、整肠生、乳酶生、妈咪爱等。其中双歧三联活菌、丽珠肠乐、金双歧等为双歧杆菌（肠道微生态的主要菌种），列为优选。这些制剂一定要保持有足够数量的活菌，没有活菌的制剂是无效的。微生态制剂即时止泻效果并不好，急性腹泻不要作为常规应用，适用于迁延与慢性腹泻伴有明显肠道菌群紊乱的患儿。

（二）腹泻病的体液平衡及液体疗法

人体大部分由体液组成，年龄越小身体所含体液量相对越多，新生儿体液约占其体重78%，至 1 岁降至占 65%，成年人占 60% 左右。体液不但含有蛋白质、葡萄糖、尿素等有机物质，更含有钠、钾、钙、镁及碳酸根、磷酸根等电解质。体液不断与外环境进行物质交换、代谢，即新陈代谢，但又通过机体各种生理调节，始终保持体液的相对稳定，即体液平衡，主要包括体液容量、渗透压、酸碱度及各种溶质成分的稳定，以保证组织细胞的各种生命活动得以正常进行。人体的渴感，肾脏、肺及内分泌（抗利尿激素、醛固酮、心钠素）的自动调节对体液平衡起着关键作用。外环境变化或多种疾病均可影响机体的体液平衡，当体液紊乱超过机体调节能力时，即可引起体液平衡失调，进而危及各组织器官的功能，此时常需进行液体疗法以纠正体液紊乱。在儿童胃肠道疾病尤其腹泻病是引起体液紊乱最常见原因。小儿尤其婴幼儿新陈代谢旺盛，机体调节能力差，更易引起较重的体液

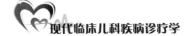

平衡失调。

1. 腹泻所致的体液平衡失调

由于每一个腹泻患儿的具体情况不同，所致的水、电解质紊乱并不完全相同，例如腹泻次数，粪便量及性状，是否伴有呕吐，是急性腹泻还是慢性腹泻，腹泻病的不同病原，患儿的年龄及营养状况，病后饮水或补液状况等均可影响患儿体液平衡情况，因此在补液前，首先需通过询问病史，全面体格检查及必要的实验室检查，对水、电解质紊乱做出正确的诊断，据此制定液体疗法的初步方案，并根据病情变化随时调整液体疗法的计划。液体疗法不当，有时反可加重或增加新的体液紊乱，甚至引起严重后果。

对腹泻所致的体液紊乱需作以下方面诊断。

（1）脱水及脱水程度：首先判定病人是否有脱水，如有脱水进一步判断病人脱水程度。脱水程度可根据发病前、后体重之差来估计，但由于不易获得病前精确体重数据及易受体重秤及操作误差的影响，实际难以实现。临床主要依据患儿病后出入量病史及体征来诊断。脱水首先引起细胞外液脱水，某些情况也可同时有细胞内液脱水。细胞外液脱水可分为组织间液及血液循环脱水。组织间液显著减少时，临床可表现为前囟、眼窝下陷，皮肤弹力差（捏起皮肤再松开手，正常时皮肤立即展平，脱水时展平时间稍延迟）；血液循环不足时，组织灌注不良，表现为脉搏增快、细弱，肢端凉，血压降低，尿量减少，精神萎靡，嗜睡等；细胞内液脱水表现为口腔黏膜干燥、泪液减少，烦躁，严重时引起肌张力增高，高热。

可将脱水程度分为轻、中、重三度，这些数据虽不十分精确，但已能满足临床基本需要，必要时可根据情况作适当调整，如消瘦的患儿脱水程度容易估计偏重，肥胖儿易估计不足；另外，脱水性质，即高或低渗脱水可对脱水表现产生一定影响。

（2）脱水的性质：由于患儿摄入及丢失的液体的钠、水不都等于正常体液的钠、水的比例，正常机体通过内分泌及肾的调节仍可维持体液的渗透压稳定，但如摄入、丢失液体的钠水之比过于悬殊，超过肾调节能力，尤其脱水较重，肾循环不良、少尿时，肾失去了调节能力，在脱水同时可引起体液渗透压的平衡失调。当失水与失钠按正常体液的比例丢失所致的脱水，体液渗透压仍维持不变时，称为等渗性脱水；脱水时失钠多于失水，使体液渗透压低于正常，称为低渗性脱水；失水多于失钠，使体液渗透压高于正常时，称为高渗性脱水。

体液钠离子浓度［Na^+］及其相应的阴离子浓度所产生的渗透压，相当于细胞外液电解质总渗透压的95%，故血钠的测定有助于推断体液渗透压的浓度。

细胞外液渗透压＝［Na^+］×2+10。血钠的正常值为：130～150 mmol/L，可用作估计体液渗透压的高低的参考，但不能完全取代病史及临床观察。机体细胞内、外液始终能保持动态平衡，所以测定细胞外液的渗透压一般也能间接反映细胞内液及总体液的渗透压。

①等渗脱水：即脱水时体液渗透压仍保持在正常范围，血［Na^+］＝130～150 mmol/L。因脱水时机体能通过肾、渴感及抗利尿激素等的调节，尽量使体液保持在等渗状态，所以临床绝大多数脱水都属等渗脱水，尤其脱水程度不十分严重时。等渗脱水在临床上又可细分为等渗偏高至等渗偏低不同范围。等渗脱水主要是细胞外液丢失，由于外液保持等渗，使细胞内液容量基本无明显改变，临床主要表现为细胞外液（组织间液及血液循环）减少的症状和体征。

②低渗性脱水：脱水时体液渗透压低于正常，称为低渗性脱水。其血［Na^+］<130 mmol/L。无论通过呕吐或腹泻丢失的液体，一般均为低渗液，至多接近于等渗，如霍乱，理论上不会引起低渗脱水。如果患儿通过饮水或输液使水的缺失得到部分补充，钠等电解质的缺失经多日未被补充，就有可能引起低渗性脱水。故低渗脱水多发生在粪便含电解质较高（如霍乱、痢疾），病程又迁延的患儿；腹泻日久，能饮水而又不吐的患儿，尤其是营养不良或3个月以下的婴儿。重症病例常因脱水时输入非电解质液或渗透压过低的溶液过多、过快所致。

③高渗性脱水：指脱水时体液渗透压高于正常，血［Na^+］>150 mmol/L。血钠虽高，患儿体内仍存在钠的丢失，只是失水相对多于失钠。

高渗性脱水时细胞外液渗透压高于细胞内液，细胞内的水分渗至细胞外，引起细胞内脱水，细胞外液脱水被外渗的细胞内液有所纠正，使患儿循环不良及组织间液脱水的体征相对较轻，容易引起对脱水程度估计不足。细胞内脱水表现为高热、烦躁、烦渴、口黏膜明显干燥、无泪、尿少、肌张力增高、腱反射亢进，严重时意识障碍、惊厥及角弓反张。脑组织中毛细血管内皮细胞与脑细胞紧密相连，无间质，脑细胞脱水时，水直接进入血循环，可引起颅内压降低，脑血管扩张，严重时发生脑出血或脑血栓形成，可危及生命或引起后遗症。近年有报告认为高渗脱水可引起脑脱髓鞘病，病人脑脊液中髓鞘基础蛋白浓度极度增高。

（3）酸碱失衡：腹泻患儿一般均伴有代谢性酸中毒。原因是：①肠内容含 HCO_3^- 较多，腹泻时可从粪便丢失，引起代谢性酸中毒；②脱水时尿少或无尿，可致体内酸性代谢产物不能排出；③腹泻时可因不能进食，饥饿引起酮症；④脱水严重循环不良时，组织缺氧，体内经无氧酵解途径代谢葡萄糖，产生乳酸增多。腹泻所致的代谢性酸中毒常可由上述一或多种因素共同引起。

轻症酸中毒无特异临床表现，较重时机体进行呼吸代偿，表现为呼吸加深、加快，尤其呼气深长。病人常表现为频繁呕吐，机体试图通过排出胃酸以减轻酸中毒。严重代谢性酸中毒可致精神萎靡、嗜睡，甚至昏迷、惊厥等神经症状，可致心肌收缩力及周围血管阻力降低而引起低血压。

血气分析显示：pH 值正常偏低（酸中毒）或低于正常（酸血症），$PaCO_2$ 降低，HCO_3^- 降低，二氧化碳结合力降低。

（4）电解质缺乏：腹泻可引起某些电解质缺乏而出现临床症状，其中以低钾血症最常见，偶见低钙、低镁血症。

①低钾血症：体内钾的 98% 以上存在于细胞内，细胞外液钾只占体内钾的不足 2%，血钾正常值为 3.5～5 mmol/L，低于此值即为低钾血症。腹泻时引起的低钾主要是由于腹泻时粪便及呕吐物中丢失大量钾，饥饿、少食时，钾摄入减少也可是原因之一。一般发生在 3 天以上的腹泻病人。虽然病人缺钾，但在脱水、酸中毒时，血钾往往在正常范围，这是因为脱水时尿少，钾不能通过肾排出，酸中毒及细胞受损时细胞内钾外流至细胞外液所致。当病人脱水、酸中毒被纠正过程中，反显示低钾血症及低钾症状，重症可危及生命。这是因为脱水、酸中毒被纠正时，细胞受损及酸中毒恢复，葡萄糖回到细胞内合成糖原及 H^+ 外流，均伴随 K^+ 进入细胞内，加上尿量恢复，钾从尿中丢失增加。

②其他电解质缺乏：临床罕见。腹泻合并活动性维生素 D 缺乏症的患儿，在纠正脱水及酸中毒过程中，可因游离钙降低而发生惊厥，需补充钙剂预防其发生。

迁延或慢性腹泻，营养不良患儿，在纠正脱水过程中发生惊厥，用钙剂治疗无效时，应考虑有低镁血症可能，此时查血镁常低于 0.8 mmol/L。

2. 补液常用的液体种类及其功能

补液常用液体可分为 3 类。

（1）非电解质溶液：包括饮用水及 5%～10% 葡萄糖液。其药理效应是：①补充由呼吸、皮肤所蒸发的水分（不显性丢失）及排尿丢失的水分；②可纠正体液的高渗状态；③不能用其补充体液丢失。

5% 葡萄糖液渗透压为 278 mOsm/L，接近血浆渗透压，不会像蒸馏水那样破坏红细胞，可安全地由静脉输入。葡萄糖在体内迅速被代谢而产生热卡及 CO_2，或转变为糖原储存于肝、肌细胞内，其实际效果同白水，可视为是无张力的液体。10% 葡萄糖液比 5% 溶液供给更多热卡，虽其渗透压较高，如由静脉缓慢滴入，葡萄糖可迅速被血液稀释，并被代谢，其效果基本与 5% 葡萄糖溶液类同。葡萄糖静脉输入速度应保持在每小时 0.5～0.85 g/kg，即每分钟 8～14 mg/kg，输入过快或溶液浓度过高，可引起高血糖及渗透性利尿。

（2）等渗电解质溶液：此类溶液的电解质渗透压在 300 mOsm/L 左右，接近体液的渗透浓度，其药理效应有：①补充体液损失；②纠正体液低渗状态及酸碱失衡，其含钾溶液可纠正低血钾；③不能用其补充皮肤、呼吸所挥发的不显性丢失及排稀释尿时所需的水。

（3）等渗电解质液不同比例的稀释液。

①1/2～2/3 张含钠注射液：除严重脱水、休克或低渗性脱水患儿宜首先用等渗含钠液快速静脉输入，以迅速补充血容量、恢复肾循环外，一般脱水临床常用等渗电解质液的稀释液进行补液，如用 5%～10%葡萄糖液将等渗含钠液稀释成 1/2～2/3 张溶液，这类溶液既能补充体液的累积损失，又可补充不显性丢失及肾排水的需要，有利于肾对水、电解质平衡的调节及排出体内堆积的酸性代谢产物，又可防止发生高钠血症。儿科常用的有以下几种。

②口服补液盐（ORS）：是世界卫生组织（WHO）推荐的配方。其成分是：氯化钠 3.5 g，碳酸氢钠 2.5 g，氯化钾 1.5 g，无水葡萄糖 20 g，用饮用水稀释至 1 L，少量多次口服。此液为 2/3 张电解质溶液。本品已有商品供应，价格低廉。

③生理维持液及其他维持液：虽也属等渗含钠液的稀释溶液，但渗透浓度一般≤1/3 张。主要能满足人体水及钠、钾的生理需要，适用于无脱水或脱水已纠正而尚不能正常进饮食的病人。生理维持液（也叫含钾1：4 液）配方是：5%～10%葡萄糖溶液 800 mL，生理盐水 200 mL，10%氯化钾 15 mL。目前市售的糖盐钾溶液，每 100 mL 含葡萄糖 8 g，氯化钠 0.18 g，氯化钾 0.15 g，即为此维持液，使用方便。如果患儿只需维持生理需要 1～2 天，尤其较大儿童或能部分进食者，也可用复方电解质 R4A 液或 1/4～1/3 张生理盐水作为维持液。

3. 腹泻患儿脱水、电解质紊乱的治疗

脱水、电解质紊乱防治的要点是：①及早恢复血容量及组织灌注，尤其是肾循环；②补充累积损失，即补充体液所失水及电解质，纠正酸碱失衡；③密切观察、记录患儿恢复情况，及时分析病情，随时调整补液方案。

（1）恢复血容量及组织灌注：有严重血容量及组织灌注不足症状、体征，如面色苍白、脉搏细弱、尿显著减少时，可立即静脉输入等渗含钠液，如 2：1 溶液，乳酸钠林格液或生理盐水（呕吐所致脱水）20 mL/kg，在 0.5～1 小时内快速输入，必要时可重复一次。在补液过程中，恢复肾循环及尿量具有十分重要意义，因为只有肾恢复功能后，才能对体液平衡进行调节，此时只要所补充液体大致符合机体需要，肾能保留所需，排出所余，保持体液平衡，使补液更为容易；肾循环未恢复前，过早给低渗溶液，尤其速度较快时，容易引起低钠血症。高渗脱水很少发生循环不良，一般不需补充等渗含钠液扩容。

如果病人脱水不十分严重，如中至轻度脱水，循环不良症状、体征不太严重，可直接

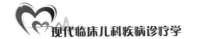

采用2/3张，甚至1/2张含钠液扩充血容量并补充累积损失，如可根据病情采用静脉或口服补液有助于防止发生高钠血症。

（2）补充累积损失：即纠正现已存在的脱水、电解质紊乱，需根据患儿的脱水程度、张度、有无酸碱失衡及低钾等情况，有计划地进行。

①补充累积损失的液量：主要根据患儿脱水程度及年龄。≤2岁婴幼儿轻度脱水补充30~50 mL/kg，中度缺水补充50~90 mL/kg，重度缺水补充100~120 mL/kg；2岁以上儿童轻、中、重度脱水分别补充<30 mL/kg、30~60 mL/kg、90 mL/kg。上节所述恢复血容量的输液量均包括在此累积损失液量内计算。低渗脱水细胞外液脱水相对较重，临床容易将脱水程度估计过高，补充累积损失的液量可略减少，如估计为重度脱水时，可按中度脱水补充；反之，高渗性脱水时，易将脱水程度估计过低，补充累积损灭的量可略增加。

②补充累积损失液体的张度及速度：上述累积损失补液总量常可分批输入，每批20~30 mL/kg，开始时液体张度宜高一些，速度快一些，以后张度及速度均适当降低，即所谓："先浓后淡，先快后慢"。但补充累积损失液体的总张度：等渗脱水按1/2~2/3张液补充；低渗脱水按2/3张~等张液补充；高渗性脱水按1/3~1/2张液补充。等渗及低渗性脱水累积损失宜在8~12小时内补足，输液速度相当于每小时8~10 mL/kg。高渗性脱水体内仍缺钠，只是失水多于失钠，故仍应补充低渗含钠液，如所补充液体张度过低（如仅输葡萄糖液），速度过快，血钠下降过快，会引起急性脑水肿而发生惊厥等症状。血钠下降速度以每小时不超过1~2 mmol/L，每天不超过10~15 mmol/L为宜。高渗性脱水患儿有尿后，在所输液体中，加入适量钾盐，既可提高所输液体的渗透压，又不增加过多的钠负荷。例如对无血容量及组织灌注明显不足的病人，可先输1/2张含钠液，如2:3:1液，病人有尿后，再用1/4~1/6张含钠液内加氯化钾，使氯化钾浓度达0.15%（0.1%~0.3%）继续补充累积损失，这种液体总的渗透浓度相当于1/3~1/2张液（渗透浓度为110~135 mOsm/L）。也可用生理维持液或复方电解质葡萄糖液M3B补充。高渗脱水补充累积损失的速度不宜过快，每小时5~7 mL/kg为宜，有人主张累积损失在48小时内补足，这样每日输液量为1/2累积损失+每日生理需要。

③酸碱失衡的纠正：临床上以代谢性酸中毒最常见，应在补充累积损失的过程中，同时纠正酸中毒。多数患儿酸中毒在输入2:1液或稀释液补充累积损失过程中可被纠正。因这类液体含HCO_3^-有助于酸中毒的纠正，另外，补充累积损失时随着组织灌注及肾循环的恢复，葡萄糖的供给，体内酸性代谢产物经尿排出，酮酸及乳酸被代谢为CO_2，酸中毒可自行纠正。

④钾及其他电解质的补充：腹泻日久（如≥3天）的患儿可因饮食不足及腹泻丢失钾

引起体内钾缺少，如不补充钾，患儿可在补液过程中出现低钾血症症状，严重时甚至可危及生命，这类患儿可在补充累积损失有尿后，进行补钾。静脉输入氯化钾溶液其浓度不宜超过 0.3%，必须待患儿有尿后缓慢滴入，否则易引起高血钾症，快速从静脉注射钾盐，可致心搏骤停，必须绝对禁忌。一般可在患儿有尿后用改良达罗溶液的稀释液或复方电解质葡萄糖 RzA 或复方电解质葡萄糖 M_3B 液继续补充累积损失；也可口服 10%氯化钾溶液，每日 200~250 mL/kg，分 6 次，每 4 小时 1 次，口服钾盐较静脉补钾安全，适用于缺钾不十分严重的病例。钾是细胞内电解质，缺钾完全纠正常需数日，待患儿进食热卡达基础热卡时，即可停止补充钾盐。合并有活动性维生素 D 缺乏症的患儿，需口服维生素 D 及碳酸钙治疗，如在补液过程中发生手足搐搦，可静脉输注 10%葡萄糖酸钙 1~2 mL/kg，一次量最多不超过 10 mL，可稀释 1 倍或 1 倍以上或加入小壶内缓慢滴注，切忌直接快速推注。

腹泻引起低镁血症极为少见，一般发生在慢性腹泻，如补液过程中发生惊厥，用钙剂治疗无效，应考虑有低镁可能。低镁患儿可深部肌内注射 25%硫酸镁，每次 0.2~0.4 mL/kg，每日 2~3 次，共 2~3 天。有肾功能不全的病人应慎用。

⑤补液途径：口服补液是最简便、经济、安全，又符合生理的补液途径，ORS 在我国经多年临床应用，已证明对绝大多数腹泻轻至中度脱水有良好效果。

用 ORS 或 RO-ORS 补充累积损失液量，同样需根据脱水程度，少量多次喂服，轻度脱水约按 50 mL/kg，在 4 小时内喂入，中度脱水按 60~90 mL/kg 在 6 小时左右喂人。有人采用鼻胃管滴入胃内，认为安全有效适用于经口喂服有困难的患儿。重度脱水、呕吐频繁、意识障碍、新生儿一般不宜采用口服补液。但近年有人用 RO-ORS 治疗新生儿及 2 个月以下的腹泻脱水患儿也取得较满意效果。

胃肠外输液，以静脉输液效率最高，临床最常采用。其缺点足输入液量及电解质不能受病人渴感调节，因此输入液体必须经严格计算，无计划的输液，常会造成新的水、电解质紊乱，有一定危险性。灌肠输液、皮下输液效率低，已被淘汰。骨髓腔或腹膜腔输液虽能较快被吸收，但操作复杂，易于引起感染，不宜常规采用。

（3）密切观察、记录病情：输液过程中应密切观察、记录患儿恢复情况，包括每天测体重，随时记录出入量，观察各种症状、体征恢复情况及有无并发症发生，如腹胀等低钾表现。必要时测尿比重、血钾、钠、氯及尿素氮、肌酐等。每数小时应评估一次病情，以便必要时随时调整输液计划。

4. 防止再发生新的脱水及电解质紊乱

（1）体液继续丢失的补充：患儿开始补液后，大多数仍继续有不同程度的体液异常丢失，如腹泻、呕吐，这部分丢失如不给予及时补充，又会发生新的脱水、电解质紊乱。补

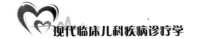

充继续丢失的原则是异常丢失多少及时补充多少。但腹泻丢失量实际不易收集测量，一般可按每天 10~40 mL/kg 估计，用 1/3~1/2 张电解质液补充，可及时加入补充累积损失的液体或生理维持液中补给，也可用口服补液盐补充。

（2）体液生理需要的维持：正常人体不断通过皮肤蒸发、出汗、呼吸、排尿及正常粪便丢失一定量的水及电解质。这些丢失需及时补充，称为体液的生理需要。机体的生理需要与代谢热卡相关。

机体每代谢 100 kcal（418.4 kJ）热卡约需水 150 mL。由于食物代谢或组织消耗内生水约 20 mL/100 kcal，故实际需外源补充水可按 120~150 mL/100 kcal 估计，最低也不能低于 100~120 mL/100 kcal。环境温度、湿度、对流条件改变或机体情况变化，如体温升高、呼吸增快等均可影响上述生理需要量。例如体温高于 37℃，每超过 1℃ 需增加生理需要液量 12%，多汗增加 10~25 mL/100 kcal。

患儿如能部分进饮食，进食液量需从生理需要量中扣除。如已能基本正常进饮食，则无须再补充生理需要。

（三）腹泻病的营养疗法

腹泻病是一种多病因、多因素引起的儿科常见病。病程不超 12 周者为急性腹泻，持续 2 周以上为迁延性腹泻，2 个月以上则为慢性腹泻。国外将腹泻持续 2 周以上称为慢性腹泻。慢性腹泻病多由急性腹泻迁延不愈而引起吸收不良、营养不良、反复继发感染的临床综合征，多见于 5 岁以下儿童。因腹泻易引起消化吸收不良而导致营养不良、免疫功能低下。营养不良反过来又加重腹泻，而形成恶性循环状态，严重影响患儿体格与智力发育，是小儿腹泻病致死的重要原因。研究表明，小肠黏膜结构和功能持续损害及正常修复机制受损是小儿腹泻迁延不愈的重要原因。肠道营养有利于肠黏膜损伤的修复和肠功能的恢复，而禁食和长期肠道外营养对机体不利。因此，如何采取有效的营养支持疗法对于缩短腹泻病程、避免患儿营养不良及生长发育障碍、降低腹泻患儿的病死率具有重要意义。

1. 肠道消化与营养物质吸收

（1）小肠解剖和生理因素：小肠是消化和吸收的主要部位。小肠黏膜刷状缘上具有许多消化物质不可缺少的酶类，使营养物质能充分地被消化；同时，食糜在小肠内停留时间较长（3~8 小时），小肠吸收面积巨大，加上小肠的蠕动和绒毛的运动，都使营养物质能与黏膜面保持密切的接触，为小肠黏膜充分吸收各种营养物质创造有利条件。

（2）消化和吸收的三个时期。

腔内期：营养物质经肠腔内消化酶的作用，使其理化性状变为准备吸收的状态。即指释放入十二指肠的胰酶对脂肪和蛋白质的水解以及脂肪被胆盐溶解。

黏膜期：被部分消化的营养物质进一步在上皮细胞刷状缘水解、吸收到肠上皮细胞和准备运送出固有膜。包括：①刷状缘双糖酶对糖的水解；②单糖、脂肪酸、单酰甘油、小肽和氨基酸的上皮细胞转运；③三酰甘油和胆固醇在上皮细胞内形成乳糜微粒。

运送期：已吸收的营养物质从固有膜经淋巴或门静脉血流运送到体循环。

这三个时期中任何一个环节受干扰都可引起一种或多种营养物质的消化和吸收不良。

（3）三种主要营养物质的消化和吸收过程。

①脂肪的消化和吸收：食物中的脂肪主要为长链三酰甘油，吸收部位主要在小肠上段，其消化吸收必须有胆盐、胰酶的协同作用。胆盐使食物中的脂肪乳化成微胶粒，使其与小肠黏膜的接触面大大增加，同时促进胰脂肪酶的分泌。胰脂肪酶将长链三酰某油分解为脂肪酸和单酰甘油，其产物少量直接经门静脉吸收，大部分进入肠黏膜细胞再酯化成三酰甘油。再酯化的三酰甘油与胆固醇、磷脂、β脂蛋白结合，形成乳糜微粒经由肠淋巴管吸收。中链三酰甘油水解速度快，不需要再酯化，而且在缺乏胆盐和胰酶时也能吸收。

②糖的消化与吸收：食物中的糖，在成年人主要为淀粉，在婴儿主要为乳糖。淀粉为多糖，需先经淀粉酶分解为寡糖或双糖。乳糖为双糖，需经位于肠黏膜上的双糖酶将其分解为单糖而转运吸收。正常情况下，摄入的糖几乎全部在小肠内吸收。

③蛋白质的消化与吸收：胃蛋白酶可使食物中的蛋白质分解为胨，但蛋白质的消化吸收主要在小肠内进行。小肠中的肠激酶能使胰蛋白酶原激活为胰蛋白酶，后者与糜蛋白酶、弹力蛋白酶一起使胨分解为短链的肽类，然后在胰羧肽酶作用下进一步水解为小肽（二肽、三肽）和中性氨基酸，再经肠黏膜刷状缘肽酶水解为游离氨基酸经门静脉吸收。

正常情况下，当食糜到达小肠末端时，氨基酸一般都已被吸收。

2. 腹泻时肠道病理生理改变

腹泻引起消化吸收不良的原因可简单分成两类：肠腔内因素，如胰腺分泌和胆汁分泌；黏膜因素，如黏膜转运和分泌功能、黏膜完整性、黏膜面积和结构。前者主要与消化过程有关，而后者与消化和营养物质的跨膜转运有关。许多情况下两种因素常同时并存。其病理生理机制有以下几点。

（1）肠黏膜结构受损：腹泻可引起肠黏膜结构受损，如肠细胞溢出、脱落增加、隐窝上皮细胞更新加速，黏膜再生时间不足，使绒毛萎缩。慢性腹泻的病理变化有：电镜显示绒毛萎缩呈峰状、脑回状，严重者为扁平状，表面坏死或微小溃疡；小肠细胞质溢出增加，呈胞状或囊泡状；由于胞质溢出，失去与邻近细胞的联系而被排出，使细胞脱落增加；上皮细胞表面微绒毛改变及糖萼的丢失，使微绒毛暴露、缩短、破损、稀疏及排列紊

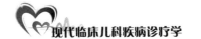

乱；未成熟上皮细胞增加，呈柱状，微绒毛稀少及糖萼减少，胞质内大量游离核糖体，内质网减少、发育不全，细胞核相对减少；细胞器的病变有溶酶体（多管体、自噬体）和线粒体增多、肿胀，以及内质网肿胀，游离糖体增加，有的可见空泡变性。

（2）肠黏膜功能受损：由于绒毛萎缩，酶活性降低、肠道有效吸收面积减少、黏膜转运能力下降，营养物质消化吸收、分泌能力受损而导致吸收不良；同时肠道黏膜屏障功能受损、免疫力低下，使病情迁延；各种胃肠激素（如促胃液素、胰多肽、胆囊收缩素等）产生减少，致黏膜营养作用降低；腹泻导致大量蛋白质及其他营养物质丢失，使营养不良状态持续，黏膜生长恢复不良；蛋白质不足引起继发性胰腺功能不良；细菌过度生长，尤其十二指肠内厌氧菌和酵母菌过度繁殖，大量细菌对胆酸的降解，使游离胆酸浓度大为增加，损害小肠细胞，同时也阻碍脂肪微粒形成。

（3）免疫系统改变：细胞免疫功能低下，分泌型抗体、吞噬细胞功能和补体水平均降低，因此增加了对病原和食物蛋白抗原的敏感性。另外，由于肠吸收不良可降低微量元素铁、锌、硒的吸收和生物活性，而使 T 淋巴细胞功能受抑制，同时导致维生素 A 和维生素 D 摄入不足及吸收障碍，进一步使免疫功能减弱，造成病情迁延不愈或反复感染。

（4）腹泻与营养不良互为因果形成恶性循环：腹泻常因为呕吐、厌食，使营养素摄入不足，同时吸收减少、丢失增加。由于营养素缺乏，使胃黏膜萎缩，胃液酸度降低，使胃杀菌屏障作用明显减弱；胃液和十二指肠液中的细菌和酵母菌大量繁殖，十二指肠和空肠黏膜变薄，肠绒毛萎缩、变性，细胞脱落增加，双糖酶尤其是乳糖酶活性及刷状缘肽酶活性降低，以致对糖不耐受，加上小肠吸收面积减少，引起各种营养物质的消化吸收不良。

肠腔内营养物质可通过直接和/或间接的效应而发挥作用。①维持肠黏膜结构和功能完整性；②增加肠道血流量；③促进肠道吸收功能；④增强肠黏膜屏障功能；⑤改善肠道运动功能；⑥引起多种胃肠激素释放；⑦减少细菌及内毒素易位。这对于肠黏膜的修复和肠功能的恢复具有重要的作用。

3. 营养治疗

营养治疗的首要原则是继续摄取合适的营养素以维持正常的生长与发育，其主要内容：①在饮食中暂时减少动物奶（或乳糖）的量，少量多餐；②为促使受损肠黏膜修复和改善营养状况，供给足够能量、蛋白质、维生素和矿物质；③避免给予加重腹泻的食物或饮料；④在恢复期保证小儿食物的摄入足以纠正营养不良；⑤监测体重、身高变化，及时评估营养状况。营养治疗可分为饮食治疗、肠道内营养和肠道外营养三大类。

（1）饮食治疗：继续喂养对肠黏膜损伤的修复、肠功能和胰腺功能的恢复等是必要的治疗措施。尽早给予胃肠道喂哺，有助于小肠绒毛形态学改善、双糖酶活力的恢复。对慢性腹泻患儿，适当增加膳食中的脂肪，有利于病情的改善，因为脂肪能供给充足的能量，而且通过胃肠道激素的作用，抑制了肠的蠕动和排空。要是患儿的脂肪摄入受到严格限制，不妨把脂肪摄入量提升到占每天总热量的40%。

（2）肠道内营养：肠道内营养（EN）疗法是经胃肠道采用口服或管饲来提供营养基质及其他各种营养素的临床营养支持方法。EN必须经过肠道来完成，营养液中的各种营养成分，只有经小肠吸收后才能被机体利用，产生营养效果。对肠道具有明显保护作用的营养素主要有谷氨酰胺、精氨酸、ω-3多聚不饱和脂肪酸、核糖核酸、食物纤维及短链脂肪酸等，这些物质对维持胃肠道黏膜的正常功能、防止细菌易位、提高机体免疫功能及调节机体代谢反应具有重要意义。

（3）肠道外营养：少数严重腹泻病例口服营养物质不能耐受，可采用静脉营养，又称为肠道外营养（PN）。PN也适用于坏死性小肠结肠炎、假膜性肠炎、严重的难治性腹泻等。静脉营养对提高危重患儿救治成功率和小儿生存质量确有显著作用。

（4）EN和PN疗法的联合应用：长期PN患者予小量EN，可提供必要的肠内刺激、保护肠屏障功能、减少细胞因子释放、维持肌肉体积、改善氮平衡。PN期间辅以少量EN，能使PN更加完善，减少许多并发症，EN的量即使很少也是非常有益的。EN同时加用PN，以补充EN所不能提供的营养素量。一般利用周围静脉PN即可，待EN能提供足够营养素时，停用PN。对于危重患者，EN和PN一样可提供足够营养素，使患者获得正氮平衡。

第三节　急性肝功能衰竭

急性肝功能衰竭（AHF）是由多种原因引起的急性、大量肝细胞坏死，或肝细胞内细胞器严重功能障碍，致短期内进展至肝性脑病的一种综合征。AHF不仅是肝脏本身器官的严重病变，同时机体可发生肝性脑病、微循环障碍、内毒素血症、凝血功能障碍、肾功能衰竭等多方面的病理生理变化，具有病情危重、发展迅速、病死率高等特点，对本病加强监护、早期诊治、控制病情变化、积极防治并发症，是提高存活率的关键。

一、诊断

（一）病史

小儿AHF常见的病因有：①病毒感染，如甲型、乙型、丙型、丁型和戊型肝炎病毒引起的重症肝炎。其他病毒有单纯疱疹病毒、巨细胞病毒、柯萨奇病毒等。②中毒，包括

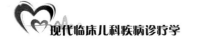

对乙酰氨基酚（扑热息痛）、异烟肼、利福平、四环素等药物，毒蕈等食物，以及四氯化碳等化学物质中毒。③代谢异常，如肝豆状核变性、半乳糖血症、酪氨酸血症、IV 型糖原贮积症等。④肝缺血缺氧，如急性循环衰竭、败血症引起休克等。⑤其他，如 Reye 综合征等。

（二）临床表现

1. 黄疸

黄疸出现后于短期内进行性加深是一特点，但 AHF 发生于 Reye 综合征时，则大多无黄疸存在。

2. 消化道症状

如食欲低下，频繁恶心、呃逆或呕吐，明显腹胀和腹水。

3. 精神神经症状

即肝性脑病征象。早期有性格行为异常，短期内可进展为嗜睡、烦躁和谵妄，重者昏迷、抽搐及出现锥体束损害体征。扑翼样震颤是肝性脑病具有的特征性表现之一，但在儿童中不常见到。成人肝性脑病症状分为 4 级，而小儿 AHF 进展极快，故一般根据昏迷出现的情况分为早期肝性脑病、肝性脑病（肝昏迷）及晚期肝性脑病。

4. 肝臭与肝脏缩小

肝臭是体内由于含硫氨基酸在肠道经细菌分解生成硫醇，不能被肝脏代谢而从呼气中排出所致。肝脏进行性缩小提示肝细胞已呈广泛溶解坏死。

5. 并发症

可有脑水肿、出血，肝肾综合征，低血压、心律失常，低氧血症，肺水肿，低血糖，水、电解质和酸碱紊乱，以及继发性感染等。AHF 时肝外并发症可促进 AHF 的进展，并成为 AHF 的主要致死因素。

（三）辅助检查

1. 肝功能检查

血清总胆红素一般在 171.0 μmol/L 以上，以直接胆红素升高为主。血清转氨酶活性随总胆红素明显升高，若病情加重，反而降低，呈现"胆酶分离"现象。

2. 人血白蛋白及血胆固醇下降

血尿素氮及肌酐增高，血糖降低或正常，可出现代谢性酸中毒、碱中毒以及低钾、低钠血症等。

3. 凝血功能检查

凝血酶原时间延长，凝血酶原活动度<40%，血浆纤维蛋白原降低等。

4. 血氨增高

较成人少见。

5. 病原学检查

如检测血清病毒性肝炎相关抗原或抗体，有助于病毒性肝炎的病因诊断。

6. B 型超声检查

可监测肝、脾：胆囊、胆管等器官大小及有无腹水等。

7. CT 检查

可观察肝脏的大小改变。

二、治疗

治疗原则：维持重要器官功能直至肝再生；维持营养，抑制肝细胞坏死和促进肝细胞再生；防治脑水肿、出血等各种并发症。

（一）支持疗法

注意绝对卧床休息。AHF 患儿必须限制脂肪摄入、减少蛋白质供给，但又得提供足够的热量，一般为每日提供热量为 125.5～167.4 kJ/kg（30～40 kcal/kg）。饮食可给予米汤或藕粉等碳水化合物。昏迷者鼻饲高渗葡萄糖液，或静脉滴注 10%～15% 葡萄糖液。对于难以通过胃肠道提供足够热量者，可采取全胃肠外营养。同时适量给予维生素，如维生素 B 族、维生素 C、维生素 K 等。酌情每日或隔日静脉滴注新鲜血、血浆及白蛋白，不仅可补充白蛋白，促进肝细胞再生，还可提高免疫功能，防止继发感染的发生。

（二）促进肝细胞再生

1. 促肝细胞生长素

本品是从新鲜乳猪肝脏中提取的一种小分子量多肽物质，其作用机制为：刺激肝细胞 DNA 合成，促进肝细胞再生；保护肝细胞膜；增强肝脏细胞功能，提高清除内毒素的能力；抑制肿瘤坏死因子（TNF）活性的诱生；对 T 细胞及自然杀伤细胞有免疫促进作用；抗肝纤维化。目前国内已广泛推广应用，用法：20～100 μg 加入 10% 葡萄糖液 100～200 mL 静脉滴注，每日 1 次，疗程视病情而定，一般为 1 个月。

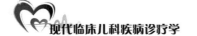

2. 胰高血糖素—胰岛素

两者共同作用是防止肝细胞继续坏死和促进肝细胞再生，并有改善高血氨症和降低芳香氨基酸的作用。用法：胰高血糖素 0.2~0.8 mg，胰岛素 2~8 U，加入 10% 葡萄糖液 100~200 mL 中静脉滴注，每日 1~2 次（亦可按 4 g 葡萄糖给予 1 U 胰岛素，0.1 mg 胰高血糖素计算），疗程一般为 10~14 天。

3. 人血白蛋白或血浆

AHF 肝脏合成白蛋白的功能发生障碍，输入白蛋白，能促进肝细胞再生，并能提高血浆胶体渗透压，纠正低蛋白血症，防止或减轻腹水与脑水肿，还可结合未结合的胆红素，减轻高胆红素血症。输入新鲜血浆能提高血清调理素水平，调节微循环，补充凝血因子，促进肝细胞再生。用法：白蛋白每次 0.5~1.0 g/kg，血浆每次 50~100 mL，两者交替输入，每日或隔日 1 次。

（三）改善微循环

1. 前列腺素

可抑制血栓素合成，扩张血管，抑制血小板聚集，改善微循环，增加肝血流量；还可抑制 TNF 释放，保护肝细胞膜及细胞器，防止肝细胞坏死。用法：50~150 μg 溶于 10% 葡萄糖液 100~200 mL 中缓慢静脉滴注，每日 1 次，疗程 2 周。

2. 山莨菪碱（654-2）

能阻滞 α 受体，兴奋 β 受体，调节 cAMP/cGMP 比值而调整免疫功能，解除平滑肌痉挛，扩张微血管，改善微循环，从而减轻肝缺血及免疫损伤，阻滞肝细胞坏死。用法：每次 0.5~1.0 mg/kg，静脉注射，每日 2 次，7~21 天为 1 个疗程。

（四）并发症的处理

1. 防治肝性脑病

（1）饮食：食物中的蛋白质是肠道细菌产氨及其他含氮毒物的主要来源，蛋白质在肠道中经细菌分解产生氨和其他含氮毒物，从而诱发和加重肝性脑病，故宜限制饮食中蛋白质摄入量。

（2）清洁肠道以减少氨的产生和吸收：①口服新霉素、头孢菌素类抗生素或甲硝唑抑制肠道内细菌，以减少氨的产生；②应用生理盐水做清洁灌肠，然后用食醋 15~20 mL 加生理盐水 50~100 mL 保留灌肠，使肠道保持酸性环境，从而减少氨的吸入；③应用乳果糖 1~1.5 g/（kg·d），分 3 次口服或鼻饲，也可配成液体保留灌肠，乳果糖在小肠内不吸收，至结肠经细菌作用分解为乳酸和醋酸，使肠道酸化以阻碍氨的吸收，并能抑制肠道某些细菌，而减少蛋白质分解。

（3）降低血氨：过去常用谷氨酸钠、谷氨酸钾、精氨酸等去氨药物，但精氨酸对严重肝功能障碍者效果并不明显，已较少应用。目前常用 10%的门冬氨酸钾镁溶液 10～20 mL，加入葡萄糖液中静脉滴注，每日 1～2 次。该药在鸟氨酸循环中与氨结合形成天冬酰胺，转运至肾脏进行脱氨，此降氨作用较谷氨酸等为优。

（4）调整氨基酸代谢失衡：血浆和脑脊液中支链氨基酸减少与芳香族氨基酸增加，是肝性脑病的发病因素之一。现今临床常用六合氨基酸 50～100 mL/d，可用 10%葡萄糖液 50～100 mL 稀释后缓慢静脉滴注，每日 1～2 次，疗程 14～21 d。

（5）恢复正常神经传导介质：在肝性脑病时，可能是因神经系统的神经传导介质多巴胺的缺少所致，而应用左旋多巴可通过血脑屏障进入脑内，经多巴胺脱羧作用形成多巴胺，可取代羟苯乙醇胺等假性神经传导介质，对肝昏迷有较好疗效。用法：左旋多巴口服或鼻饲剂量为每次 0.125～0.5 g，每日 3～4 次；静脉剂量为每次 5～10 mg/kg，每日 1～2次，加入葡萄糖液中滴注。

（6）其他：近有氟马西尼、苯甲酸钠、苯乙酸钠、醋酸锌等应用于肝性脑病的治疗，需待进一步积累临床经验。

2. 防治脑水肿

应严格限制输入液量，维持体内水的负平衡。有脑水肿时，应及时采用高渗脱水剂降低颅内压，如 20%甘露醇静脉推注，每次 1～2 g/kg，4～6 h 1 次。

3. 防治出血

（1）补充凝血物质，可输入新鲜血及血浆，应用维生素 K110 mg 肌内注射或静脉滴注、每日 1～2 次。

（2）DIC 的治疗：有 DIC 时应及早予以肝素抗凝治疗，每次采用 125 U/kg，每日 1～2次，直至出血被控制。近年来认识到肝素的抗凝作用需要血浆辅助因子抗凝血酶Ⅲ（AT-Ⅲ）的参与。AHF 时，AT-Ⅲ往往缺乏，因此应用肝素时，主张同时应用 AT-Ⅲ，剂量为30 U/（kg·d）静脉输入。

（3）对症止血：如消化道出血者可应用奥美拉唑、凝血酶、奥曲肽等针对性治疗。

4. 防治肾功能衰竭

应去除低血钾、出血、感染等诱因，防止血容量不足，避免应用肾毒性药物。一旦发生急性肾功能衰竭，则应严格控制液体入量，酌情考虑血液透析或腹膜透析治疗。

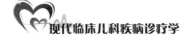

5. 控制感染

AHF 患儿由于免疫功能低下，极易继发各种感染，除严密隔离、室内定时消毒外，发现感染征象时，应早期选用抗生素治疗，应避免使用损害肝、肾的抗生素，一般多采用青霉素类、头孢菌素类、氟喹诺酮类。但头孢哌酮可干扰肝脏凝血酶原合成，可加重出血倾向，故不宜采用。真菌感染可因霉菌种类和感染部位不同，选用制霉菌素、氟胞嘧啶和氟康唑等。

6. 纠正水、电解质及酸碱失衡

AHF 患儿每日进液量以体表面积计算应控制在 1200 mL/m²。有脑水肿时，最好使患儿处于轻度脱水状态，并根据肾功能和周围循环状况予以调整，患儿体内血醛固酮由于不能补肝脏代谢而升高，有时抗利尿激素也增高，加上患儿伴低蛋白血症，因此常有水潴留、低钠血症。低钠血症的治疗主要采取限制水的摄入，如每日给水限制在 800~1000 mL/m²，直至血钠维持在 130 mmol/L 以上。如血钠低于 120 mmol/L，出现神志障碍、惊厥时，可用 3% 氯化钠 6~12 mL/kg 静脉注射 1 次，以提高血钠 5~10 mmol/L。开始治疗时还应补钾，因为 AHF 时，体内产生醛固酮增加，且肝细胞坏死，钾丢失较多，但要注意肾功能情况，当并发肾功能衰竭时，反而会形成高钾血症。

AHF 早期，常因呼吸中枢受刺激而发生通气过度，引起呼吸性碱中毒，一般不需特殊处理。低氯、低钾等亦可致代谢性碱中毒，此时体内产氨增多，并使氨易于进入脑内，使肝昏迷加重，治疗时除注意钾、氯的补充，可采用精氨酸治疗。AHF 晚期亦可发生代谢性酸中毒，主要由于糖代谢紊乱引起高乳酸血症所致。治疗上可给予小量胰岛素，每次 2~4 U，同输入 5%~10% 葡萄糖液，常可收效。

（五）其他治疗

1. 人工肝支持系统（ALSS）

应用 ALSS，旨在清除血中毒性物质，争取延长其生存时间，让残存的肝细胞迅速再生，逐渐代偿丧失的肝功能，最终达到恢复。目前 ALSS 有血液透析、血液灌流、离体肝灌流、血浆分离、全身清洗疗法等几种方法，但由于 AHF 的发病机制很复杂，ALSS 与理想的人工肝还存在很大的差距，并且其方法和设备复杂，国内目前尚难开展。

2. 肝脏移植

适应证为：①年龄<11 岁；②重症的乙型肝炎、非甲非乙型肝炎，或药物性肝炎；③肝性脑病深度昏迷>7 天；④血清总胆红素>300 μmol/L；⑤凝血酶原时间>50 s。有以上 5 项中的 3 项者，或凝血酶原时间>100 s 者，无论其肝昏迷程度如何，均适应做肝移植。我国因经济和技术等方面限制，小儿肝移植应积极创造条件开展。

第六章 现代临床儿科循环系统疾病诊疗

第一节 感染性心内膜炎

一、概述

感染性心内膜炎（infective endocarditis，IE）是由于致病微生物直接侵袭心内膜而引起的炎症性疾病，在心瓣膜表面形成的赘生物中含有病原微生物。引起心内膜感染的因素有：①病原菌侵入血流，引起菌血症、败血症或脓毒血症，并侵袭心内膜。②先天性或后天性心脏病患儿，尤其在心脏手术后，有人工瓣膜和心内膜补片者，有利于病原菌的寄居繁殖。③免疫功能低下如应用免疫抑制剂、器官移植应用细胞毒性药物者易发病。致病微生物主要为细菌，偶见霉菌、病毒、立克次体。近 20 年来，本病在小儿有显著增多的趋势。根据起病缓急和病情程度，本病可分 2 类。①急性感染性心内膜炎：原无心脏病，发生于败血症时，细菌毒力强，病程小于 6 周。②亚急性感染性心内膜炎：在原有心脏病的基础上感染毒力较弱的细菌，病程大于 6 周。随着抗生素的广泛应用和病原微生物的变化，前者已大为减少。

二、诊断思路

（一）病史要点

1. 现病史

询问患儿有无发热、乏力、食欲低下、盗汗、关节痛、肌痛、皮肤瘀点、腹痛、恶心、呕吐、腰痛、血尿、便血、头痛、偏瘫、失语、抽搐、昏迷等身体不适。发病前有无扁桃体炎、龋齿、皮肤感染、败血症、拔牙等小手术、静脉插管、心内手术等。

2. 过去史

询问有无室间隔缺损、动脉导管未闭等先天性心脏病及后天性心脏病病史，有无心脏手术、人工瓣膜或心内膜补片等病史，询问患儿有无外伤史。

3. 个人史

询问出生时喂养及生长发育情况。

4. 家族史

询问家属中有无心脏病患者。

（二）查体要点

1. 一般表现

注意有无体温升高、苍白、精神不振。寻找各器官有无栓塞表现，如指、趾尖有无红色疼痛性（Osler 结节），手、脚掌有无出血性红斑（詹韦氏斑）、有无指甲下条纹状出血、眼结膜出血，有无脾肿大及压痛等；有无杵状指、趾；有无肾区叩击痛、脑膜刺激征、偏瘫；视网膜有无卵圆形出血红斑；有无心力衰竭表现如肝大、水肿等。

2. 心脏检查

对原有先天性心脏病或风湿性心脏病等患者，听诊时注意心脏有无出现新杂音或心脏杂音性质改变。

（三）辅助检查

1. 常规检查

（1）外周血常规表现为白细胞增多、中性粒细胞升高、进行性贫血，可有血小板减少。

（2）血沉增快，CRP 升高。

（3）血培养阳性。

（4）特殊检查：原有心脏病者心电图、X 线胸片等有相应异常。超声心动图检查可确定赘生物的大小、数量、位置及心瓣膜损坏情况。

2. 其他检查

尿常规中可出现蛋白及红细胞。血清球蛋白、γ 球蛋白可升高，循环免疫复合物、类风湿因子、抗心内膜抗体、抗核抗体可升高。

（四）诊断标准

1. 临床指标

（1）主要指标。

①血培养阳性：分别 2 次血培养有相同的感染性心内膜炎常见的致病菌（如草绿色链球菌、金黄色葡萄球菌、肠球菌等）。

②心内膜受累证据：应用超声心动图检查有心内膜受累证据。

③血管征象：重要动脉栓塞，脓毒性肺梗死或感染性动脉瘤。

（2）次要指标。

①易感染条件：基础心脏疾病、心脏手术、心导管术或中心静脉内插管。

②症状：较长时间的发热（体温大于等于 38℃），伴贫血。

③心脏检查：原有心脏杂音加重，出现新的反流杂音或心功能不全。

④血管征象：瘀斑、脾肿大、颅内出血、结膜出血，镜下血尿或 Janeway 斑（手掌和足底有直径 1~4 mm 的出血红斑）。

⑤免疫学征象：肾小球肾炎，Osler 结（指和趾尖豌豆大的红色或紫色痛性结节），Roth 斑（视网膜的卵圆形出血红斑，中心呈白色），或类风湿因子阳性。

⑥微生物学证据：血培养阳性，但未符合主要指标中的要求。

2. 病理学指标

（1）赘生物（包括已形成的栓塞）或心内脓肿经培养或镜检发现微生物。

（2）存在赘生物或心内脓肿，并经病理检查证实伴活动性心内膜炎。

（五）鉴别诊断

（1）本病如以发热为主要表现者，须与伤寒、败血症、结核、风湿热和系统性红斑狼疮等鉴别。

（2）本病如以心力衰竭为主要表现者，须与伴有低热者的先天性或后天性心脏病并发心力衰竭者相鉴别。

（3）与活动性风湿性心肌炎的鉴别比较困难，但感染性心内膜炎有栓塞、脾大、杵状指（趾）及血培养阳性，特别是二维超声心动图检查发现较大赘生物等，均可与上述诸病相鉴别。

（4）手术后感染性心内膜炎须与心包切开综合征及术后灌注综合征鉴别，后两者均为自限性疾病，经休息、服用阿司匹林或糖皮质激素治疗后可痊愈。

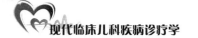

三、治疗措施

(一) 一般治疗

卧床休息，加强营养，维持水、电解质平衡，补充维生素及铁剂，对病情严重或一般情况较差者可行输血、血浆及静脉滴注免疫球蛋白等支持治疗。

(二) 药物治疗

应尽早、足量、足疗程、联合、静脉应用具有杀菌作用的抗生素，然后再根据血培养结果及药物敏感情况改用敏感而有效的抗生素，最好选用药物敏感试验阳性的两种抗生素，1 个疗程至少 4 周。对伴有严重并发症或病情顽固者 1 个疗程可达 8 周。

1. 致病菌不明者

青霉素与苯唑西林及奈替米星三者联用，奈替米星每日 6.0~7.5 mg/kg，每日静脉滴注 1 次，1 个疗程为 6~8 周。根据卫生部医政司建议，小于 6 岁不用氨基糖苷类抗生素，大于等于 6 岁者应用时须监测听力或测定血药浓度。

2. 草绿色链球菌

青霉素与氨基糖苷类抗生素如奈替米星等联用，青霉素每日 30 万 IU/kg，每 4 h 静脉推注或静脉滴注 1 次，1 个疗程 4~6 周。也可选用头孢菌素如头孢呋辛、头孢曲松。对青霉素耐药者应用万古霉素（或去甲万古霉素），但有较大不良反应，万古霉素剂量为每日 40 mg/kg，分 2~4 次静脉滴注。替考拉宁（壁霉素）不良反应少，每次 12 mg/kg，第 1 日每 12 h1 次，以后每次 6 mg/kg，每日 1 次。

3. 葡萄球菌

对青霉素敏感者以青霉素与利福平联用，青霉素剂量、疗程同前，利福平每日 10 mg/kg，分 2 次口服，1 个疗程 6~8 周。对青霉素耐药者选用苯唑西林（新青霉素Ⅱ）或萘夫西林（新青霉素Ⅲ），均为每日 200 mg/kg，分 4~6 次静脉推注或静脉滴注，1 个疗程 4~6 周。耐甲氧西林金黄色葡萄球菌（MRSA）感染者可用万古霉素或去甲万古霉素、替考拉宁，与利福平联用。

4. 肠球菌

可应用青霉素、氨苄西林+舒巴坦，对青霉素耐药者选用头孢匹罗、亚胺培南、万古霉素，可与氨基糖苷类抗生素如奈替米星等联用。1 个疗程 4~6 周。耐万古霉素肠球菌（VRE）感染者可用替考拉宁。

5. 真菌

两性霉素 B 每日 1 mg/kg 静脉滴注，并用5-氟胞嘧啶每日 150 mg/kg，分 4 次口服，1 个疗程 6~8 周。

（三）其他治疗

手术治疗指征：①瓣膜功能不全导致难治性心力衰竭。②主动脉瓣或二尖瓣人造瓣膜置换术后感染性心内膜炎，经内科治疗不能控制感染者，应手术切除感染的人造组织或瓣膜。③先天性心脏病患者，如动脉导管未闭、室间隔缺损等并发感染性心内膜炎经内科治疗无效者，应进行导管结扎或缺损修补术。④反复发生的严重或多发性栓塞，或巨大赘生物（直径 1 cm 以上），或赘生物阻塞瓣口。⑤内科疗法不能控制的心力衰竭，或最佳抗生素治疗无效，或霉菌感染。⑥新发生的心脏传导阻滞。

四、预后

本病小儿的病死率为 20%~40%。预后取决于下列因素：①治疗的早晚，治疗越早，治愈率越高。②致病菌的毒性及破坏性，金黄色葡萄球菌及真菌性心内膜炎的预后较差。③免疫功能低下或经治疗后免疫复合物滴度不下降者预后差。④抗生素治疗后赘生物不消失者预后差。治愈者由于心内膜瘢痕形成而造成严重的瓣膜变形和腱索增粗、缩短，可导致瓣膜狭窄和（或）关闭不全。

用药后体温逐渐降至正常，心脏杂音减弱甚至消失，栓塞征减轻或消失，血沉常在治疗后 1 个月或疗程结束时恢复正常，停药后血培养 3 次均无菌生长，临床上即达到治愈标准可给予出院，定期随访。

五、预防

本病复发率达 10%，复发与下列情况有关：①治疗前病程长。②对抗生素不敏感或疗程不足。③有严重肺、脑或心内膜的损害。复发病例再治疗时应联合用药，加大剂量和延长疗程。故需积极治疗原发病，疗程要足。必要时使用长效青霉素做预防性治疗。

第二节　病毒性心肌炎

心肌炎（myocarditis）是指心肌局灶性或弥漫性炎性病变，其特征为间质炎性细胞浸润以及心肌细胞的变性和坏死。炎症可累及心肌细胞、间质组织、血管成分及心包。心肌炎可由多种病因引起，感染性心肌炎最常见，其中最主要的病原为病毒感染，其他如细菌、支原体、寄生虫、真菌、衣原体等病原的感染也可导致心肌炎。此外，免疫介导疾病、中毒和过敏等因素也可引起心肌炎。

病毒性心肌炎（viral myocarditis）是指病毒感染心肌后，通过对心肌细胞产生直接损伤和/或通过自身免疫反应引起的心肌细胞坏死、变性和间质炎性细胞及纤维素渗出过程。有时病变也可累及心内膜或心包。临床可呈暴发性、急性和慢性过程。大多预后良好，少数可转为慢性，发展为扩张性心肌病。

一、流行病学

儿童期病毒性心肌炎的发病率尚不确切，由于到目前为止没有统一的病毒性心肌炎临床诊断标准，而病理组织学检查敏感性又有不同，病毒性心肌炎的发病率的统计差异很大。并且由于心肌炎临床表现差异很大，许多患者隐匿起病，甚至临床没有表现，故临床检出的心肌炎和病理诊断的心肌炎发病率差异很大。国外资料显示，对因意外事故死亡的年轻人进行尸检心肌炎的检出率为 4%~5%，6%~21% 猝死儿童尸检有心肌炎表现。有研究者认为临床诊断的心肌炎发病率约 0.012%。柯萨奇病毒感染后心肌炎在男性比女性更常见。

二、病因

许多病毒都可以引起病毒性心肌炎，其中肠道病毒是最常见的病毒，尤其是柯萨奇病毒 B_1~B_6 型多见。最近研究资料表明，腺病毒也是病毒性心肌炎的主要病因之一。其他还包括细小病毒 B_{19}、人类疱疹病毒 6、呼吸道流感病毒、巨细胞病毒、EB 病毒、轮状病毒、丙型肝炎病毒、HIV 等。近年，日本学者连续报道，感染在心肌炎中也起重要作用。此外的感染与心肌疾病的发生也有关联。

三、发病机制

病毒性心肌炎的发病机制尚未完全阐明。目前认为病毒性心肌炎的发病机制主要包括病毒直接损伤心肌；病毒触发机体免疫反应损伤心肌细胞；可能与遗传有关。

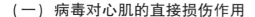

（一）病毒对心肌的直接损伤作用

病毒与心肌细胞膜上的病毒受体结合，进入心肌细胞进行复制，通过损伤心肌细胞膜功能、干扰心肌代谢等导致心肌细胞溶解。此外，柯萨奇病毒还能够产生蛋白酶溶解细胞—细胞间或者细胞—基质间连接，导致心肌细胞完整性破坏，促进病毒进入宿主心肌细胞进行复制，也促进病毒从心肌细胞释放，并导致心肌细胞损伤。

（二）病毒对心肌的间接免疫损伤作用

病毒感染后触发的自身免疫反应是把"双刃剑"。一方面，免疫系统的适当激活可增强机体清除病毒的能力，病毒感染后 NK 细胞和巨噬细胞被激活，清除病毒感染的心肌细胞并且抑制病毒复制；另一方面，免疫系统过度激活能够导致炎症浸润，反而破坏心肌细胞。

1. 体液免疫

研究已从病毒性心肌炎患者和动物体内检测出多种抗心肌成分的自身抗体，包括抗肌球蛋白抗体、抗心磷脂抗体、抗肌凝蛋白抗体等。目前一般认为抗心肌肌凝蛋白等自身抗体的产生可能主要通过抗原模拟机制，即病毒与心肌肌凝蛋白等有相同的抗原表位，病毒感染刺激产生的抗病毒抗体也可作用于肌凝蛋白等自身抗原，从而造成心肌损伤。

2. 细胞免疫

在病毒性心肌炎发病中具有重要作用。T 细胞过度激活，CD_4/CD_8 T 细胞比例失调、Th_1/Th_2 细胞比例失调。细胞毒性 T 细胞通过穿孔素–颗粒酶介导的细胞毒作用和 Fas/FasL 途径介导的细胞毒作用损伤心肌细胞。

3. 细胞因子

由巨噬细胞、NK 细胞和 T 细胞等分泌的细胞因子是体液免疫和细胞免疫的介质，研究证实肿瘤坏死因子、白介素和干扰素等多种细胞因子在病毒诱发的炎症和感染后免疫反应的产生及进展过程中起重要作用。此外，激活的免疫细胞产生细胞因子，引起诱导型 NO 合成酶产生 NO 增加，促进心肌损伤。

（三）遗传因素

具有遗传易感性的患者容易发生心肌炎。不同研究发现 HLA–DR4、DR12、DR15 和 DQ8 阳性可能与心肌炎发生相关。此外，具有特殊遗传背景的心肌炎患者易发生 DCM，如 CD_{45} 和编码心肌蛋白的基因可能也与慢性心肌炎/扩张性心肌病的发生有关。

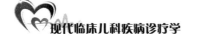

四、病理

心脏可显示不同程度的扩大，心肌苍白松弛。心肌纤维之间和血管周围的结缔组织中有单核细胞、淋巴细胞等炎性细胞浸润。心肌纤维不同程度变性、横纹消失、肌浆溶解，呈小灶性、斑点性或大片状坏死。可伴浆液纤维素性心包炎和心内膜炎。慢性病例晚期除心肌纤维变性坏死外，可见纤维细胞增生，胶原纤维增多，瘢痕形成。

五、临床表现

病毒性心肌炎的临床表现轻重不一，有无任何临床表现隐性发病者，也有重症暴发起病者，还有猝死者。取决于病变的范围和严重程度。起病前常有呼吸道感染或消化道感染等前驱病毒感染史。

症状轻重相差悬殊。轻型可无自觉症状或表现为心悸、胸痛、胸闷、心前区不适、乏力、多汗、气短、头晕、面色苍白、腹痛、恶心、呕吐等。体检心脏大小正常或轻微扩大，常有窦性心动过速、第一心音低钝，时有奔马律或各种心律失常（以期前收缩多见）。

重型起病较急，可表现为：①心力衰竭：呼吸急促，呼吸困难，肺底部可闻及细湿啰音，肝脏增大，水肿。②心源性休克：四肢发冷，脉搏细弱，血压下降，面色青灰。③严重心律失常：听诊心动过缓（完全性房室传导阻滞或病态窦房结综合征）或心动过速（室上性心动过速或室性心动过速）。临床常表现为突然晕厥，重者意识完全丧失，面色苍白，常伴有抽搐及大、小便失禁，阿-斯综合征发作。也可发生猝死。

部分患儿呈慢性过程，演变为扩张性心肌病，临床表现为心脏扩大、心力衰竭和心功能减低等。

新生儿病毒性心肌炎病情严重，进展迅猛，死亡率高，预后差，易有流行倾向。多在生后10d内发病，部分患儿起病前可先有发热、腹泻、呕吐和拒食等前驱症状。临床表现多为非特异症状，病情进展很快发展为心力衰竭和心源性休克。并累及多个脏器，累及神经系统引起惊厥和昏迷，累及肝引起肝增大、肝功能损害和黄疸，累及肺引起肺炎和呼吸衰竭。还可出现类似重症败血症的表现。新生儿心肌炎易有流行倾向，多个国家报道过柯萨奇B病毒引起新生儿心肌炎的流行。

六、辅助检查

（一）X 线胸片

心脏大小正常或不同程度增大。有心力衰竭时心脏明显增大，肺瘀血，心脏搏动减弱。

（二）心电图

急性期心电图多有异常改变。①窦性心动过速：很常见。②ST-T 改变：ST 段偏移，T 波平坦、双向或倒置。有时 ST-T 形成单向曲线，酷似急性心肌梗死。③心律失常：期前收缩常见，尤其室性期前收缩最常见。亦可见室上性及室性心动过速、心房扑动和颤动等。传导阻滞可为窦房阻滞、房室传导阻滞、左或右束支阻滞、双束支阻滞甚至 3 束支阻滞，其中以三度房室传导阻滞最重要。④其他：尚可见 QRS 波群低电压（新生儿除外），Q-T 间期延长及异常 Q 波等。

3. 超声心动图

超声心动图检测不能特异性诊断心肌炎，但可除外先天性心脏病和瓣膜性心脏病、心脏肿瘤等心脏结构改变。急性心肌炎超声心动图最常见的表现是非特异性的节段性室壁运动异常。可因室壁水肿而表现一过性心室壁肥厚，但与肥厚性心肌病不同，心肌肥厚于数周或数月内恢复。可有少量心包积液和瓣膜关闭不全。慢性心肌炎可表现为类似扩张性心肌病改变，心腔扩大，心室收缩功能减低。

4. 心肌损伤的血清生化指标

（1）心肌酶谱：心肌受损时，血清中有十余种酶的活力可以增高，临床用于诊断病毒性心肌炎的酶主要为肌酸激酶（creatine kinase，CK）及其同工酶 CK-MB。CK 主要存在于骨骼肌、心肌及脑组织中。心肌受损时，一般在起病 3~6 h CK 即可出现升高，2~5 d 达高峰，多数病例在 2 周内恢复正常。现已知 CK 有 4 种同工酶，即 CK-MM（骨骼肌型）、CK-MB（心肌型）、CK-BB（脑型）和线粒体同工酶 Mt。CK-MB 主要来源于心肌，对早期诊断心肌炎价值较大。由于血清总 CK 活力值、CK-MB 活力值与小儿年龄相关，因此，一般以血清 CK-MB 活性与 CK 总活性之比大于等于 6% 作为心肌损伤的特异性指标（正常人血清中 CK-MB 占 CK 总活性的 5% 以下）。CK-MB 的定量分析（CK-MB 质量，单位为 ng/mL）较活力分析（单位为 IU/mL）更为精确，且小儿正常参考值不受年龄因素的影响，大于等于 5 ng/mL 为阳性，提示心肌损伤。

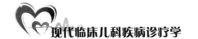

（2）心肌肌钙蛋白（cardiac troponin，cTn）：是心肌收缩和舒张过程中的一种调节蛋白，由 3 种亚单位（cTnT、cTnI 和 cTnC）组成。当心肌细胞受损时，cTnT（或 cTnI）易透过细胞膜释放入血，使血中 cTnT（或 cTnI）明显升高。近年来发现，cTn 这种非酶类蛋白血清标志物对于评价心肌损伤具有高度特异性和敏感性，并且出现早，持续时间长。

5. 抗心脏抗体

以免疫荧光或者 Western 等方法检测外周血或者心肌活检标本中的心脏抗体，如抗肌球蛋白抗体、抗肌凝蛋白抗体、抗线粒体腺苷酸转移酶抗体、抗心肌 G 蛋白偶联受体抗体、抗 β 受体抗体、抗热休克蛋白抗体等，如阳性支持心肌炎的诊断。如心脏抗体持续滴度升高，高度提示发展成扩张性心肌病（炎症性心肌病，慢性心肌炎）的可能。

6. 心脏磁共振显像

近十余年来，心脏磁共振显像（cardiac magnetic resonance imaging，CMR）以其安全、无创、准确、全面等优点在心血管系统疾病诊断中的应用越来越广泛。CMR 除能显示心脏的形态（心腔大小、室壁厚度、心包积液）和心脏功能（收缩功能和舒张功能）外，还能显示心肌损伤的组织病理学特征改变。CMR 显示心肌炎的组织病理学特征主要有 3 种表现。①水肿信号：炎症细胞损伤的重要特征是细胞膜通透性的增加，从而导致细胞内水肿。T_2 加权像对于组织水肿很敏感，水肿部位呈现高信号。②早期增强（充血和毛细血管渗漏）：血管扩张是组织炎症的特征。由于炎症部位血容量增加，注射轧喷酸葡胺（Gd－DTPA）增强造影剂后在早期血管期（增强 T_1 像）其摄取增加。造影剂快速分布到间质，故早期增强仅持续几分钟。③晚期增强（坏死和纤维化）：晚期增强反映心肌坏死和纤维化等不可逆心肌损伤，可用于心肌梗死不可逆心肌损伤的诊断。晚期增强对于心肌炎的诊断特异性也很高。但是心肌梗死和心肌炎二者 CMR 显示的损伤部位不同：缺血损伤（心肌梗死）主要位于心内膜下；非缺血损伤（心肌炎）主要位于心外膜下，并且心室外侧游离壁更为常见。CMR 早期增强、晚期增强和水肿信号相结合，对心肌炎诊断的敏感性、特异性和准确性大大提高，可清楚显示炎症的位置、范围及严重程度，并且可长期随访观察严重的活动变化情况。

7. 心内膜心肌活检

心内膜心肌活检目前仍为病毒性心肌炎诊断的金标准。但由于炎症可呈局灶分布，取样部位的局限性使阳性率不高，而假阴性率高。并且心内膜心肌活检系有创性检查，有一定的危险性，在国内很难作为常规检查项目。美国心脏病学会推荐 11 种临床情况可以考虑行心内膜心肌活检，主要包括以下 2 种情况。①近 2 周内新出现的心力衰竭，伴左心室大小正常或扩张，血流动力学稳定。②近 2 周至 3 个月内新出现的心力衰竭，左室扩张，

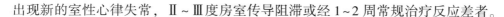

出现新的室性心律失常，Ⅱ~Ⅲ度房室传导阻滞或经 1~2 周常规治疗反应差者。

心内膜心肌活检主要包括 3 项。

（1）病理组织学诊断。

①活动性心肌炎：炎性细胞浸润和邻近心肌细胞不同程度损害和坏死。

②临界心肌炎：有炎性细胞浸润，但无心肌细胞损害或坏死。需要心内膜心肌活检复查确认。

③无心肌炎：组织学正常。

病理组织学诊断心肌炎阳性率很低，约 10%，而且病理观察容易受主观因素影响。

（2）免疫组织学诊断。

近年来免疫组织学检查已成功应用于心肌炎的诊断。免疫组织学法是应用各种特异免疫组织学标志物的单克隆抗体来检测心肌组织中的炎症浸润淋巴细胞。由于炎症免疫组织学标记物分布于整个心肌，不易出现假阴性，因此，明显提高了诊断阳性率（50% 以上）。并且有助于分辨炎症浸润细胞（T 细胞、B 细胞和巨噬细胞等）的类型和活性。免疫组织标记物包括主要组织相容性复合体（MHC）、人类白细胞抗原（HLA）、细胞黏附分子和 CD_2、CD_3、CD_4 和 CD_8 等。

采用特异单克隆抗体直接结合人淋巴细胞细胞表面抗原对心肌组织浸润炎症细胞做定量分析。淋巴细胞数大于 2.01 高倍视野（×400），即相当于淋巴细胞数大于 $14.0/mm^2$ 为阳性。

（3）病毒检测。

目前应用最多的为病毒基因检测，即应用原位杂交或 PCR 法检测病毒核酸，从而明确有无病毒感染和感染病毒的类型。

8. 病毒学检查

（1）病毒分离：在急性期从心内膜心肌活检或心包穿刺液中可分离出病毒，但检出率极低。

（2）病毒基因检测：应用原位杂交或 PCR 法检测病毒核酸，从而明确有无病毒感染和感染病毒的类型，意义最大，应用最多。

（3）血清学检查：病程早期血清特异性病毒 IgM 阳性或者恢复期血清抗体滴度较急性期升高 4 倍以上有意义，但只能说明近期有该型病毒感染，而不能将其定位在心脏。

七、诊断

病毒性心肌炎缺乏特异性诊断方法，主要依靠综合临床资料，并须排除其他疾病。心内膜心肌活检的病理组织学及免疫组织学诊断，提供了可靠的病理诊断依据，但系创伤性检查，一般不作为常规检查。目前国际上没有统一的诊断标准。

八、分期

（1）急性期新发病，症状及检查阳性发现明显且多变，一般病程在半年以内。

（2）迁延期临床症状反复出现，客观检查指标迁延不愈，病程多在半年以上。

（3）慢性期进行性心脏增大，反复心力衰竭或心律失常，病情时轻时重，病程在 1 年以上。

九、鉴别诊断

病毒性心肌炎主要需与以下疾病进行鉴别。

（一）扩张性心肌病

多隐匿起病，临床上主要表现心脏扩大、心力衰竭和心律失常，超声心动图显示为左心扩大为主的全心扩大，心脏收缩功能下降。心脏扩大和心脏收缩功能下降的程度较病毒性心肌炎严重。心肌酶谱多正常。多预后不良。但应注意病毒性心肌炎如不能痊愈后期将表现扩张性心肌病，即炎症性心肌病。

（二）风湿性心脏病

多有发热、关节炎等风湿热的病史，心脏表现以心脏瓣膜尤其二尖瓣和主动脉瓣受累为主，心电图 P-R 间期延长最常见，ASO 多升高。

（三）冠状动脉性心脏病

儿童少见，在儿童多为川崎病合并冠状动脉损害，少数为遗传性高胆固醇血症导致的冠状动脉粥样硬化性心脏病和先天性冠状动脉发育异常。心电图上具有异常 Q 波的病毒性心肌炎尤其需注意鉴别诊断。通过超声心动图、冠状动脉 CT，必要时冠状动脉造影可确诊。

（四）心包炎

心电图会显示肢导低电压，超声心动图发现中到大量心包积液。

（五）先天性心脏病

多出生后即发现器质性心脏杂音和（或）发绀，超声心动图可发现心脏结构改变。

（六）功能性心血管疾病

包括 β 受体功能亢进和血管迷走性晕厥、体位性心动过速综合征等直立不耐受在内的一类疾病。这类疾病以学龄期儿童最常见，女孩多见，常常可以出现胸痛、胸闷、乏力、头晕、头痛等非特异症状，多有长时间直立、情绪激动、闷热环境等诱因。体检常常无阳性发现。心电图、超声心动图和生化心肌酶电解质等检查常常无阳性发现。部分 β 受体功能亢进症的儿童心电图可表现 T 波倒置，运动后或者给予普萘洛尔可使 T 波直立。直立试验或者直立倾斜试验有助于诊断，确诊前需除外器质性疾病。

十、治疗

（一）休息

卧床休息是心肌炎最重要的治疗。卧床休息可以减轻心脏负荷及减少心肌氧耗量。动物实验证实，运动可使病毒感染力增强，加重心肌损害。急性期至少卧床休息 3~4 周。有心功能不全或心脏扩大者更应强调绝对卧床休息 3 个月。恢复期也要避免剧烈运动。

（二）抗病毒治疗

对处于病毒血症阶段的早期患儿或者心肌活检证实有病毒复制的患儿，可选用抗病毒治疗。但病毒感染存在与否以及感染病毒的类型临床有时很难确定。干扰素（INF）对病毒性心肌炎有较好的疗效，它可以选择性抑制病毒 mRNA 与宿主细胞核蛋白体的结合，阻断病毒的复制，同时可抑制抗心肌抗体的产生，增强巨噬细胞的功能，调节机体免疫。利巴韦林与 INF-α 合用是 HCV 感染的标准治疗方案，并且对柯萨奇病毒感染有效。巨细胞病毒也是引起心肌炎的常见病毒，更昔洛韦对此病毒有效。普来可那利（pleconaril）是一种能够与柯萨奇病毒 B 直接结合，并阻止其与靶细胞结并发感染靶细胞的药物，早期的小样本研究疗效满意，大规模临床研究正在进行。

（三）改善心肌营养与代谢药物

（1）大剂量维生素 C：缓慢静脉推注，对促进心肌病变的恢复、改善心肌代谢、减轻症状和纠正心源性休克有一定疗效。研究表明，大剂量维生素 C 治疗心肌炎的机制可能与清除自由基有关。用法每次 100~200 mg/kg，1 次/d，2~4 周 1 个疗程。

（2）辅酶 Q_{10}：参与氧化磷酸化及能量的生成过程，并有抗氧自由基及膜稳定作用，改善心肌的收缩力，保护缺血心肌。

（3）1，6-二磷酸果糖：可改善心肌细胞线粒体能量代谢，能稳定细胞膜和溶酶体膜，抑制氧自由基生成，减轻组织损伤，保护心肌。

（4）磷酸肌酸：能够更直接地提供能量，改善心肌代谢。

（四）免疫抑制药

一直以来，应用免疫抑制药治疗病毒性心肌炎是有争议的，免疫抑制药对于心肌炎的疗效还没有定论。免疫抑制药一方面可以抑制病毒诱导的对心肌组织造成损伤的自身免疫反应，但另一方面也会抑制机体对病毒的免疫反应，引起机体免疫力下降及病毒扩散，不恰当的使用有可能会加剧病情。因此，应把握好时间和剂量，不可盲目滥用。

一般病例不宜常规应用，主要用于暴发起病有心力衰竭、心源性休克或高度房室传导阻滞、室性心动过速、室颤等严重心律失常的危重患者，或者慢性持续性心功能不全、心肌活检证实慢性心肌炎伴免疫激活而病毒检测阴性的患者。

免疫抑制药常用甲泼尼龙或泼尼松，少数病例加用硫唑嘌呤。泼尼松开始剂量 1~2 mg/（kg·d），分 3 次口服，2~4 周后逐渐减量，至 8 周左右减至 0.3 mg/（kg·d），维持 2~3 个月后再逐渐减量停药，总疗程根据患者具体情况确定，约半年。硫唑嘌呤 2 mg/（kg·d），分 2 次口服，疗程同前。对于危重病例可采用冲击疗法，甲泼尼龙 10~30 mg/（kg·d），于 1~2 h 内静脉滴注，连用 3 d，然后渐减量改为口服泼尼松。

（五）大剂量丙种球蛋白

疗效还没有定论，但多数研究显示静脉注射大剂量丙种球蛋白用于急性病毒性心肌炎有良好疗效。目前多用于急性起病有心力衰竭、心源性休克或高度房室传导阻滞和室性心动过速等严重心律失常的重症患儿，对于慢性心肌炎心肌活检证实伴免疫激活的患儿也可试用。总剂量为 2 g/kg，于 2~3 d 内静脉滴注。治疗机制可能为：①直接提供针对病毒的中和抗体。②阻断了 IgFc 段与心肌细胞上的病毒抗原 FcR 结合可改变免疫反应。③抑制炎症性细胞因子的产生，减轻补体介导的组织损伤。④影响细胞凋亡及调节细胞周期。

（六）对症治疗

1. 控制心力衰竭

心肌炎使心肌应激性增高，对强心苷耐受性差，易出现中毒而发生心律失常。一般病例用地高辛口服，饱和量用常规的 2/3 量。心力衰竭不重，发展不快者，可用每日口服维持量法。

2. 抢救心源性休克

及时应用血管活性药物，如多巴胺、多巴酚丁胺、氨力农、米力农等加强心肌收缩力，维持血压及改善微循环。必要时使用体外模式氧合。

3. 心律失常的治疗

仅有期前收缩而无明显症状者，可先观察而不一定给予抗心律失常药物治疗。快速型心律失常可选用抗心律失常药物，要注意选择对心肌收缩力影响不大的药物。室上性心动过速无血流动力学障碍者可静脉注射腺苷，血流动力学不稳定者应直接电转复。室性心动过速者应用胺碘酮临床有效并且提高了存活率。但对心率缓慢的三度房室传导阻滞，QRS 宽或出现阿-斯综合征者需要安装临时人工心脏起搏器，如心脏阻滞 2 周不恢复可考虑安装永久起搏器。

（七）中医

中药黄芪、麦冬、人参等具有抗病毒和调节免疫功能的作用，临床上可根据病情选择应用。

十一、预后

绝大多数患者预后良好，经适当治疗后可痊愈。少数患儿可发展成扩张性心肌病。极少数暴发起病者由于心肌弥漫性炎症和坏死，发生心力衰竭、心源性休克或者严重心律失常，在早期死亡。暴发起病者如能存活，多数预后良好，很少会发展成扩张性心肌病。新生儿病毒性心肌炎往往病情重，死亡率可高达 75%。

第三节　扩张性心肌病

心肌病（cardiomyopathy）为发生于心肌的疾病。该术语最初出现于 1957 年，当时指一组不能归因于冠状动脉病变的心肌病变。此后，心肌病的定义发生了变化。目前，心肌病的定义为心肌的结构或功能异常，且无高血压或肺动脉高压、无心脏瓣膜病变、无先天性心脏病而言。

以解剖与生理改变为依据，可将心肌病分为以下三型。①扩张（充血）型心肌病（dilated cardiomyopathy，DCM）：此型左心室或双心室扩大，心肌收缩功能不同程度降低。一般其主要临床特征为收缩功能异常，表现为充血性心力衰竭的症状与体征。②肥厚性心肌病（hypertrophic cardiomyopathy，HCM）：先前称之为特发性肥厚性心肌病，以左心室肥厚为特征，可不对称。收缩功能通常正常，临床表现由左心室流出道梗阻、舒张功能障碍或心律失常引起，后者可致猝死。③限制型心肌病（restrictive cardiomyopathy）：心房显著扩大，一般心室大小及收缩功能正常，舒张功能损害，症状由肺及体循环静脉充血引起，也可出现晕厥。

一、病因

扩张性心肌病（dilated cardiomyopathy，DCM）在各种类型心肌病中最为常见。

二、病理

扩张性心肌病病变以心肌纤维化为主，心肌肥厚不显著，心腔扩大明显，二尖瓣环和三尖瓣环增大，乳头肌伸长，常有心腔内附壁血栓，可累及心肌节律点及传导系统而引起心律失常。由于心肌纤维化，心肌收缩功能减弱，导致心力衰竭。

三、临床表现

本病起病及进展缓慢，症状轻重不一。主要表现为心脏增大，心力衰竭，心律失常，小动脉栓塞。患儿先出现心脏增大，但起初无症状，因此确定起病日期较困难，有时病儿已有射血分数下降，经数年仍无症状，以后在劳累后出现气喘、乏力、心悸、咳嗽、胸闷等症状，有的可有偏瘫。体格检查可见心尖冲动弥散或抬举，心浊音界向左扩大，心率增快，有时可有奔马律，可闻及Ⅱ/Ⅵ～Ⅲ/Ⅵ级收缩期杂音（心力衰竭控制后杂音减轻或消失），肝脏增大，下肢水肿等。

四、实验室检查

（一）胸部 X 线检查

心影扩大，由左心室、左心房扩大引起。常存在肺静脉充血，可发展为肺水肿。左肺部分区域可因左心房扩大压迫左支气管而致不张，也可出现胸腔积液。

（二）心电图及 HOLTER

大多数患儿心电图上呈窦性心动过速。常见非特异性 ST-T 变化，左心室肥大，左右心房扩大及右心室肥大。46% 的患儿 HOLTER 检查可发现心律失常。

（三）超声心动图

DCM 患儿的超声心动图特征包括左心室、左心房扩大，缩短分数及射血分数减低，左心室射血前期与射血期比率增加等。

（四）心导管检查与活体组织检查

由于 DCM 可由超声心动图检查确定，心导管检查主要用于排除异常的左冠状动脉起源，因这一情况在超声心动图检查时易于漏诊，必要时活体组织检查帮助确定心肌病的病因。

五、治疗

扩张性心肌病的临床特征为心输出量减少、液体潴留及血管收缩活性增加，后者为神经体液因素作用以维持足够的灌注压。因此，治疗的目的就是处理以上这些问题。此外，如怀疑代谢缺陷，应不耽搁地予以经验性补充。

增强心肌收缩力的药物及治疗方式如下。

（一）第一类为拟交感药物

包括多巴胺、多巴酚丁胺及肾上腺素。多巴胺小剂量时可改善肾脏功能，剂量加大可增强对心脏的作用，但也可引起外周血管阻力增加，并有可能致心律失常。多巴酚丁胺致心律失常作用较弱，但有报道因可引起肺动脉楔压升高而致肺水肿。这两种药物通常联合

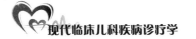

应用。

（二）第二类增强心肌收缩力的药物

为双吡啶衍生剂包括氨力农及米力农，可通过抑制磷酸二酯酶增加细胞内钙的浓度，有强心及扩张外周血管的作用。其可能的不良反应为血小板减少、肝毒性及胃肠道刺激。

地高辛为可长期应用的经典心肌收缩力增强药物，但在危重病例，因心肌损害严重及肾功能减退，应减量慎用。

（三）利尿剂

改善液体内环境平衡在扩张性心肌病的治疗中至关重要。呋塞米（速尿）为首选的药物，但应注意监测电解质水平，尤其是血钾水平，必要时可适当补充钾盐，也可与螺内酯等类药物合用。其他可应用的利尿剂包括依他尼酸、布美他尼。

（四）血管扩张剂

硝普钠及肼屈嗪可有效扩张外周血管，从而降低后负荷，增加心输出量及减低充盈压。有效的口服降低后负荷制剂包括 ACE 抑制剂。在儿科，最常用的为卡托普利及依那普利。ACE 抑制剂还有一定的抑制甚至逆转心肌病时的心室重塑作用。

（五）其他

治疗扩张性心肌病因心腔扩大，血流淤滞，有可能发生血栓形成。因而这些患儿应考虑应用华法林等类抗凝剂。如已明确有心腔内血栓，应积极以肝素治疗，最终过渡到长期华法林治疗。

急性病例应推荐卧床休息，限制水及钠盐摄入以帮助控制液体潴留。每日称体重有助于评估液体潴留情况及指导利尿。

如确定系心动过速诱导的心肌病，应予以抗心律失常药物治疗。药物的选择依心动过速的原因而定。普鲁卡因胺及 β 受体阻滞剂是有效的抗心律失常药物，但因其有负性肌力作用，在这种患儿应慎用。

（六）心脏移植

儿童心脏移植近年已增加，且改善了严重心肌病患儿的存活率。因此，重症心肌病患儿如积极的内科治疗无效，应考虑心脏移植。

第四节　肥厚性心肌病

肥厚性心肌病时左心室肥厚，但不扩张，诊断时应排除高血压、主动脉瓣狭窄、水肿及先天性心脏病等其他可引起肥厚的疾病。肥厚性心肌病命名与分类最为混乱。有的将有流出道狭窄的称为梗阻性心肌病。有的根据其心室肥厚是否对称而分类。如左右心室都肥厚的称为对称性，否则称为非对称性。一般对称性多数为非梗阻性，不对称多数为梗阻性，但也有左心室壁与室间隔肥厚，右心室壁不肥厚而左心室流出道不狭窄的，即只有不对称而无梗阻的。有的患儿室间隔特别肥厚，突入到左心室腔间，尤其在主动脉瓣下，表现为左心室流出道狭窄称为特发性肥厚性主动脉瓣下狭窄。肥厚性心肌病伴梗阻的不到总数的 25%。

一、病因

HCM 是一种原发性的通常是家族性的心脏疾病，因其发生年龄不同且许多遗传性病例呈亚临床过程，因而目前尚无其确切的发病率。有文献报道 HCM 的发病率为 2.5/10 万人口，占所有儿童原发性心肌病的 20%～30%。

HCM 通常以常染色体显性方式遗传，目前已知多个基因与典型的家族性肥厚性心肌病有关，这些基因均编码肌节蛋白，如 β 肌凝蛋白重链等。HCM 也可作为经母亲遗传的线粒体病遗传。许多患儿伴有与遗传综合征一致的畸形，如那些患有 Noonan 综合征、Pompe 病、Beckwith-Wiedemann 综合征的患儿。

二、病理

HCM 多数为左心室肥厚，心功能早期无明显障碍，临床上无明显症状，晚期有程度不等的心功能不全。梗阻型心肌病的病理特点是左心室肥厚重于右心室，室间隔肥厚更为显著，室间隔厚度与左心室壁厚度之比大于 1.3：1。左心室腔缩小，二尖瓣前叶增厚，室间隔局部肥厚增生，致左心室流出道狭窄梗阻，左心室腔收缩压升高，与左心室流出道和主动脉收缩压相比有明显压力阶差，左心室舒张末期压力也可增高，心排血量初期正常，以后愈益降低。流出道的梗阻及其引起的压力阶差可因很多生理因素而异，凡使心室收缩力增强、室腔容量减少及后负荷减低等情况均可使梗阻加重，压差更大，反之亦然。所以患者的流出道梗阻的程度并非固定，时时在变，各种影响以上三因素的情况和药物均可改变梗阻的程度。

HCM 的心肌普遍肥大（多数左心室重于右心室，心室重于心房），肌纤维增大，心肌细胞亦肥大，常有不同程度的间质纤维化、细胞变性，并有不同程度的坏死和瘢痕形成，很少有炎性细胞浸润。本病最突出的组织学改变为心肌细胞的排列杂乱无章，而非整齐划一。细胞间的连接常互相倾斜甚至垂直相连。这些错综的连接使心肌收缩时步调不整。再者，心肌细胞的凌乱排列还可影响心电的传播，甚至构成严重心律失常的病理基础。

三、临床表现

肥厚性心肌病主要表现为呼吸困难，心绞痛、晕厥、亦可发生猝死。呼吸困难主要由于左心室顺应性减退和二尖瓣反流引起左心房压力升高，左心室舒张末压力也升高，肺静脉回流受阻而引起肺瘀血。心绞痛是由于心肌过度粗大或左心室流出道梗阻引起冠状动脉供血不足。由于脑供血不足，故剧烈运动时有晕厥，甚至猝死。年小儿可表现为生长落后，心力衰竭的发生率较年长儿高。

体格检查部分病例在心尖可闻及全收缩期杂音，并向左腋下放射，此杂音是由于二尖瓣反流所致。左心室流出道梗阻者沿胸骨左缘下方及心尖可及收缩期杂音，其程度直接与主动脉瓣下压力阶差有关。可有第二心音逆分裂（即 P_2 在前，A_2 在后）。有些病例心浊音界扩大，偶可听到奔马律。

四、实验室检查

（一）胸部 X 线检查

心影扩大，但如无合并心力衰竭则肺纹理都正常。

（二）心电图

90%~95% 的 HCM 患儿有 12 导心电图异常，包括左心室肥大、ST-T 变化（如显著的 T 波倒置）、左心房扩大、异常的深 Q 波，外侧心前区导联 R 波振幅降低等，但本病无特征性心电图改变。有些 HCM 患婴可有右心室肥厚的心电图表现，可能反映有右心室流出道梗阻存在。

（三）超声心动图

HCM 可见心室壁增厚，其增厚的分布并非匀称。在 M 型超声可见二尖瓣的前瓣有收缩期的向前运动，其运动的幅度和持续时间与左心室流出道的梗阻程度直接有关。梗阻型心肌病的室间隔与左心室后壁均有增厚，室间隔肥厚尤其突出，与左心室后壁的比值大于 1.3：1（婴儿除外），而且左心室流出道内径变小。

（四）心导管检查

历史上，心导管检查在 HCM 的诊断及研究中起了重要作用。现今，超声心动图的精确应用已基本替代血流动力学研究及心血管造影。在婴儿，偶可应用心内膜心肌活体组织检查来确定病因，如线粒体肌病、糖原累积病等。不过现今骨骼肌活体组织检查更方便，且创伤更小。

五、治疗

（一）药物治疗

治疗的主旨为降低心肌的收缩力，改善舒张期的顺应性和预防猝死。

β 受体阻滞剂普萘洛尔（propranolol）为本病治疗的主要药物，它减慢心率，降低心肌收缩力，从而减轻左心室流出道梗阻；且可减低心肌的张力，使氧需量减少，缓解心绞痛；此外，普萘洛尔尚有一定的抗心律失常作用。其他临床上应用的选择性 β 受体阻滞剂有阿替洛尔（atenolol）、美托洛尔（metoprolol）等。有 1/2～1/3 的患儿用药后症状缓解。对无症状的患儿是否需长期用药意见不一。本品似可制止病变的发展和预防猝死，但目前缺乏对照资料。

（二）手术治疗

对左心室流出道梗阻产生严重症状而药物治疗无效者［压差超过 50 mmHg（6.65 kPa）］，可经主动脉切除室间隔的部分肥厚心肌（Morrow 手术），症状大多缓解。其他手术方式有二尖瓣换置术及心尖主动脉管道，但因疗效不确切，且并发症多、在儿科均极少应用。心脏移植是另一治疗手段。

（三）其他

近年成人 HCM 患者有应用永久双腔起搏来降低左心室流出道梗阻，减轻症状，但疗

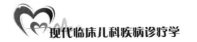

效并不确切。乙醇间隔消融在某些成人 HCM 症状患者可降低左心室流出道压差，但这种实验性的治疗手段在小儿应慎用，因手术瘢痕可成为致心律失常的病理基础，增加猝死的危险。

第五节　心律失常

正常心脏激动起源于窦房结，并按一定的频率、速度及顺序传导到结间传导束、房室结、房室束、左右束支及蒲肯野纤维网而到达心室肌，此称窦性心律。如激动的频率、起源或激动传导不正常，都可构成心律失常（cardiac arrhythmia）。

一、期前收缩

（一）概述

期前收缩又称过早搏动（prematurebeat），简称早搏，由心脏异位兴奋灶发放的冲动所引起，为小儿时期最常见的心律失常。根据异位起搏点的部位不同可分为房性、房室交界性及室性期前收缩。期前收缩常见于无器质性心脏病的小儿，可由疲劳、精神紧张、自主神经功能不稳定等引起，也可发生于先天性心脏病、心肌炎。此外，药物及毒物中毒、电解质紊乱、心导管检查等均可引起期前收缩。健康学龄儿童有 1%～2% 有期前收缩。

（二）诊断思路

1. 病史要点

小儿症状较轻，常缺乏主诉。个别年长儿可述心悸、胸闷、胸部不适。既往可有发作病史。

2. 查体要点

扪测脉搏或心脏听诊可检测到期前收缩，期前收缩次数因人而异，同一患儿在不同时间亦可有较大出入。某些患儿于运动后心率增快时期前收缩减少，但也有反而增多者。后者提示可能同时有器质性心脏病存在的可能。

3. 辅助检查

（1）常规检查。

①常规 12 导心电图：在发作时检查能确诊。

②24 h 动态心电图：监测一天内的心律，诊断阳性率及意义较大。

（2）其他检查。

①窦房结心电图：可进一步明确房性/交界性期前收缩及窦房结功能。

②二维超声心动图：了解有无心内结构异常或器质性病变。

4. 诊断标准

心脏听诊可听到提前的心搏之后有较长的间隙。

5. 鉴别诊断

根据室性早搏发生的基础，临床上又将室性早搏分为功能性期前收缩（良性期前收缩）和病理性期前收缩（器质性期前收缩）两类。

（1）功能性期前收缩。其特点是：①多为偶发性。②无器质性心脏病，即通过查体和 X 线检查、超声心动图及有关的化验均未发现其他异常。③运动后期前收缩减少或消失，休息或卧床时期前收缩可增加。④心电图除有期前收缩外，无其他异常。⑤期前收缩多起源于右室，QRS 波呈左束支传导阻滞图形。

（2）病理性期前收缩。其特点是：①心电图上 QRS 波形态宽大畸形特别明显，其时限可>0.16 s。②期前收缩频发（大于等于 8 次/min），心电图上在同一导联其形态多变，呈多源性或多形性，多呈前出现的 QRS 波落在 T 波上，此称 R-on-T 现象，可致室性心动二联律、三联律或四联律。③联律间期不等或甚短或并行心律性期前收缩。④有时提过速或心室颤动。⑤期前收缩后常继以 ST 段或 T 波的改变。⑥运动后期前收缩增加。⑦心电图上有 QRS 波低电压或几种类型的期前收缩同时存在。⑧期前收缩伴 Q-T 间期延长或 P-R 间期改变。⑨期前收缩多起源于左室，QRS 波呈右束支传导阻滞图形。⑩通过查体、X 线检查、超声心动图或有关化验检查，多发现有心脏病的基础。应用洋地黄类药物出现期前收缩时，应考虑药物中毒，应予停药。

（三）治疗措施

1. 一般治疗

生活规律，睡眠充足，避免过累或紧张，停用可疑药物，避免接触毒物。必须针对基本病因治疗原发病。

2. 基本药物治疗

（1）室上性（房性及交界性）期前收缩：大多数发生于无明显其他症状的小儿，一般不须治疗。如果有以下情况则须进行治疗：①器质性心脏病伴室上性期前收缩增多。②虽无器质性心脏病但有较重自觉症状。③室上性期前收缩触发室上性心动过速。治疗可选

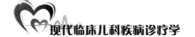

用以下药物之一：①普罗帕酮（心律平）：用于心功能正常者，每日 8~15 mg/kg，分 3 次口服。②β₁受体阻滞剂：适用于活动、情绪激动或窦性心律增加时易发的期前收缩。普萘洛尔（心得安），每日 1 mg/kg，分 3 次口服。③上述药物疗效不佳者，可口服地高辛，或地高辛与普萘洛尔联合用药，亦可选用维罗帕米（异搏定）、奎尼丁、胺碘酮等。

（2）室性早搏：无明显其他症状、无器质性心脏病者一般不需治疗。如果以下两种情况并存，有可能发生室性心动过速与室颤而须用药物治疗：①有器质性心脏病（风湿性心脏病、心肌炎）证据。②出现复杂的室性早搏，如多源、成对或起始于 T 波或 U 波上的期前收缩，期前收缩次数大于 10 次/min，有自觉症状。常用药物有普萘洛尔，每日 1 mg/kg，分 3 次口服；普罗帕酮每日 8~15 mg/kg，分 3 次口服也可选用美西律（慢心律），每日 10 mg/kg，分 3 次口服；胺碘酮每日 10 mg/kg，7~10d 后减为每日 5 mg/kg；莫雷西嗪（乙吗噻嗪）每次 2~6 mg/kg，每 8 h 一次口服。如为洋地黄中毒者，除停用洋地黄外，首选苯妥英钠，每次 3~5 mg/kg，每日 3 次口服；并口服氯化钾每日 75~100 mg/kg。心脏手术后发生的室性早搏也可用苯妥英钠。Q-T 间期延长综合征发生的室性早搏需长期服较大剂量的普萘洛尔，并避免用延长 Q-T 间期的药物如胺碘酮、奎尼丁。

（四）预后

本病预后取决于原发疾病。有些无器质性心脏病的患儿期前收缩可持续多年，不少患儿期前收缩最终消失，个别患儿可发展为更严重的心律失常，如室性心动过速等。应该指出，小儿时期绝大多数期前收缩预后是良好的。

（五）预防

避免诱发因素，如疲劳、紧张；对可能引起期前收缩的心脏病，如风湿性心脏病、心肌炎要积极治疗和预防，注意电解质紊乱或药物的影响。

二、阵发性室上性心动过速

（一）概述

阵发性室上性心动过速（paroxysmal supraventricular tachycardia）简称室上速，是由心房或房室交界处异位兴奋灶快速释放冲动所产生的快速心律失常。可发生于任何年龄，但初次发作多见于 1 岁以内的婴儿，有反复发作倾向，是对药物反应良好的儿科急症之一，若不及时治疗易致心力衰竭。该心律失常多发生于无器质性心脏病的小儿，可由疲劳、精神紧张、过度换气、呼吸道感染等诱发，但也见于器质性心脏病的患儿，如先天性心脏病、心内膜弹力纤维增生症、预激综合征、病毒性心肌炎、扩张型心肌病、风湿性心瓣膜病等，也见于心脏手术时和手术后及心导管检查等。

（二）诊断思路

1. 病史要点

（1）现病史：询问患儿有无发作性烦躁不安、面色青灰、皮肤湿冷、呼吸增快、脉搏细弱现象。

询问在上述发作时有无伴发干咳或呕吐现象。对年长儿询问有无心悸、心前区不适、头晕等症状，并注意询问是否有突然发作和突然停止特点，每次治疗后发作持续时间多久。发作前有无疲劳、精神紧张、过度换气等。

（2）过去史：询问有无先天性心脏病、心内膜弹力纤维增生症、预激综合征、病毒性心肌炎、扩张型心肌病、风湿性心瓣膜病、洋地黄中毒、呼吸道感染、心脏手术、心导管检查等病史。

（3）个人史：询问出生时是否是早产儿，询问自幼是否有喂养困难现象。

（4）家族史：询问直系亲属中有无类似心动过速发作史，有无心脏病史。

2. 查体要点

（1）一般表现：发作时患儿突然表现烦躁不安，面色青灰，口唇发绀，皮肤湿冷、多汗，呼吸增快，脉搏细弱。

（2）心脏检查：室上性心动过速以阵发性、突发突停、心率加速、心律绝对匀齐为特点。心率突然增快在 160~300 次/min，第一心音强度完全一致。每次发作可持续数秒至数日。发作停止时心率突然恢复正常，如发作时间超过 24 h，可查见肝大等心力衰竭体征。

3. 辅助检查

（1）常规检查。常规 12 导心电图或 24 h 动态心电图，心电图特点见下述，在室上性心动过速发作间歇期部分患儿可有预激综合征的心电图表现。

（2）其他检查。

①X 线胸片及二维超声心动图（2-DE）检查取决于原来有无器质性心脏病变和心力衰竭。透视及 2-DE 下可见心脏搏动减弱。

②原发病为病毒性心肌炎、先天性心脏病、心内膜弹力纤维增生症、风湿性心瓣膜病、感染时各有相应的实验室检查表现。

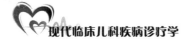

4. 诊断标准如下所述。

（1）临床表现。心动过速突发突止。发作时患儿突然出现面色苍白、烦躁不安、口唇发绀、呼吸急促；儿童心率大于 160 次/min，婴儿心率大于 230 次/min，心音强弱一致，心律绝对规则。每次发作时持续数秒、数分或数小时，然后突然终止。

（2）心电图表现。

①P-R 间期绝对匀齐，心室率婴儿 230～325 次/min，儿童 160～220 次/min。

②QRS 波形态同窦性，若伴有室内差异性传导则呈右束支阻滞型。

③P 波常与前-心动的 T 波重叠，无法分辨。

④发作时间较久者可有暂时性 ST-T 波改变，发作终止后仍可持续 1～2 周。

（三）治疗措施

1. 一般治疗

（1）潜水反射法：可提高迷走神经张力。用 4～5 ℃的湿毛巾敷患儿面部，每次 10～15 s，隔 3～5 min 可重复再用，一般不超过 3 次，此法适用于新生儿、小婴儿。对年长儿可令其吸气后屏气，再将面部浸入 5 ℃冷水中，未终止者可停数分钟后重复 1 次。

（2）压迫颈动脉窦法：用于年长儿，可提高迷走神经张力。患者仰卧，头略后仰、侧颈。在甲状软骨水平触到右侧颈动脉搏动后，用大拇指向颈椎横突方向压迫，以按摩为主，每次 5～10 s，一旦转律，立即停止，如无效，再试压左侧，禁忌两侧同时压迫。

（3）刺激咽部：以压舌板或手指刺激患儿咽部，使之产生恶心、呕吐。

（4）屏气法：用于较大儿童，让患儿深吸气后屏气 10～20 s。

2. 药物治疗

（1）洋地黄类药物：平均复律时间 2 h。用于发作大于 24 h、病情较重或合并心力衰竭者。禁忌证：①室性心动过速或洋地黄中毒引起的室上性心动过速者。②逆传型房室折返性心动过速。低血钾、心肌炎、伴房室传导阻滞者慎用。一般采用快速饱和法。毛花苷 C（西地兰）饱和量，小于 2 岁者 0.03～0.04 mg/kg，大于 2 岁者 0.02～0.03 mg/kg；地高辛饱和量，小于 2 岁者 0.05～0.06 mg/kg，大于 2 岁者 0.03～0.05 mg/kg，总量不超过 1.5 mg/kg。均先以半量静脉推注，余量每 6～8 h 后分 2 次静脉推注。12 h 内完成饱和量。

（2）普罗帕酮（心律平）：平均复律时间 8 min。剂量为每次 1.0～1.5 mg/kg，溶于 10 mL 葡萄糖溶液中，静脉缓慢推注 10～15 min。无效者可于 10～20 min 后重复 1～2 次。有效时可改为口服，剂量每次 5 mg/kg，每 6～8 h1 次。有心力衰竭、房室传导阻滞者禁用。

（3）β受体阻滞剂：可用于预激综合征或自律性室上性心动过速。常用普萘洛尔，小儿静脉注射剂量为每次 0.05~0.20 mg/kg，以 5% 葡萄糖溶液稀释后缓慢静脉推注，时间 5~10 min，可每 6~8 h 重复一次。重度房室传导阻滞，伴有哮喘症及心力衰竭者禁用。

（4）维拉帕米（异搏定）：剂量为每次 0.1 mg/kg，静脉滴注或缓慢静脉推注，每分钟不超过 1 mg，最大量小于 3 mg。有心力衰竭、低血压、逆传型房室折返性心动过速、新生儿和 3 个月以下的婴儿禁用。

（5）三磷腺苷（ATP）：平均复律时间 20 s。有房室传导阻滞及窦房结功能不全者慎用。剂量 0.1 mg/kg，在 3~5 s 内快速静脉推注，如无效，3 min 后可重复第 2 剂，每次按 0.05~0.10 mg/kg 递增，直至最大量 0.25~0.3 mg/kg。不良反应有面色潮红、恶心呕吐、头痛、窦性心动过缓、房室传导阻滞等，多持续数秒钟消失。若心动过缓不消失，可用氨茶碱解救，剂量 5~6 mg/kg，静脉推注。

（6）奎尼丁或普鲁卡因胺：奎尼丁口服剂量开始为每日 30 mg/kg，分 4~5 次，每 2~3 h 口服 1 次，转律后改用维持量。普鲁卡因胺口服剂量为每日 50 mg/kg，分 4~6 次口服；肌肉注射用量为每次 6 mg/kg，每 6 h 一次，至心动过速停止或出现中毒反应为止。

（7）胺碘酮：主要用于顽固性病例，尤其是用于普罗帕酮治疗无效者或疗效较差者。1 mg/kg，用 5% 的葡萄糖稀释后静脉推注，或每分钟 5~10 μg/kg 静脉滴注，注意避光。口服每日 10 mg/kg，分 3 次口服，7 d 后减量为每日 5 mg/kg，分 2 次口服，每周服 5 d，停 2 d。注意甲亢或甲减、心动过缓、低血压等。

3. 其他治疗

对药物疗效不佳者可考虑用同步直流电击复律，或心房调搏治疗。近年来对发作频繁、药物难以满意控制的室上性心动过速、房室旁道折返心动过速采用射频消融术治疗取得成功。

（四）预后

阵发性室上性心动过速属于对药物反应好、可以完全治愈的儿科急症之一，若不及时治疗易致心力衰竭。本病急性发作期，经治疗终止发作，发作终止后口服药物预防复发，对反复发作或并发心力衰竭者，发作终止后可口服地高辛维持量 6~12 个月。对预激综合征患者奎尼丁或普萘洛尔预防复发的效果较好，可持续用半年至 1 年。部分患儿随年龄增长而自愈。如治疗效果不理想，应注意导致室上性心动过速的原因，改用确切药物治疗。对反复发作患儿而且确诊为房室旁道折返所致，应进行射频消融术治疗。经射频消融术治疗后随访 3 年无复发且无器质性心脏病者为治愈。

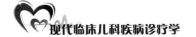

（五）预防

避免诱发因素，如疲劳、精神紧张、过度换气、呼吸道感染等，对可能引起发作的器质性心脏病如先天性心脏病、预激综合征、病毒性心肌炎、风湿性心瓣膜病等，应积极治疗，对心脏手术时和手术后、心导管检查中可能引起的发作也应积极处理。

三、阵发性室性心动过速

（一）概述

阵发性室性心动过速（paroxysmal ventricular tachycardia）简称室速，是由心室异位兴奋灶快速释放冲动所产生的以连续发生 3 个或 3 个以上的室性期前收缩为特征的快速心律失常。室速可导致严重的心排血量不足，也可为室颤的前奏。多发生于器质性心脏病如心肌炎、扩张型心肌病、先天性心脏病、心肌浦肯野细胞瘤等，也见于心脏手术、心导管检查、药物中毒、抗心律失常药的作用、酸中毒、感染、缺氧、电解质紊乱等患儿，小儿时期较少见。

（二）诊断思路

1. 病史要点

（1）现病史：询问患儿在发作前有无诱因，如有无感染、缺氧及电解质紊乱等。询问患儿发作时有无烦躁不安、面色苍白、呼吸急促等。对年长儿询问有无心悸、心前区痛、胸闷，有无晕厥、休克及心力衰竭等表现。

（2）过去史：有无心肌炎、先天性心脏病、扩张型心肌病、心肌浦肯野细胞瘤病史，有无接受心脏手术、心导管检查病史。有无接受抗心律失常药治疗。

（3）个人史：询问患儿出生时及生长发育时有无心率过快或过慢现象。

（4）家族史：询问患儿父母及其他亲属中有无类似发作史，有无心脏病史。

2. 查体要点

（1）一般表现：注意患儿有无面色苍白、气促、烦躁不安等情况。注意有无原发病的表现。

（2）心脏检查：听诊时注意在患儿体温正常及安静时心率是否增快，常大于 150 次/min，节律整齐或稍有不齐，心音可有强弱不等。对发作持续 24 h 以上者注意有无肝脏肿大等心力衰竭体征。

3. 辅助检查

（1）常规检查：常规 12 导心电图或 24 h 动态心电图。

（2）其他检查。

①X 线胸片及二维超声心动图：（2-DE）检查取决于原来有无器质性心脏病变和心力衰竭。透视及 2-DE 下可见心脏搏动减弱。

②原发病为病毒性心肌炎、先天性心脏病、扩张型心肌病、酸中毒、感染、缺氧、电解质紊乱时各有相应的实验室检查表现。

4. 诊断标准

（1）临床表现：起病快，在原有心脏病的基础上突然烦躁、心悸、气促、胸闷、头晕，严重者可引起心力衰竭、心源性脑缺血综合征（阿-斯综合征），甚至猝死。心率 150~250 次/min，婴儿可达 300 次/min，稍有心律不齐，第一心音强弱不等。

（2）心电图表现。

①QRS 波畸形宽大，时间大于 0.10 s，T 波与 QRS 波主波方向相反。

②心室率 150~250 次/min，R-R 间期略不齐。

③P 波频率较 QRS 波为慢，P 波与 QRS 波之间无固定关系。

④可出现心室夺获及室性融合波。

5. 鉴别诊断

（1）室上性心动过速伴室内差异性传导：常发生于无明显器质性心脏病患儿，一般情况相对较好，有反复发作史，刺激迷走神经可终止发作。心电图 T 波中可发现 P 波，QRS 呈右束支阻滞型，R-R 匀齐，心率多大于 200 次/min。

（2）非阵发性室性心动过速：心室率 100 次/min 左右，心室率与窦性心律相近或稍快，无症状。

（三）治疗措施

1. 一般治疗

立即卧床休息，吸氧。针对病因治疗原发病。

2. 药物治疗

注意分析室速病因，选用恰当药物治疗，以免发展为室颤，如治疗后仍有反复发作者可在治疗原发病同时试用射频消融治疗。

（1）利多卡因：为首选药物，用于无血流动力学障碍者。剂量为 1 mg/kg 静脉滴注或缓慢静脉推注。必要时可每 10~15 min 重复，总量不超过 5 mg/kg。控制心动过速后，以每分钟 20~50 μg/kg 静脉滴注。该药剂量过大能引起惊厥、传导阻滞等毒性反应，少数患者对此药有过敏现象。

（2）美西律（慢心律）：1~2 mg/kg 加入 5% 葡萄糖溶液 20 mL 静脉推注。必要时 20 min 后重复使用，不超过 3 次。见效后改为每分钟 5~10 μg/kg 静脉滴注或口服。对心肌疾病及心功能不全者亦较安全。有严重心动过缓及传导阻滞者禁用。

（3）苯妥英钠：3~5 mg/kg 溶于生理盐水 20 mL 缓慢静脉推注，一次量不宜超过 150 mg。有效后改为口服。对洋地黄中毒引起的室性心律失常治疗效果较佳。该药为强碱性，不可溢出静脉外。

（4）普罗帕酮：1.0~1.5 mg/kg 溶于 5% 葡萄糖 20 mL 静脉推注，数分钟起作用，必要时 20 min 可再用。有效后改口服。有心功能不全者联合应用地高辛。

（5）普萘洛尔：0.10~0.15 mg/kg 加入 5% 葡萄糖 10~20 mL，于 10 min 缓慢静脉推注，一次量不超过 3 mg。注射后 2~5 min 起作用，必要时 6~8 h 可重复注射。有效后改为口服。此药对 Q-T 间期延长综合征及二尖瓣脱垂引起的室性心律失常治疗效果好。

（6）异丙肾上腺素：0.5~1.0 mg 溶于 5% 葡萄糖 200 mL 静脉滴注，每分钟 0.10~0.25 μg/kg，用于 Q-T 间期延期综合征并发的尖端扭转型室性心动过速。

（7）胺碘酮：2.5~5.0 mg/kg 加入 5% 葡萄糖溶液 20 mL 静脉推注。可重复 2~3 次。

3. 其他治疗

（1）同步直流电击复律：对急性重症病例、有血流动力学障碍者、药物治疗无效者可应用同步直流电击复律。禁用于洋地黄中毒者。术前静脉推注地西泮（安定）0.2~0.5 mg/kg，或氯胺酮 0.7~1.0 mg/kg，再用利多卡因 1 mg/kg 静脉滴注。开始放电，电能量 2 J/kg，无效时隔 20~30 min 重复电击，不宜超过 3 次。个别患儿采用射频消融治疗获得痊愈。

（2）手术治疗：心肌浦肯野细胞瘤须手术切除。

（四）预后

本病的预后比室上性心动过速严重，同时有心脏病存在者病死率可达 50% 以上，原先无心脏病者可发展为心室颤动，甚至死亡。所以必须及时诊断，予以适当处理。对重症病例首选同步直流电复律。药物治疗首选利多卡因。室性心动过速经治疗消失后，如随访 3 年无复发且无器质性心脏病者为治愈。肥厚型心肌病者可服用普萘洛尔或维拉帕米（异搏定）预防复发。心肌炎、扩张型心肌病及缺血性心肌病可口服普罗帕酮、莫雷西嗪、胺碘酮、美西律预防复发。先天性心脏病者可口服苯妥英钠、胺碘酮预防复发。

（五）预防

对可能引起发作的器质性心脏病如心肌炎、扩张型心肌病、先天性心脏病、心肌浦肯野细胞瘤等，应积极治疗，对心脏手术时和手术后、心导管检查中可能引起的发作也应积极处理。

四、房室传导阻滞

（一）概述

房室传导阻滞（atrioventricular conduction block）是由于房室传导系统某部位的不应期异常延长，致使激动传导延缓或部分甚至全部不能下传所发生的缓慢性心律失常。按其阻滞程度不同，在心电图上分三度。第Ⅰ度：全部激动能下传到心室，但速度减慢。第Ⅱ度：部分激动不能下传到心室。第Ⅲ度，全部激动不能达到心室，又称完全性房室传导阻滞。常见的病因如下。①药物作用：以洋地黄作用最为常见，过量的奎尼丁或普鲁卡因胺也可产生Ⅰ度或Ⅱ度阻滞。②各种感染：以风湿性心肌炎最为常见。病毒性或原因不明的心肌炎、急性感染也可引起房室传导阻滞。③先天性心脏病：房间隔或室间隔缺损最常见。④原因不明的心肌病，特别是扩张型心肌病。⑤其他：迷走神经张力过高、心脏手术对传导系统的创伤，先天性完全性房室传导阻滞可见于母亲患系统性红斑狼疮的婴儿。

（二）诊断思路

1. 病史要点

（1）现病史：询问患儿有无乏力、气短、胸闷、心悸、眩晕和晕厥，甚至发生阿-斯综合征现象，可突然意识丧失、抽搐。询问婴儿有无嗜睡、拒奶、无力。询问有无发热、关节疼痛、环形红斑、舞蹈病等风湿热表现及病毒性心肌炎表现。询问是否在服用强心药或某些抗心律失常药物。

（2）过去史：询问自幼患儿体质如何，有无先天性心脏病、风湿性心肌炎、心肌炎、心肌病、心内膜弹力纤维增生症、低血钙、酸中毒、白喉病史，是否接受过心脏手术。

（3）个人史：询问患儿有无按时接受预防接种。

（4）家族史：询问家属中有无类似患者，询问母亲在妊娠早期有无先兆流产、感染、接触放射线等病史，母亲有无系统性红斑狼疮或其他自身免疫性疾病病史。

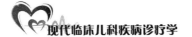

2. 查体要点

（1）一般表现：注意有无意识改变、血压改变，有无心力衰竭表现如肝大、水肿等。

（2）心脏检查：注意有无心界扩大。注意有无第一心音低钝、强弱不齐，有无第三或第四心音，有无心律不齐、搏动脱漏。心底部是否有喷射性收缩期杂音。先天性完全性房室传导阻滞者生后心率缓慢，有时心房与心室同时收缩使第一心音增强呈"大炮音"，心脏多无畸形。

3. 辅助检查

（1）常规检查：常规 12 导心电图或 24h 动态心电图。

（2）其他检查。

①X 线胸片及二维超声心动图（2-DE）检查取决于原来有无器质性心脏病变和心力衰竭。

②可有原发病的表现如血沉增快、ASO 或心肌酶谱升高等。

4. 诊断标准

（1）临床表现。

①Ⅰ度房室传导阻滞：多无自觉症状，仅第一心音较低钝。

②Ⅱ度房室传导阻滞：亦可无症状，有时有头晕、乏力、心悸，剧烈运动时可由Ⅱ度转为Ⅲ度房室传导阻滞而引起心源性脑缺血综合征。

③Ⅲ度房室传导阻滞：有头晕、乏力、心悸、气急，亦可无症状，剧烈运动诱发心源性脑缺血综合征时，有休克表现。心率慢而规则，心率多在 40 次/min 左右，第一心音强弱不一，有时可闻及第三心音或第四心音。大部分患儿在心底部可听到Ⅰ～Ⅱ级喷射性杂音。

（2）心电图表现

①Ⅰ度房室传导阻滞：P-R 间期延长超过正常最高值，小儿大于 0.18 s，成人大于 0.20 s。每个 P 波后面均有 QRS 波。

②Ⅱ度房室传导阻滞：

A. Ⅱ度一型（莫氏一型，又称文氏现象）：P-R 间期逐渐延长，R-R 间期逐渐缩短，直至发生 1 次心室漏搏。脱漏前后两个 R 波距小于最短 R-R 间期的 2 倍。

B. Ⅱ度二型（莫氏二型）：P-R 间期正常或延长而固定，P 波规律出现，部分 P 波后无 QRS 波，房室阻滞的比例为 2∶1 或 3∶1。脱漏前后两个 R 波距离为 R-R 间期的简单倍数。

③Ⅲ度房室传导阻滞：P 波与 QRS 波之间无固定关系，P-P 间隔与 R-R 间隔各有其

固定的规律，心房率比心室率快，心室心律为交界性或心室自身节律。

5. 鉴别诊断

（1）迷走神经张力过高：小儿无任何自觉症状，一般在静卧后、按压颈动脉或眼球后 P-R 间期延长，但在直立或运动后 P-R 间期常缩短至正常。

（2）Ⅱ度窦房传导阻滞：Ⅱ度房室传导阻滞中，心室漏搏中无 QRS 但仍有 P 波，Ⅱ度窦房传导阻滞的漏搏中无 QRS 也无 P 波。

（三）治疗措施

1. 一般治疗

对病因明确者应积极治疗病因。根据原发病及临床症状给予对症处理。

2. 药物治疗

（1）Ⅰ度和Ⅱ度一型房室传导阻滞：无须特殊治疗。

（2）Ⅱ度二型房室传导阻滞：心动过缓者（小于 60 次/min）可试用阿托品，每次 0.01~0.03 mg/kg，每日 3~4 次口服或皮下注射。也可用山莨菪碱，或小剂量异丙肾上腺素 5~10 mg，每日 2~3 次，舌下含化。如症状明显或发生阿-斯综合征，可静脉滴注异丙肾上腺素，每分钟 0.10~0.25 μg/kg，同时吸氧、纠正酸中毒。

（3）Ⅲ度房室传导阻滞：先天性无症状者，一般不需使用药物治疗，但应跟踪随访，每年复查动态心电图。发生阿-斯综合征或心力衰竭可静脉滴注异丙肾上腺素、吸氧、纠正酸中毒。后天性如重症心肌炎患儿，应使用糖皮质激素、异丙肾上腺素、阿托品等药物，如效果仍不佳时应装临时起搏器，直至炎症被控制、阻滞减轻或消失后停用。

3. 其他治疗

安置人工起搏器适应证如下：①阿-斯综合征或心力衰竭。②伴频发或多源性室性早搏或室性心动过速。③房室传导阻滞在房室束以下，QRS 波畸形宽大。④中度或重度活动受限。⑤婴儿心室率持续小于 55 次/min，1 岁以上低于 40 次/min；并发先天性心脏病者小于 60 次/min。⑥急性心肌炎或心内手术后发生严重完全性房室传导阻滞。⑦新生儿期伴有呼吸窘迫综合征。可先装临时起搏器，如 2 周内仍未恢复，则安置永久起搏器。

（四）预后

本病预后不一，非手术引起的获得性者，可能完全恢复，手术引起者预后较差。先天性Ⅲ度房室传导阻滞，尤其是不伴有其他先天性心脏病者预后较好；Ⅰ、Ⅱ度房室传导阻滞经治疗去除病因及诱发因素，心室率正常，无低心排血量症状或心源性脑缺氧综合征，

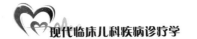

心电图正常，随访 3 年无复发且无器质性心脏病者为治愈。

（五）预防

对可能引起发作的器质性心脏病、感染以及药物影响，应积极监测和治疗，对心脏手术时应尽量减少对房室传导区的创伤。

第六节　心力衰竭

心力衰竭（heart failure，简称心衰）是指心脏工作能力（心肌收缩或舒张功能）下降使心排血量绝对或相对不足，不能满足全身组织代谢需要，出现肺循环和（或）体循环瘀血的病理生理状态。

一、病因

引起小儿心衰的病因很多，根据血流动力学及病理生理改变可大致分为以下几种。①心肌收缩功能障碍（心肌衰竭）包括各种原因所致的心肌炎、扩张性心肌病等。②心室前负荷过重（容量负荷过重）包括左向右分流型先天性心脏病、瓣膜反流性疾病、输液过多过快等。③心室后负荷过重（压力负荷过重）左室压力负荷过重见于高血压、主动脉瓣狭窄、主动脉缩窄等；右心室压力负荷过重见于肺动脉高压、肺动脉瓣狭窄等。④心室充盈障碍包括缩窄性心包炎、限制性心肌病或肥厚性心肌病等。

二、发病机制

心力衰竭的发病机制比较复杂，不同原因所致的心力衰竭以及心力衰竭发展的不同阶段其机制都有所不同，但其基本机制多为心肌收缩和心肌舒张功能障碍。心力衰竭时由于心排血量下降，组织氧供不足，机体动用各种储备力量进行代偿。这些代偿机制初始对机体是有益的，使心功能维持在正常水平，但是长期维持最终发生失代偿，并且代偿机制也有负性效应，最终发生心力衰竭。心衰的发生不仅由于血流动力学的障碍，同时还有神经体液因素的参与，并且心肌重构在其发生中起重要作用。

（一）血流动力学机制

心排血量主要根据以下因素进行控制和调节：前负荷；后负荷；心肌收缩力；心率。

1. 前负荷

按照 Frank-Starling 定律，心脏前负荷的增加使回心血量增加，心室舒张末期容积增加，心肌纤维拉长，从而增加心肌收缩力和心排血量。若容量过度增加，心肌牵张超过一定的长度，心排血量反而下降。

2. 后负荷

心脏后负荷的增加常以心肌肥厚作为主要的代偿机制，使心排血量在相当长时间内维持正常。随着疾病发展，心肌细胞结构和功能进一步破坏，使心功能下降，心力衰竭随之发生。

（二）神经内分泌体液机制

心力衰竭时，体内出现一系列的神经内分泌和体液因子的变化进行代偿。神经内分泌的长期慢性激活促进心肌重构，加重心肌损伤和心功能恶化，又进一步激活神经内分泌系统和细胞因子等形成恶性循环。

1. 交感肾上腺素能系统

心力衰竭时，交感神经兴奋性增高，大量去甲肾上腺素和肾上腺素释放入血，血中儿茶酚胺水平增高，借以增强心肌收缩力、加快心率、收缩外周血管和维持血压起代偿作用。但这种交感神经兴奋增高及儿茶酚胺持续增高对机体是有害的。

2. 肾素—血管紧张素—醛固酮系统

心力衰竭时 RAAS 激活，血中肾素、血管紧张素Ⅰ、Ⅱ及醛固酮水平均明显增高，导致外周血管阻力增加、水钠潴留及血容量增加，前后负荷增加，对心力衰竭起代偿作用。同时，血管紧张素Ⅱ及醛固酮的分泌增加，使心脏、血管平滑肌细胞和内皮细胞发生了一系列改变，结构发生重构，促进心衰恶化。近年来通过生物化学分子生物学技术的发展，发现在肾外组织尤其是脑和心血管系统，还存在局部组织的 RAAS。心衰时心脏局部组织 RAAS 活性增高，通过细胞自分泌、旁分泌产生的血管紧张素Ⅱ也参与心肌收缩性及血管收缩性的调节，并有促生长作用引起心室肥厚及血管平滑肌生长（心室和血管重构）。

3. 利钠肽类

对心力衰竭发病机制中神经内分泌变化，也注意到具有血管扩张、利尿和排钠作用的心脏保护因子，如利钠肽类、前列腺素、血管内皮舒张因子和肾上腺髓质素等。已证实有 3 种利钠肽，即心房利钠肽、脑利钠肽（brain natriureticpeptide，BNP）和 C-利钠肽。BNP 具有利尿、排钠和扩张血管的作用，并且有抑制肾素、醛固酮和交感神经系统作用。心力衰竭时，由于心室扩张、容量负荷过重导致心室壁应力增加，刺激心室肌细胞合成和分泌 BNP，其增高程度与心力衰竭严重程度呈正相关。因此，血浆 BNP 水平可作为评定心力衰竭进程和判断预后的指标。

4. 其他

研究表明许多炎症细胞因子参与了心力衰竭的发生和发展，如肿瘤坏死因子、白细胞介素、单核细胞趋化蛋白等。此外，内皮素、血管加压素和生长激素等多种血管活性物质可能参与了心力衰竭的发生。

（三）心肌重构

心肌重构是由于一系列复杂的分子和细胞机制导致心肌结构、功能和表型的变化，包括心肌细胞肥大、凋亡，胚胎基因和蛋白的再表达，心肌细胞外基质的量和组成的变化等。在初始的心肌损伤以后，有各种不同的继发性介导因素直接或间接作用于心肌而促进心室重构，形成恶性循环，心力衰竭进行性恶化。

三、临床表现

年长患儿心力衰竭的临床表现与成年人相似，而婴幼儿时期则不完全相同。其特点分述如下。

（一）年长患儿心力衰竭

1. 心肌功能障碍的表现

（1）心脏扩大：由于心肌收缩功能减低，导致心室腔扩张或肥厚。但急性心肌炎、快速性心律失常、肺静脉阻塞等的早期心功能减低时，心脏扩大常不明显。

（2）心动过速：心衰时由于心排血量绝对或相对减少，通过反射引起交感神经兴奋及迷走神经抑制，引起代偿性心率增快。

（3）心音改变：心音低钝，重者常出现奔马律，舒张期奔马律常为心力衰竭的重要体征。

（4）可见脉压小，少部分患儿可出现交替脉，四肢末端发凉。

2. 肺瘀血的表现

（1）呼吸急促：呼吸频率增快（间质性肺水肿所致），如心力衰竭进展导致肺泡和支气管水肿，则呼吸频率更加增快，重者可有呼吸困难与发绀。

（2）肺部啰音：肺泡水肿可出现湿啰音。支气管黏膜水肿或肺动脉和左房扩大（尤

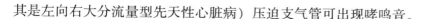

其是左向右大分流量型先天性心脏病）压迫支气管可出现哮鸣音。

（3）咳泡沫血痰：肺泡和支气管黏膜瘀血所致。

3. 体循环瘀血的表现

（1）肝增大：肝由于瘀血肿大伴触痛。肝大小常表示容量负荷过重的程度。

（2）颈静脉怒张：可见颈外静脉膨胀（半坐位）。压迫肿大肝时，颈静脉充盈更明显（肝颈静脉回流征阳性）。

（二）婴幼儿心力衰竭

婴幼儿心力衰竭最显著的临床表现是呼吸急促，尤其是在哺乳时更加明显。喂养困难，多表现为食量减少及进食时间延长，但哺喂困难缺乏特异性。常伴有显著多汗（可能与交感神经兴奋有关），体重增长缓慢。正常婴幼儿的肝虽可于肋下可触到 1~2 cm，但如肿大超过此范围，尤其是短期内改变，更有临床意义。婴幼儿容量血管床相对较大，极少表现周围性水肿，婴儿眼睑轻度水肿较常见。婴幼儿心力衰竭少见咳泡沫血痰。婴儿由于颈部较短，皮下脂肪较丰满，颈静脉怒张常不明显。

四、辅助检查

（一）X 线检查

心脏扩大，可见心搏动减弱（透视下），肺瘀血（上叶肺静脉扩张，肺纹理增多、模糊，肺野透光度降低，肺门阴影增宽模糊）或肺水肿（以肺门为中心的对称性分布的大片状阴影）表现。

（二）超声心动图

超声心动图测定心功能和血流动力学监测是非创伤技术，它具有无创、操作简单、可重复性等优点。

1. 射血分数（ejection fraction，EF）

心脏每搏量与左心室舒张末期容量之比，即左心室舒张期末容量与左心室收缩期末容量之差，除以左心室舒张期末容量。是反映左心室泵血功能敏感的指标，是应用最广泛的左心室收缩功能指标之一。EF 正常值为 56%~78%。按照美国超声心动图学会制定的指南，以二维超声心动图检测的 EF<55% 为不正常，中度及重度异常分别为 44% 及 30%。

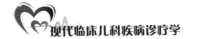

2. 短轴缩短率（fractional short，FS）

左心室收缩时缩短的百分率，即左室舒张期末内径与左室收缩期末内径之差，除以左室舒张期末内径。其意义与 EF 相同。左心室收缩不完全同步或对称、室壁增厚、运动差异、室隔平坦均可影响 FS 的检测。FS 正常值为 28%～38%，心衰时 FS 降低（小于 25%）。

3. 心肌做功指数

心肌做功指数：亦称 Tei 指数，是用于评价心室整体功能（收缩功能和舒张功能）的指标。多采用脉冲多普勒检测血流的方法，亦可应用 TDI 技术测定 Tei 指数。测量方法简便、重复性强，且不受心率、心室几何形态和压力影响。根据脉冲多普勒二尖瓣口血流图和左心室流出道血流图计算 Tei 指数。按照下列公式计算，Tei 指数 =（ICT+IRT）/ET。其中 ICT 为等容积收缩时间，IRT（IVRT）为等容舒张时间，ET 为射血时间。Tei 指数从出生至 3 岁之间有所下降，但 3 岁以后至成人阶段保持相对稳定。心力衰竭患者 Tei 指数明显延长。

4. 脉冲多普勒超声心动图

测定心室舒张功能，正常的二尖瓣、三尖瓣流速曲线呈正向双峰。第 1 峰较高，出现在心室快速充盈期，称 E 峰。第 2 峰较低，出现在心房收缩期，称 A 峰。E 波的峰值流速，舒张功能异常者常有 E 峰减低。A 波的峰值流速，舒张功能异常者 A 峰增高。E 峰/A 峰的血流速度的比值，是敏感反映心室舒张功能的指标，舒张功能异常者 E/A 减低。二尖瓣血流 E 波减速时间（DT）正常值为（193±23）ms。舒张功能异常 DT 延长，可用于评价快速充盈率。

5. 组织多普勒显像（tissue Doppler imaging，TDI）

采用特殊滤波装置将高频率和低振幅的血流信号删除而保留低频率和高振幅的室壁运动信号，并以色彩、频谱或曲线选择性地显示室壁运动的频率或振幅信息的显像技术。TDI 可反映心肌局部收缩和舒张功能。

（三）有创性血流动力学测定

主要采用 Swan-Ganz 气囊漂浮导管和温度稀释法。气囊漂浮导管可进行心脏血管内压力（肺动脉压力，肺动脉楔压）测定，结合热稀释法测每分钟心排血量，并计算出血流动力学参数。①每搏输出量和心排血指数：每搏输出量即心脏在单位时间内泵出的血量，因为每搏量受体表面积影响大，故以单位体表面积的每搏输出量即心排血指数来估价心排血功能更为正确。②外周血管阻力和肺血管阻力：可代表左、右心室后负荷，小儿患者常按体表面积计算，即外周血管阻力指数及肺血管阻力指数。③心室每搏做功指数：可反映心室的容量和压力做功。心肌收缩性能是决定心排血量的重要因素。左、右心室每搏做功指数是衡量心室收缩性能的指标。

一般来讲，肺小动脉楔压反映左心前负荷，肺动脉楔压增高［正常值为 2～14 mmHg（0.27～1.86 kPa）］，提示肺瘀血或肺水肿。而中心静脉压反映右心前负荷。

（四）脑利钠肽

脑利钠肽（BNP）是心肌分泌的重要肽类激素，心力衰竭时由于室壁应力增加，导致其分泌和释放增加。BNP 循环水平升高与心室容量负荷过重、心室功能和血流动力学密切相关。心力衰竭时，患者循环中 BNP 水平升高，并与心力衰竭的严重程度呈正相关，可作为辅助诊断心力衰竭的客观生化标记物。BNP 水平有助于心力衰竭病情轻重程度和心功能的判断以及心衰治疗的监测。BNP 和 NT-pro BNP 两者以 1：1 比例存在，故均可作为诊断标记物。NT-pro BNP 具有更高的血浆浓度稳定性（半衰期为 60～120 min，生理活性相对稳定，冻存-70 ℃活性可保存数月；BNP 半衰期为 20 min）。

五、诊断

（一）心力衰竭诊断

心力衰竭的诊断是综合病因、病史、症状、体征及客观检查而做出的。首先应有明确的器质性心脏病的诊断或具有引起心力衰竭的病因，其次心力衰竭的症状和体征是诊断心力衰竭的重要依据（参见临床表现）。

（二）心力衰竭类型的判断

1. 急性心力衰竭和慢性心力衰竭

依据心力衰竭发生速度、发展过程及机体是否具有充分时间发挥其代偿机制，将心力衰竭分为急性和慢性。

（1）急性心力衰竭：是由于突然发生心脏结构或功能异常，导致短期内心排血量明显下降，器官灌注不良和静脉急性瘀血。急性心力衰竭可表现为急性肺水肿或心源性休克。见于心脏手术后低心排血量综合征、暴发性心肌炎和川崎病并发心肌梗死。

（2）慢性心力衰竭：是逐渐发生的心脏结构和功能异常或急性心力衰竭渐变所致。一般均有代偿性心脏扩大或肥厚及其他代偿机制参与，心室重构是其特征。稳定的慢性心力衰竭患儿在多种因素作用下（如感染、心律失常、中断治疗等）可促发突然出现急性加重表现，又称慢性心力衰竭急性失代偿期（急性发作）。

2. 左侧心力衰竭、右侧心力衰竭和全心力衰竭

（1）左侧心力衰竭：指左心室代偿功能不全引起，临床上以肺循环瘀血及心排血量降低表现为主。

（2）右侧心力衰竭：指右心室代偿功能不全引起，临床上以体循环瘀血表现为主。单纯右侧心力衰竭主要见于肺源性心脏病、肺动脉瓣狭窄及肺动脉高压等。

（3）全心力衰竭：左、右心室同时受累，左侧与右侧心力衰竭同时出现；或者左侧心力衰竭后肺动脉压力增高，使右心负荷加重，经长期后右心衰竭相继出现。

3. 收缩性心力衰竭和舒张性心力衰竭

（1）收缩性心力衰竭：是由于心室收缩功能障碍导致心脏泵血功能低下并有静脉瘀血的表现。临床特点为左心室扩大、左心室收缩期末容量增大和射血分数降低（LVEF ≤40%）。

（2）舒张性心力衰竭：是由于心室舒张期松弛和充盈障碍导致心室接受血液能力受损，表现为左心室充盈压增高并有静脉瘀血的表现。临床通常采用多普勒超声心动图记录的二尖瓣和肺静脉血流频谱估测左室舒张功能。

4. 低心排血量型心力衰竭和高心排血量型心力衰竭

（1）低心排血量型心力衰竭：指心排血量降低，有外周循环异常的临床表现，如外周血管收缩、发冷、苍白等。

（2）高心排血量型心力衰竭：由于容量负荷过重导致的心力衰竭，心排血量正常或高于正常。主要见于左向右分流型先心病、急性肾小球肾炎的循环充血、甲状腺功能亢进、严重贫血、脚气病、体动静脉瘘等。

3. 心力衰竭临床状况评估

纽约心脏病学会（NYHA）提出一项小儿心脏病患者心功能分级方案来评价心力衰竭的程度，主要根据患者自觉的活动能力分为4级。Ⅰ级：体力活动不受限制。学龄期儿童能够参加体育课并且能和同龄儿童一样参加活动。Ⅱ级：体力活动轻度受限。休息时无任何不适，但一般活动可引起疲乏、心悸或呼吸困难。学龄期儿童能够参加体育课，但是能参加的活动量比同龄儿童小。可能存在继发性生长障碍。Ⅲ级：体力活动明显受限。少于平时一般活动即可引起症状，例如步行15 min，就可感到疲乏、心悸或呼吸困难。学龄期儿童不能参加体育，存在继发性生长障碍。Ⅳ级：不能从事任何体力活动，休息时亦有心力衰竭症状、并在活动后加重，存在继发性生长障碍。以上的心功能分级适用于儿童。

六、治疗

急性心力衰竭以循环重建和挽救生命为目的。慢性心力衰竭的治疗目标为改善症状，提高运动耐量，改善生活质量，降低病死率。目前慢性心衰的治疗已从过去短期应用改善血流动力学药物（如利尿药、正性肌力药和血管扩张药）的治疗转为长期应用神经内分泌拮抗药（如血管紧张素转化酶抑制药和 β 受体阻滞药）修复性的治疗策略，以改善衰竭心脏的功能。

（一）病因治疗

急性风湿热需用抗风湿药物，如肾上腺皮质激素、阿司匹林等。先天性心脏病需介入或手术矫治，内科抗心力衰竭治疗往往是术前准备，术后也需继续治疗一个时期。如心力衰竭由重度贫血、甲亢以及病毒性心肌炎引起，需及时治疗原发疾病。

积极防治心力衰竭的诱发因素，如控制感染和心律失常，纠正水、电解质酸碱平衡失调。

（二）一般治疗

（1）休息和镇静：休息可减轻心脏负荷。应尽量避免患儿烦躁，必要时适当应用镇静药。

（2）限盐限水：控制钠盐摄入，限制液体入量，一般控制在 60~80 mL/kg。

（3）吸氧：对于呼吸急促和发绀的患儿及时给予吸氧。

（三）舒张性心力衰竭的治疗

关于舒张功能衰竭的治疗仍是经验性和对症的。首先寻找和治疗基本病因，如通过介入或者外科手术治疗主动脉缩窄、主动脉瓣狭窄、左心室流出道梗阻，缩窄性心包炎行心包切除术，积极控制高血压等。其次，需改善心室的顺应性，增加心室的充盈，从而改善心室舒张功能。主要药物包括以下几种。①β 受体阻滞药：可减慢心率，降低心肌收缩力，延长心室充盈时间，从而改善心室舒张功能。肥厚性心肌病，尤其是梗阻性肥厚性心肌病，β 受体阻滞药常为首选药物。②钙通道阻滞药：可改善心室舒张功能，阻滞钙通道，使进入细胞内 Ca^{2+} 减少，改善心肌的去收缩活动；且具有一定的负性肌力作用，而改善心室的舒张、增加充盈率和充盈度。常选用维拉帕米、地尔硫草等药物。③ACEI：抑制

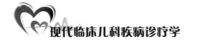

血管紧张素 Ⅱ 的产生，从而抑制心室肥厚；改善舒张期的心肌伸展性和降低室壁应力。④利尿药或静脉扩张药：急性期或急剧恶化期，临床表现为肺瘀血或水肿者应采用利尿药（袢利尿药）或静脉扩张药（硝酸酯类）。

（四）难治性心力衰竭的治疗

心力衰竭的患者，经常规合理的最佳治疗方法，效果不满意，仍不能改善症状或症状持续恶化，称难治性心力衰竭。难治性心力衰竭的治疗需注意以下几方面。

（1）针对病因和诱因进行治疗：仔细分析造成难治性心力衰竭的病因和诱因并采取相应的治疗措施予以纠正。

（2）控制液体潴留：难治性心力衰竭患者肾灌注减少常使肾对利尿药的反应减弱，常需要两种利尿药联用或大剂量静脉利尿药或与能够增加肾血流的药物，如多巴胺静脉滴注合用。经以上治疗水肿仍难以消退，也可考虑透析疗法（超滤或血滤）。

（3）合理使用神经体液拮抗药：难治性心力衰竭患者使用 ACEI 易出现低血压和肾功能不全，β 受体阻滞药易使心力衰竭恶化。故这两类药物只能耐受小剂量或者不能耐受。对于低血压及周围低灌注者，不能使用这两类药物。有明显液体潴留者不能应用 β 受体阻滞药。

（4）血管活性药物联合应用：联合使用血管扩张药（硝普钠或硝酸甘油）和正性肌力药物（多巴胺、多巴酚丁胺或米力农）常有相加作用，改善心功能、利尿，稳定临床状况。有条件者应采用球囊漂浮（Swan-Ganz）导管监测血流动力学指标以指导临床用药。

（5）机械辅助治疗：应用常规疗法强化治疗无效时可酌情选用以下机械辅助疗法。

①主动脉内球囊反搏：将一根带气囊导管置于降主动脉近端，气囊导管（根据气囊充气量多少，有 4~40 mL 等不同容积，供不同体重儿童选用）连接在压力泵上，用心电图控制气泵的节律，在心室舒张时快速气囊充气，以提高主动脉内舒张压从而提高冠状动脉灌注压，心肌供血增加；心室收缩前，气囊快速排气，减少左室射血阻力，降低后负荷从而改善心功能。

②左心机械辅助循环：是将左心室的血引入主动脉，以减轻左心室做功，同时保障体内重要脏器的供血。适应证为心脏移植患者的过度治疗；心源性休克（心脏手术后低心排综合征、暴发型心肌炎）经治疗无效者。

③心脏再同步化治疗（cardiac resynchronization therapy，CRT）：指通过置入右心室及左心室电极，同时起搏左右心室，通过多部位起搏恢复心室同步收缩，临床研究证实，对于药物治疗无效并伴有左心室收缩不同步的重度心力衰竭患者，CRT 可以改善心功能，并

可减少进行性心力衰竭导致的死亡。

（6）心脏移植：心肌病终末期心力衰竭和对于药物治疗和外科干预无效的复杂先天性心脏病晚期心力衰竭患者，心脏移植作为一种治疗手段被逐渐接受。发达国家心脏移植术后5年存活率为65%左右。除了供体心脏短缺外，心脏移植的主要问题是移植排异，也是术后死亡的主要原因。

（五）研究中的治疗方法

1. 药物治疗

药物治疗包括内皮素受体拮抗药、肾上腺髓质素、生长激素、肿瘤坏死因子单克隆抗体等都是研究中有治疗前景的药物。

2. 心力衰竭的细胞移植

采用自体骨髓源性干细胞移植修复心肌细胞的再生已成为研究的热点。自体骨髓来源的干细胞具有取材方便、无免疫源性、具有多向分化潜能、合乎伦理学要求等特点。细胞移植所采用的途径主要经冠状动脉注入、开胸手术时注入心外膜下和经导管注入心内膜下3种。自体骨髓干细胞移植治疗心衰是很有前途的新方法，临床研究已开始进行，但要广泛应用于临床尚有许多问题待解决，而目前还没有促使干细胞对心肌组织特异性靶向趋化的有效方法，干细胞在损伤心肌中的生存条件还需要进一步阐明。

3. 基因治疗

基因治疗是在分子水平上纠正致病基因的结构或表达缺陷。心力衰竭的基因治疗，目前仍在实验阶段尚未应用于临床。但近年由于分子生物学理论和技术的进展，分子心血管病学的研究亦取得了飞速的进展，对心衰的治疗展示了良好的发展前景。

第七节　高血压危象

一、概述

高血压危象（hypertensive crises）是指一系列需要快速降低动脉血压治疗的临床高血压紧急情况。高血压危象包括高血压急症（hypertensive emergencles，HE）和高血压亚急症（hypertensive urgencies，HU）。高血压急症是指原发性或继发性高血压患者，在某些诱因作用下，血压突然和明显升高［BP大于180/120 mmHg（23.94/15.96 kPa）］，同时伴

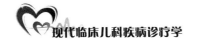

有进行性心脏、脑、肾等重要靶器官功能不全的表现。高血压急症包括高血压脑病、颅内出血（脑出血和蛛网膜下隙出血）、脑梗死、急性心力衰竭、肺水肿、急性冠状动脉综合征（不稳定型心绞痛、急性非 ST 段抬高和 ST 段抬高心肌梗死）、主动脉夹层、子痫等，应注意血压水平的高低与急性靶器官损害的程度并非呈正比。一部分高血压急症并不伴有特别高的血压值，如并发于妊娠期或某些急性肾小球肾炎的患者，但如血压不及时控制在合理范围内会对脏器功能产生严重影响，甚至危及生命，处理过程中需要高度重视。并发急性肺水肿、主动脉夹层、心肌梗死者，即使血压仅为中度升高，也应视为高血压急症。

高血压亚急症是指血压明显升高但不伴靶器官损害。患者可以有血压明显升高造成的症状，如头痛、胸闷、鼻出血和烦躁不安等。相当多的患者有服药顺从性不好或治疗不足的问题。血压升高的程度不是区别高血压急症与高血压亚急症的标准，区别两者的唯一标准是有无新近发生的急性进行性的严重靶器官损害。

二、儿童高血压

儿童高血压以原发性高血压为主，表现为轻、中度血压升高，通常没有自我感知，没有明显的临床症状，除非定期体检，否则不易被发现。儿童中血压明显升高者多为继发性高血压。肾性高血压是继发性高血压的首位病因，占继发性高血压的 80% 左右。随年龄增长，原发性高血压的比例逐渐升高，进入青春期的青少年高血压多为原发性。

三、发病机制

高血压危象的发生机制，多数学者认为是由于高血压患者在诱发因素的作用下，血液循环中肾素、血管紧张素 Ⅱ、去甲肾上腺素和精氨酸加压素等收缩血管活性物质突然急骤的升高，引起肾出、入球小动脉收缩或扩张。这种情况若持续性存在，除了血压急剧增高外，还可导致压力性多尿，继而发生循环血容量的减少，又反射性引起血管紧张素 Ⅱ、去甲肾上腺素和精氨酸加压素生成和释放增加，使循环血中血管活性物质和血管毒性物质达到危险水平，从而加重肾小动脉收缩。由于小动脉收缩和扩张区交叉所致，故其呈"腊肠串"样改变。引起小动脉内膜损伤和血小板聚集，导致血栓素等有害物质进一步释放形成血小板血栓，引起组织缺血缺氧，毛细血管通透性增加，并伴有微血管内凝血点状出血及坏死性小动脉炎，以脑和肾损害最为明显。有动脉硬化的血管特别易引起痉挛并加剧小动脉内膜增生，于是形成病理性恶性循环。此外，交感神经兴奋性亢进和血管加压性活性物质过量分泌不仅引起肾小动脉收缩，而且也会引起全身周围小动脉痉挛，导致外周血管阻力骤然增高，使血压进一步升高，从而发生高血压的危险。

四、临床表现

诱因为精神创伤、情绪变化、过度疲劳、寒冷刺激、气候变化和内分泌失调（如经期）等。突然起病，病情凶险。

（一）血压显著增高

收缩压升高可达 200 mmHg（26.6 kPa），严重时舒张压也显著增高，可达 117 mmHg（15.56 kPa）以上。

（二）交感神经强烈兴奋

表现为发热、出汗、心率增快、皮肤潮红、口干、尿频、排尿困难及手足颤抖等。

（三）靶器官急性损害的表现

①视物模糊，视力丧失，眼底检查可见视网膜出血、渗出、视盘水肿。②胸闷、心绞痛、心悸、气急、咳嗽，甚至咳泡沫痰。③尿频、尿少、血浆肌酐和尿素氮增高。④一过性感觉障碍、偏瘫、失语，严重者烦躁不安或嗜睡。⑤头痛、恶心、呕吐、嗜睡、抽搐、昏迷。

五、治疗

（一）高血压急症的处理

当怀疑高血压急症时，应进行详尽的病史收集、体检和实验室检查，评价靶器官功能受累情况，以尽快明确是否为高血压急症。但初始治疗不能因为对患者整体评价过程而延迟。

高血压急症的患者应进入急诊抢救室或加强监护室，持续监测血压；尽快应用适合的降压药；酌情使用有效的镇静药以消除患者恐惧心理；并针对不同的靶器官损害给予相应的处理。

高血压急症需立即进行降压治疗以阻止靶器官进一步损害。在治疗前要明确用药种

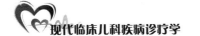

类、用药途径、血压目标水平和降压速度等。

在严密监测血压、尿量和生命体征的情况下，应视临床情况的不同使用短效静脉降压药物。降压过程中要严密观察靶器官功能状况，如神经系统症状和体征的变化，胸痛是否加重等。由于已经存在靶器官的损害，过快或过度降压容易导致组织灌注压降低，诱发缺血事件。所以起始的降压目标并非使血压正常，而是渐进地将血压调控至不太高的水平，最大限度地防止或减轻心脏、脑、肾等靶器官损害。

一般情况下，初始阶段（数分钟到 1 h 内）血压控制的目标为平均动脉压的降低幅度不超过治疗前水平的 25%。在随后的 2~6 h 内将血压降至较安全水平，一般为 160/100 mmHg（21.28/13.30 kPa）左右，如果可耐受这样的血压水平，临床情况稳定，在以后 24~48 h 逐步降低血压达到正常水平。

降压时需充分考虑到患者的年龄、病程、血压升高的程度、靶器官损害和并发的临床状况，因人而异地制定具体的方案。如果患儿为急性冠状动脉综合征或以前没有高血压病史的高血压脑病（如急性肾小球肾炎、子痫所致等），初始目标血压水平可适当降低。若为主动脉夹层，在患者可以耐受的情况下，降压的目标应该低至收缩压 100~110 mmHg（13.30~14.63 kPa），一般需要联合使用降压药，并要给予足量 β 受体阻滞剂。降压的目标还要考虑靶器官特殊治疗的要求，如溶栓治疗等。一旦达到初始靶目标血压，可以开始口服药物，静脉用药逐渐减量至停用。

在处理高血压急症时，要根据患儿具体临床情况做其他相应处理，争取最大限度保护靶器官，并针对已经出现的靶器官损害进行治疗。

（二）高血压亚急症的处理

对高血压亚急症患儿，可在 24~48 h 将血压缓慢降至 160/100 mmHg（21.28/13.30 kPa）。没有证据说明此种情况下紧急降压治疗可以改善预后。

许多高血压亚急症患儿可通过口服降压药控制，如钙拮抗剂、ACEI、ARB、α 受体阻滞剂、β 受体阻滞剂，还可根据情况应用襻利尿剂。初始治疗可以在门诊或急诊室，用药后观察 5~6 h，2~3 d 后门诊调整剂量。此后可应用长效制剂控制至最终的靶目标血压。

到急诊室就诊的高血压亚急症患者在血压初步控制后，应给予调整口服药物治疗的建议，并建议患儿定期去高血压门诊调整治疗。具有高危因素的高血压亚急症如伴有心血管疾病的患者可以住院治疗，注意避免对某些无并发症但血压较高的患儿进行过度治疗，在这些患儿中静脉或大剂量口服负荷量降压药可产生不良反应或低血压，并可能造成相应损害。

预防高血压的发生及系统管理治疗高血压患者是一项涉及全社会的系统工程。防治对象不仅包括已诊断的高血压患者，还包括社区中所有可能发生高血压的高危个体。防治对策应该是可执行的、经济有效的，并且是可持续发展的。

第八节 心源性休克

一、概述

心源性休克（cardiogenic shock）是指纠正前后负荷后，心脏泵功能急剧减退导致组织低灌注的临床综合征。

心源性休克的特征：①血流动力学异常：血压下降 [收缩压小于 80 mmHg（10.64 kPa）]，持续半小时以上或平均动脉压下降大于 30 mmHg（3.99 kPa），心脏指数小于等于 2.2 L/（min·m^2），且肺毛细血管楔压大于等于 15 mmHg，中心静脉压（CVP）大于 12 cmH$_2$O，周围血管阻力>1400 dyn·s·cm^5 [达因·秒·厘米$^{-5}$]。②周围组织低灌注状态：四肢湿冷、少尿 [大于 0.5 mL/（kg·h）]、神志改变。

从低心排综合征到心源性休克是一个连续的过程。排除其他原因所致血压下降，如严重的心律失常，使心排血量急剧下降；血容量不足；代谢性酸中毒；剧烈疼痛；心肌抑制药物的作用等。

关于低血压问题，多数小儿心源性休克存在低血压，但由于心源性休克是由于心力衰竭导致靶器官低灌注状态，因此，不管有无低血压，只要存在心脏原因所导致的组织低灌注即为心源性休克，尤其是休克早期。

二、病因及发病机制

成人心源性休克多是急性心肌梗死的严重并发症，也是其致死的主要原因。小儿期主要原发病为暴发性或重症心肌炎、先天性心脏病（包括心脏手术后低排综合征）、体肺循环高压、大量心包积液（心脏压塞）、心包狭窄、心肌病、严重心律失常（如阵发性室上性心动过速、室性心动过速、心室颤动）、感染性疾病等。虽然小儿心源性休克的患病率不如感染性休克多见，但其常起病急骤，发展迅猛，有时尚未明确诊断，在急诊室或入院不久即死亡。

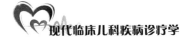

（一）心肌弥漫性损害（心肌收缩无力）

病毒或细菌感染所引起的心肌炎、急性克山病、各类心肌病、冠状动脉起源异常、川崎病并发冠状动脉瘤及冠状动脉栓塞、心脏手术后低心排综合征、先天性左心发育不良综合征等均可导致心肌收缩无力，心排血量不足，其中以暴发性心肌炎最常见。

（二）心室的压力负荷（后负荷）

过重体、肺循环高压，左、右心室流出道狭窄，主动脉或肺动脉狭窄，高血压等，使心室射血时阻力增高，后负荷加重，引起继发性心肌舒张、收缩功能的减弱。

（三）心室的容量负荷（前负荷）

过重瓣膜关闭不全，心内或大血管间左向右的分流，主动脉窦瘤破裂入心腔，心脏外伤、穿孔，输液、输血过多、过快等，可引起继发性心肌收缩力减弱。

（四）心室前负荷不足

大量心包积液（心脏压塞）、心包缩窄、限制型心肌病、二尖瓣狭窄、心房黏液瘤嵌顿、张力性气胸及急性肺梗死等，可引起心室充盈受限，回心血量减少。

（五）严重心律失常

快速型心律（室上性、室性心动过速）、室颤、起搏器综合征（设定的室率大于房率）、严重心动过缓等，可引起心排血量不足。

（六）全身因素

缺氧、缺血、代谢障碍（低血糖）、电解质紊乱（酸中毒、低或高钾血症）、药物中毒（洋地黄、奎尼丁、维拉帕米等过量）等，可继发严重的心律失常和/或心肌收缩力下降，均可引起心排血量下降。

三、病理生理

心源性休克首要的病理机制是心排血量急剧下降导致微循环障碍和生命器官灌注不足，继而急性细胞缺氧，细胞毒性物质生成堆积而导致器官衰竭。在整个过程中，机体不断地进行自身代偿以期扭转、减缓病理改变，如果失代偿则进入不可逆状态。

（一）心脏病理学及全身反应

1. 早期

血流低灌注发生在能承受较长时间缺血的组织器官，如皮肤、脂肪、肌肉和骨骼。通过颈动脉窦和主动脉弓压力感受器的作用，反射性兴奋交感神经-肾上腺髓质系统，血中儿茶酚胺水平增高，选择性使内脏、皮肤组织的小动脉、微动脉、终末动脉收缩，导致毛细血管前阻力显著增加；另外，肾素-血管紧张素-醛固酮系统激活及抗利尿激素分泌增多，以保证生命器官的血液供应，并维持血压。因而，在此阶段患者血压尚可维持正常，神志亦清楚。代谢性酸中毒尚未出现或轻微，动脉血 pH 值正常。

2. 中期

血流低灌注发生在除心脏和脑以外的生命器官，这些器官只能承受短时间的缺血。如肝、肠道和肾等。上述代偿性机制造成了循环阻力升高，心脏后负荷增加，成为心搏量下降的又一因素。随之左心室舒张末期压力升高，左心房压力上升，肺毛细血管楔压增高，发生肺瘀血。组织缺血缺氧使无氧酵解增加，乳酸增多，出现代谢性酸中毒。后者造成微动脉、毛细血管前括约肌松弛，此时微静脉、小静脉仍收缩，从而血液灌入多，流出少，外周阻力下降，加之缺血所致的左心室做功受损、瓣膜功能及乳头肌功能异常导致心搏量的进一步减少，因而血压下降。

3. 晚期

血流低灌注波及心脏或脑。此前，机体已通过代偿机制尽可能保留这两个重要器官的灌注，休克继续进展，脑血管和冠状动脉灌注不良，全身其他组织器官的血管床进一步收缩，机体呈现严重酸中毒和意识障碍。

低血压或组织低灌注可刺激交感神经兴奋和儿茶酚胺类物质分泌增加，起到一定的代偿作用。但儿茶酚胺类物质分泌增加可使心肌耗氧增加，使心肌缺血更加严重。儿茶酚胺类物质还有致心律失常作用。肾素-血管紧张素系统（renin-angiotensin system，RAS）激活也有一定的代偿作用。但 RAS 激活可使心脏后负荷增加，并加重水钠潴留和肺水肿。神经激素激活可使总外周血管阻力（systemlc vascular resistance，SVR）增加。SVR 增加虽有升高血压的作用，但可使组织灌注更趋减少。当 SVR 明显降低时，要考虑心源性休克合并感染性休克。

（二）细胞病理学

组织低灌注及随之发生的细胞低氧血症引起无氧糖酵解而耗竭三磷腺苷及细胞内能量

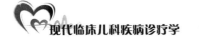

储备，无氧糖酵解导致乳酸堆积而引起细胞内酸中毒，而能量依赖的离子转运泵耗竭引起跨膜电位降低而致细胞内钠、钙堆积及心肌细胞"痛饮"。细胞缺血及细胞内钙堆积将激活细胞内保护酶。另外，研究表明缺血性心肌病变中，程控细胞坏死也将引起心肌细胞损失。

四、临床表现

该病临床表现可分为原发病和休克两方面的症状。

（一）原发病的症状

因原发病不同而异。感染所致心肌炎可发生在感染的急性期或恢复期。有的以突然发生心源性休克而起病，听诊时心音低钝，有奔马律或心律失常。如病因为室上性阵发性心动过速，多有阵发性发作病史，并有典型的心电图改变；如系急性心脏压塞症，则有心包炎的病史，并有颈静脉怒张、奇脉及心音遥远等心脏压塞症状；如系肺梗死，则多发生于感染性心内膜炎、栓塞性静脉炎及手术后患者，常有突然胸痛、呼吸困难及咯血等症状。

（二）休克症状

心源性休克一般进展迅速，根据其发生、发展的病理生理学特征，临床可分为三期。

1. 休克初期（代偿期）

表现为直立性低血压，即血压在坐位和立位时降低，而平卧位可以正常，收缩压变化大于 10 mmHg（1.3 kPa）。脉压减低，心率加快，神志清醒，但烦躁不安，焦虑或易激惹；患儿畏寒，面色苍白，四肢湿冷；尿量正常或稍减少。

2. 休克期（失代偿期）

出现间断平卧位低血压，收缩压降至 80 mmHg（10.64 kPa）以下。脉压在 20 mmHg（2.6 kPa）以下；患儿神志尚清楚，但反应迟钝，意识模糊；皮肤湿冷，呈大理石样花纹，毛细血管再充盈时间延长；心率更快，脉搏无力；浅表静脉萎陷，呼吸稍快，肠鸣音减弱；尿量减少或无尿，婴儿少于 2 mL/（kg·h），儿童少于 1 mL/（kg·h）。

3. 休克晚期

血压降低且固定不变或不能测出；患儿昏迷，肢冷发绀；心率更加快速或转为缓慢；脉搏微弱或触不到；呼吸急促或缓慢、不整；腹胀，肠麻痹；少尿或无尿。此期患儿可出现弥散性血管内凝血和多脏器损伤。前者表现为皮肤黏膜出血、便血、呕血及血尿，最终导致呼吸衰竭、肾衰竭以及多脏器衰竭，甚至死亡。

（三）按休克严重程度大致可分为轻、中、重和极重度休克

1. 轻度休克

表现为患者神志尚清，但烦躁不安，面色苍白，口干，出汗，心率大于 100 次/min，脉速有力，四肢尚温暖，但肢体稍发绀、发凉，收缩压大于等于 80 mmHg（10.64 kPa），尿量略减，脉压小于 30 mmHg（4.0 kPa）。

2. 中度休克

面色苍白，表情淡漠，四肢发冷，肢端发绀，收缩压在 60~80 mmHg（8~10.64 kPa），脉压<20 mmHg（2.67 kPa），尿量明显减少（小于 17 mL/h）。

3. 重度休克

神志欠清，意识模糊，反应迟钝，面色苍白、四肢厥冷、发绀，皮肤出现大理石样改变，心率大于 120 次/min，心音低钝，脉细弱无力或稍加压后即消失，收缩压降至 40~60 mmHg（5.32~8.0 kPa），尿量明显减少或尿闭。

4. 极重度休克

神志不清、昏迷，呼吸浅而不规则，口唇皮肤发绀，四肢厥冷，脉搏极弱或扪不到，心音低钝或呈单音心律，收缩压小于 40 mmHg（5.32 kPa），无尿，可有广泛皮下、黏膜及内脏出血，并出现多器官衰竭征象。

必须指出，上述休克的临床分期和严重程度的划分是人为的，其相互之间并非一刀切，可有过度类型，只能作为临床工作中判断病情的参考。

五、诊断及鉴别诊断

心源性休克的诊断实际上包括对休克和对其心源性病因两部分的综合诊断。应与儿科常见的感染性休克，吐泻引起的水、电解质紊乱所致休克，过敏性休克，急性中枢神经系统疾病，重症衰竭等相鉴别。诊断为心源性休克后应进一步确定原发病，为采取有效措施提供重要依据。

六、治疗

（一）监测

对心源性休克的监测项目与其他类型休克相同，如心率、血压、体温、呼吸、尿量、

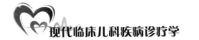

经皮测血氧饱和度、血气、X 线胸片、心电图、超声心动图、血生化（电解质、肝肾功能），必要时进行血流动力学监测，包括中心静脉压、肺毛细血管楔压、心排血量等。

（二）对症治疗

治疗原则是积极抢救休克的同时，重视原发病的相应治疗。治疗关键是提高心排血量，改善组织细胞氧供应及减少氧消耗。

1. 保持安静，以减少耗氧量

平卧位或头稍低位，鼻管或面罩给氧，必要时加压给氧。

2. 改善机体氧供，纠正酸碱失衡

维持动脉 P（O_2）≥70 mmHg（9.31 kPa），经皮血氧测定的氧饱和度≥90%。纠正代谢性酸中毒，当出现高碳酸血症、呼吸性酸中毒时，需行气管插管机械通气。

3. 补液及纠正电解质紊乱

心源性休克主要因心功能不全引起，扩容往往不能使心排血量多，输液过多或过快反而会导致肺水肿，使病情恶化。首次输液可给予 100 g/L 葡萄糖氯化钠溶液或低分右旋糖酐，5～10 mL/kg，于 30 min 内静脉滴注，休克状态无改善可重复 1 次，静脉输液总量为 1000～1200 mL/（m^2·24h）（不宜超过 50 mL/kg），严格掌握液体量及输液速度，多用 100 g/L 葡萄糖液缓慢均匀静脉滴注。

4. 正性肌力药物

（1）儿茶酚胺类药物：多巴胺和多巴酚丁胺常用剂量 3～8 μg/（kg·min），多巴胺在提高血压方面优于多巴酚丁胺，但引起心动过速和心律失常方面重于多巴酚丁胺。异丙肾上腺素仅应用于对阿托品无效或起搏器不能立即使用时应用。需注意可能产生的室性心律失常。美国心脏病学学会/美国心脏学会（ACC/AHA）指南推荐异丙肾上腺素可用于严重心源性休克低血压状态。

（2）磷酸二酯酶抑制剂：米力农可提高细胞内 cAMP 水平而增加心肌收缩力，兼有冠状动脉及外周血管扩张作用。小儿静脉注射负荷量每次 25～75 μg/kg，间隔 10 min 后重复 1 次，可重复 3 次，以后静脉滴注 0.25～0.50 μg/（kg·min）。

（3）洋地黄制剂：洋地黄类药物对心源性休克初始不起作用。仅用于阵发性室上性心动过速和心房纤颤转复无效时为控制心率才使用。暴发性心肌炎尽量避免使用洋地黄制剂。

（4）血管扩张剂：在应用正性肌力药的同时，血管扩张药可减轻心脏前后负荷，提高心排血量，扩张静脉可减低前负荷。扩张动脉可减少动脉阻力，减轻左室后负荷，改善左室射血，心排血量增加。扩张微循环血管，增加营养性毛细血管血流。

（5）利尿剂：应用利尿剂可减轻肺瘀血并增加携氧，但危重情况下应慎用，因为骤然利尿有加重低血压及减少冠状动脉血流灌注的危险。如利尿效果不理想时应考虑系低血容量、心排血量严重下降以及肾血流量不足（肾衰竭）的影响。

（6）体外机械辅助装置：休克时应用各种辅助装置是现代休克治疗的进展之一。主要有主动脉内气囊反搏（IABP）、心室（左心室或双心室）辅助装置（VAD）、人工膜肺（ECMO）等技术。国外有学者将人工膜肺作为救治的首选方法。

（7）改善心肌代偿：可使用大剂量维生素 C、1，6-二磷酸果糖等。

（8）皮质激素：目前对并发感染的心源性休克患儿应用皮质激素，国内外仍有争议，但对伴有心源性休克的肾上腺皮质功能危象者，应用皮质激素是必要的。

（三）病因治疗

1. 暴发性或重症心肌炎、心肌病

可采用皮质类固醇冲击治疗。在病情稳定前不宜应用 β 受体阻滞剂、钙通道阻滞剂及血管紧张素转换酶抑制剂，因其可加重心源性休克患者的低血压。

2. 严重心律失常

快速性心律失常，如室上性心动过速可选用胺碘酮负荷量 $5 \sim 7$ mg/kg，1 h 内滴入；维持量 $10 \sim 15$ μg/（kg·min）。室性心动过速目前不主张首选利多卡因，而建议应用胺碘酮，但要用负荷量。对血流动力学不稳定者可选用电击复律。直流电击复律方法，电能量为 $0.5 \sim 1.0$ J/（s·kg），电击于 QRS 波峰上，如无效可加大能量重复电击，但不宜超过 3 次。电击复律的特点是作用快，安全且效果好，但对洋地黄中毒者应禁用。缓慢心律失常或合并严重快速心律失常，应尽快安装起搏器。

3. 心包压塞

宜行心包穿刺引流减压。

第七章 现代临床儿科泌尿系统疾病诊疗

第一节 急性肾小球肾炎及慢性肾炎

一、急性肾小球肾炎

急性肾小球肾炎（简称急性肾炎）是小儿时期最常见的肾小球疾病。临床上是以急性起病、血尿、高血压、水肿及肾小球滤过率可有所降低为特点的一个综合征；小儿时期以链球菌感染后发生者多见。临床上常区分为链球菌感染后或非链球菌感染者两大类。

由 A 族 β 溶血性链球菌感染引起者常为免疫复合物性肾炎。病理为弥漫性毛细血管内增生性肾炎。电镜下还可见本症特征性的"驼峰"病变。免疫荧光见有 IgG 和 C3 于肾小球沉积。

（一）临床表现

1. 学龄儿多见

发病前 1~3 周常有呼吸道或皮肤的链球菌感染史，自前驱感染至临床发病有一无症状间歇期。

急性起病。多以晨睑肿为主诉，重者偶延及全身。血尿为另一常见主诉。可为洗肉水样，也可为深茶色尿。此外可有乏力、头痛、头晕、恶心、腹痛、腰部钝痛等症状。查体除非可凹水肿外，常有血压增高。

2. 严重病例

有以下几种表现。

（1）严重的循环充血或心力衰竭：烦躁、气急、端坐呼吸、肺底湿性啰音、心率增快，甚至奔马律、肝大等。

（2）高血压脑病：表现有头痛、呕吐、一过性视力障碍、甚至惊厥、昏迷。

（3）急性肾衰竭：持续尿少、严重氮质血症、电解质紊乱（高钾、低钠、高磷血症）、代谢性酸中毒等。

3. 不典型病例

（1）亚临床病例：有链球菌感染史或密切接触史，但无明显临床表现；但血补体测定常呈规律性降低继之恢复的动态变化。

（2）肾外症状性肾炎：患儿无明显尿液改变，但临床有水肿、高血压、甚至呈急性循环充血、高血压脑病。如行反复尿化验及血补体水平的动态观察多可发现其异常。

（3）蛋白尿表现显著者可达肾病综合征水平，甚至有相应的血生化改变。

4. 实验室和其他检查

（1）尿液检查：以血尿为主要所见。尿沉渣还可见红细胞管型、颗粒管型及白细胞。尿蛋白一般为+～++。

（2）可见轻度贫血。血沉常增快。

（3）有关链球菌感染的检查：例如咽或皮肤病灶细菌培养（阳性率一般仅 20%～30%），血中抗链球菌溶血素 O（ASO）滴度增高（阳性率 70%～80%），但皮肤感染引起者 ASO 常不增高。

（4）血中补体测定：总补体及 C3 急期明显下降，6～8 周恢复。

（5）肾功能检查：暂时性血尿素氮（BUN）及肌酐（Cr）升高，肌酐清除率（Ccr）下降。

（二）诊断要点

（1）急性起病以血尿、高血压、水肿为主要表现。

（2）发病前常有感染史，链球菌感染引起者于感染至发病间有一无症状间歇期（1～3 周）。

（3）化验检查：尿液以血尿为主。血中 ASO 常增高，血补体于起病 6～8 周内降低。肾功能检测可有暂时性 BUN、Cr 升高。

（4）典型病例一般于 2～4 周内利尿消肿、肉眼血尿消失、血压恢复正常。尿化验逐步恢复。一般病程不超过 6 个月。

（三）治疗

1. 一般治疗

起病 1～2 周内宜卧床休息，待血压恢复、肉眼血尿消失可逐步恢复活动。3 个月内应避免重体力活动。水肿、血压高及少尿者应少盐或无盐饮食。氮质血症者用低蛋白饮食。为彻底清除链球菌感染灶，应用青霉素 7~10 天，对青霉素过敏者可用红霉素或其他大环内酯类抗生素。

2. 对症治疗

（1）利尿剂：经控制水盐入量，仍有水肿、高血压、少尿者给予利尿剂。口服可用氢氯噻嗪，每日 1~2 mg/kg，分 2~3 次服。明显水肿可用呋塞米，口服或注射每次 1~2 mg/kg，每日 1~2 次。

（2）降压药：凡经休息、限盐、利尿而血压仍高者应予降压药。可选用硝苯地平，每次 0.25~0.5 mg/kg，口服或舌下含服。或利舍平（利血平），首剂 0.07 mg/kg（最大量不超过 2.0 mg）肌注或口服，继以每日 0.02~0.03 mg/kg 分 2~3 次口服。

3. 严重症状的治疗

（1）高血压脑病：应用速效、高效降压药。可用二氮嗪（diazoxide），每次 3~5 mg/kg，于 1/2~1 分钟内静脉注入。也可应用硝普钠 5~10 mg，溶于 10% 葡萄糖液 100 mL 中静脉滴注，自每分钟 1 μg/kg 开始，视血压而调整速度，但最高每分钟不超过 8 μg/kg。本药应新鲜配制，输液瓶以黑纸或铝箔覆盖以避光。有惊厥者应止惊，止惊同时注意呼吸道通畅、给氧及预防脑水肿。

（2）严重循环充血和心力衰竭：给予强力利尿剂。特别注意强心剂的剂量宜小。药物治疗无效者可予透析治疗。

二、慢性肾炎

慢性肾炎是指病程超过 1 年、伴不同程度的肾功能不全和（或）持续性高血压的肾小球疾患而言，可有多种病因及病理类型，故实为一临床综合征。一般呈缓慢进展的病程，部分病例最终进入肾功能衰竭。

（一）临床表现

1. 病程

已超过 1 年，有轻重不一的水肿、高血压，常有夜尿增多。视肾功能不全程度患儿可有生长发育停滞、疲乏、无力、厌食、恶心、消瘦、贫血、皮肤干燥、瘙痒。最终则呈现尿毒症时各系统器官受累症状（详见慢性肾功能衰竭节）。部分病儿症状不明显未引起家长注意，但于感染等诱因时症状可急剧加重。

2. 实验室和其他检查

（1）尿液检查：视原患的肾脏病而异。一般而言，除程度不一的蛋白尿、血尿、尿沉渣异常外，尿比重常固定于 1.010 左右。

（2）血常规：不同程度的正细胞性贫血。

（3）肾功能：因肾小球滤过功能受损，故肌酐清除率下降，当低于正常 50% 以下时，血中尿素氮（BUN）及肌酐（Cr）增高。病儿多同时有一定程度的肾浓缩功能减退。

（4）血生化呈肾功能不全时的电解质及酸碱失衡表现，如血磷增高、血钙下降、当后期尿量少时血钾增高，血钠一般偏低，常有酸中毒改变。

（5）影像学检查：B 型超声检查于早期肾脏大小尚正常，后期可缩小。X 线骨骼检查可见骨质稀疏。

（6）肾脏病理改变于病程后期常呈非特异的硬化改变，且肾脏多缩小，肾穿刺常较困难且易发生出血等并发症，故一般不行活检。但在肾尚未缩小，又需明确原发病及病变程度，以便给予相应治疗措施者，可谨慎地行肾活检。

（二）诊断要点

根据 1 年以上肾小球疾病史，有不同程度的肾功能不全和（或）高血压即可做出临床诊断。但应尽可能明确致成慢性改变的原肾小球疾病类型以及促使其慢性化的因素（如持续的高血压），以便给予相应治疗。儿科患者应注意与下列疾患鉴别。

（1）有无遗传性肾炎、先天肾发育不全或畸形。

（2）慢性肾盂肾炎。

（3）慢性肾炎病程中在某些诱因时的急性发作应与急性肾炎区别。

（三）治疗

（1）一般治疗：病情轻者不必过多限制活动，但宜避免过劳，注意预防和及时治疗各种感染、清除感染灶，并避免应用肾毒性药物。

（2）膳食管理：伴水肿、高血压者适度限盐。蛋白摄入视肾功能不全程度而异，成人一般每日 30~40 g。当肌酐清除率<正常 15% 时，每日蛋白应<0.5 g/kg。并注意给予优质蛋白，供足够热量。补充多种维生素。

（3）如果原发的肾脏疾病仍呈活动性改变，则给予相应治疗。

（4）控制高血压，对伴有水钠潴留者应给予利尿剂，并注意其相应的不良反应。

（5）肾衰竭的治疗，参见慢性肾衰竭节。

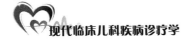

第二节　小儿血尿及肾病综合征

一、小儿血尿

（一）诊断

1. 血尿的诊断标准

取新鲜清洁中段尿送检，离心尿中 RBC>3 个/HP；不离心尿中 RBC≥1 个/HP 为病理性血尿。

2. 诊断步骤

（1）真性血尿的确定。

①排除假性血尿。

A. 污染血尿，邻近器官出血混入尿液中，如阴道、包皮、肛门、直肠息肉等。

B. 血红蛋白尿和肌红蛋白尿。

C. 红色尿。

②排除生理性血尿。

A. 新生儿血尿。

B. 直立性血尿。

C. 运动性血尿。

（2）确定出血部位。

①根据外观判断。

A. 肾小球性血尿外观均匀一致，呈暗棕色或烟灰色。

B. 下泌尿道出血为鲜红色或有血凝块。

C. 尿道出血多为尿道口滴血。

②尿三杯试验。

A. 初血尿，来自尿道。

B. 终末血尿，来自膀胱三角区，膀胱颈或后尿道。

C. 全血尿：来自肾小球。

③尿常规检查。

A. 需新鲜尿。

B. 应按多次检查结果进行分析。

C. 由尿分析仪检查确定真性血尿后必须镜检观察红细胞数、有无管型。

④12 h 尿沉渣计数（艾迪计数）：尿红细胞>50 万为异常。

⑤尿红细胞形态检查：主要区别血尿系肾小球性抑或非肾小球性。

（3）其他实验室检查和特殊检查的选择。

A. 根据病史、临床表现及尿红细胞形态、尿常规等进行初步分析以缩小诊断范围。如：

a. 年龄方面：2 岁以下多考虑先天性尿路畸形、肾血管疾病。

b. 血尿伴高血压、水肿多为各种类型的肾小球肾炎。

c. 上感诱发血尿或使血尿加重，无其他症状，潜伏期短，多为 IgA 肾病、薄基底膜病。

d. 家族史：家族中有结石者，患儿有高钙尿症可能；有耳聋、血尿、肾衰者多考虑遗传性疾患。

e. 突发肉眼血尿时应注意食物或药物过敏史。

B. 确定为肾小球性血尿者应做以下检查：

a. 血沉、抗"O"、肝肾功能、乙肝六项、补体 C3、免疫球蛋白。

b. 血尿伴较多蛋白尿者应查 24h 尿蛋白定量、血脂全套、尿系列蛋白，必要时做血清蛋白电泳。

c. 伴有贫血者查血常规、血小板计数，注意血液系统疾病。

d. 疑患结缔组织病者查血清抗核抗体，支原体感染者查支原体抗体。

e. 肾脏 B 超观察肾脏大小、肾实质情况。

f. 持续镜下血尿或发作性肉眼血尿>6 个月时可考虑做肾活检。

g. 遗传性肾炎者，患儿及其家属做电听力检测或脑干诱发电位检查。

C. 确定为非肾小球血尿者做以下检查：

a. 常规做双肾、输尿管、膀胱 B 超，腹部平片，必要时做静脉肾盂造影。

b. 尿路感染者应做清洁中段尿培养连续 2 次，同时做菌落计数及药敏，必要时做排尿性膀胱尿道造影。

c. 疑高钙尿症做尿钙/尿肌酐比值（随机或空腹），比值>0.21 再做 24 h 尿钙测定，如尿钙>4 mg/kg 再进一步做钙负荷试验。

d. 疑胡桃夹现象致血尿者需做 B 超观察有无左肾静脉受压，必要时做血管造影或肾 CT。

e. 其他，肾图、膀胱镜在小儿使用较少。

（二）治疗

（1）视病因而进行治疗，如病因不明而血尿重者应多休息少活动。

（2）IgA 肾病患者以预防感染为主，避免剧烈活动，若血尿及蛋白尿较重者可考虑用糖皮质激素。

（3）特发性高钙尿症常用：

①氢氯噻嗪 1~2 mg/（kg·d）分 2 次口服，疗程 4~6 周。

②多喝水，适当限制钠盐，避免进食含草酸过多的果汁、巧克力等。

③吸收性高钙尿症者应限制乳类及含钙高的食品。

（4）中药：视病因辨证应用活血化瘀，清热止血药。

二、肾病综合征

肾病综合征是由于肾小球滤过膜对血浆蛋白通透性增高，大量血浆蛋白质自尿中丢失，导致一系列病理生理改变的一个临床综合征。表现有大量蛋白尿、低白蛋白血症、高脂血症、水肿。可由多种病因和病理改变引起。

依是否有明确病因可区分为原发和继发两种。又视有否血尿、高血压、氮质血症、血中补体低下否而进一步区分为肾炎型或单纯型。病理可呈多种改变，小儿时期以微小病变多见。

（一）临床表现

1. 水肿

常为主诉，为可凹性水肿。始自颜面，可及全身、甚至体腔积液，即伴胸水、腹水、心包积液。肾炎型者可有血压增高。

2. 实验室和其他检查

（1）尿液检查：尿蛋白定性≥+++，定量 24 时≥50 mg/（kg·d）。尿沉渣镜检常见透明或颗粒管型。还可见红细胞、肾上皮细胞。

（2）血液生化检查：人血白蛋白下降（<30 g/L）。血脂增高，总胆固醇增高显著，此外甘油三酯、极低密度脂蛋白（VLDL）和低密度脂蛋白（LDL）也常增高。血电解质一般正常。血钙有偏低倾向。

（3）肾功能：单纯型者多属正常。

（二）诊断要点

1. 临床诊断

肾病综合征虽多表现前述四大临床特点，确诊则以大量蛋白尿［定性≥+++，定量以≥50 mg/（kg·d）为准］和低白蛋白血症（<30 g/L）为必具条件。在诊为肾病综合征后应区分为原发或继发。对原发者需进一步区别为单纯型及肾炎型。只具以上特点者为单纯型；凡具以下表现之一项或多项者即诊为肾炎型。即：①尿中红细胞>10/HPF（两周内3次离心尿检查）。②反复出现或持续性高血压，学龄儿童>17.3/12.0 kPa（即130/90 mmHg）、学龄前儿童>16.0/10.7 kPa（即120/80 mmHg），并排除因应用糖皮质激素所致者。③氮质血症，血尿素氮>10.7 mmol/L（30 mg/dL），并排除血容量不足所致者。④血总补体活性或 C3 反复降低者。

根据泼尼松每日 1.5～2.0 mg/kg 治疗 8 周时的效应而区分为：①激素敏感型（完全效应），指尿蛋白阴转者。②激素耐药（无效应），尿蛋白仍≥+++。③激素依赖型，用药后虽可缓解，但减量或停药 2 周内复发，恢复用药或再次用药仍有效，并重复 3 次以上者。

2. 病理诊断

典型表现的肾病综合征一般不需肾活检，一经临床诊断即应开始治疗。仅下述情况可考虑肾活检以获病理诊断：①激素耐药；②不典型病例如伴持续肉眼血尿或高血压者；③病程中肾功能急剧恶化，或呈缓渐的肾功能减退者；④疑有间质性肾炎或有新月体形成者。

3. 并发症的诊断

本征病程长、病理生理改变显著，又常采用糖皮质激素、免疫抑制剂等治疗，故易发生各种并发症。而后者一旦发生则病情进一步复杂，影响预后，严重者甚至死亡。常见者如下。

（1）感染：常见有呼吸道、尿路感染及皮肤感染。多种病原体如细菌、病毒、真菌均可致病。还需注意在长期应用糖皮质激素者体内结核病灶的活动或播散。

（2）高凝状态及血栓栓塞并发症：由周缘血管栓塞而引发的症状比较明显：肾静脉血栓形成如急性发生且累及双侧时则有腹痛、血尿、腹部偶可触及肿大肾脏，肾功能减退；如缓慢发生时仅呈持续不缓解的蛋白尿。

肺部血管受累时，轻者可无症状，重则咯血、呼吸急促、X 线有浸润或梗死影，血气示低氧血症。

（3）电解质紊乱：常见低钠血症及低钾血症，并引起相应症状。此外多有低钙血症。

（4）低血容量休克：表现为体位性低血压，四肢末梢发凉、皮肤发花、脉细数、心音低钝、血压下降。在出现此类情况时，除考虑血容量减少的各种病因外，还需考虑有无肾上腺皮质的功能不足。

（5）急性肾（功能）衰竭。此可由于：①持续的低血容量/肾灌注减少，终至肾小管缺血坏死；②肾间质水肿，大量管型阻塞肾小管致肾小囊静水压增高，肾小球有效滤过减少；③伴发了双侧肾静脉血栓；④伴发间质性肾炎；⑤病理类型于某些诱因（如感染）影响下的恶化。表现为少尿、氮质血症，水电解质紊乱及酸中毒。

（6）急性间质性肾炎：常系由药物致之过敏性间质性肾炎。表现有发热、皮疹、血中嗜酸细胞及 IgE 升高；尿中出现嗜酸性粒细胞。肾功能减退。

（7）肾小管功能异常：病程久者可见一定程度的肾小管功能紊乱，尤其是近端小管功能改变，表现为糖尿、氨基酸尿、肾小管性蛋白尿、尿中失磷、失钾、肾小管酸中毒等。少数有浓缩功能障碍。

（三）治疗

1. 一般治疗

除高度水肿、并发感染或其他严重并发症者一般不需卧床。需卧床时应注意变换体位、肢体活动，以免发生肺部感染或血管栓塞并发症。水肿及高血压时限盐或短期忌盐。尿少者限水入量。膳食中供应同龄儿正常所需之热量及蛋白质。补充足量维生素和钙剂。

2. 对症治疗

水肿明显者应予利尿。一般可用氢氯噻嗪，每日 1~2 mg/kg，口服，久用时加服螺内酯。无效者则用强有力的袢利尿剂呋塞米，每次 1~2 mg/kg，口服，肌注或静脉给药。对顽固水肿，一般利尿剂无效，且血容量不高者可应用低分子右旋糖酐（10~15 mL/kg，一般总量 100~200 mL），内加多巴胺 10 mg 及酚妥拉明 10 mg 控制滴速为多巴胺 2~3 μg/（kg·min）。滴毕静脉给呋塞米 1~1.5 mg/kg。对伴严重低白蛋白血症且通常利尿措施无效者，可输注白蛋白 0.5~1 g/kg，2~3 小时内静脉滴注，继之给以一剂呋塞米。

3. 糖皮质激素治疗

为小儿肾病综合征药物治疗首选药。口服常应用泼尼松或泼尼松龙。剂量 1.5~2.0 mg/（kg·d）（每日总量不超过 60 mg）。分 3 次口服，用药一般 4~8 周（不短于 4 周，或尿蛋白阴转后 2 周）。然后改为 2~3 mg/kg 隔日晨顿服。逐渐减量。总疗程国内分别有短程（共 3 个月）或中长疗程（6~9 个月）者，初治者一般 3~6 个月。对激素依赖者，尤当伴一定肾功能损伤时，还可给甲泼尼龙静脉冲击治疗，即每次 15~30 mg/kg（总量不>1000 mg），加入葡萄糖液 100~200 mL 静脉滴入，每日或隔日一次，3 次为一疗程。冲击后 48 小时再继用泼尼松，隔日服。冲击过程中注意并发感染、高血压、消化性溃疡、高凝等并发症或不良反应。

4. 其他免疫抑制剂

加用或换用此类药之指征：激素耐药、依赖或频复发的肾病和/或糖皮质激素不良反应严重或有糖皮质激素禁忌证者。

（1）环磷酰胺：口服每日 2~2.5 mg/kg，疗程 8~12 周。其近期不良反应有白细胞减少、脱发、肝功能受损、出血性膀胱炎；远期不良反应主要为性腺损伤，导致不育。近年也有主张静脉冲击治疗，但具体方法各家不一，有每次 8~12 mg/kg 静脉滴注，连用 2 日，间隔 2 周，再重复，也有每月一次者，总量一般不超过 150 mg/kg，此药应用时注意当日足够液量摄入，以防止出血性膀胱炎。每 1~2 周查血常规，白细胞<4×10^9/L 应暂停用。

（2）苯丁酸氮芥：口服 0.2 mg/kg，分 2~3 次服用，疗程 8 周。总量宜<10 mg/kg。不良反应与环磷酰胺相似。

（3）环孢素 A：每日 5 mg/kg，分三次口服，疗程 3~6 月。最好以药物血浓度监测以调整剂量。毒副作用有肾前性氮质血症（用药初期）、肾小管间质损伤（长期用药时）、多毛、牙龈增生、低血镁、血碱磷酶增高。

（4）雷公藤总甙：每日 1 mg/kg，最大每日 30 mg，分 3 次口服，疗程一般 3 月。不良反应有白细胞减少、胃肠反应、肝功能损伤。

5. 辅助治疗

（1）左旋咪唑：2.5 mg/kg 隔日口服 6 个月。尤对经常伴发感染者适用。

（2）高凝状态时可用肝素，最好以凝血酶原时间监测。也可用蝮蛇抗栓酶或口服抗血小板聚集药如双嘧达莫。也可应用中药丹参等治疗。

（3）降低尿蛋白：近年认为血管紧张素转换酶抑制剂，有改变肾小球局部血流动力学、降低蛋白尿、防止肾小球硬化之功，对经糖皮质激素诱导尿蛋白不缓解且肾功能正常者可给予此类药物。

（4）中药：多针对糖皮质激素不良反应，可给予滋阴降火药。在糖皮质激素减量过程中可给予益气补肾药。

（5）有感染或各种并发症时应及时治疗。

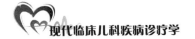

第三节　过敏性紫癜肾炎及急性慢性肾衰竭

一、过敏性紫癜肾炎

过敏性紫癜肾炎是继发于过敏性紫癜的肾小球疾病。肾炎多数发生于过敏性紫癜病程6个月以内。临床表现除有或有过典型皮内出血性皮疹外，尚有血尿、蛋白尿、水肿、高血压和肾功能损害等肾炎症状。

（一）临床表现

1. 过敏性紫癜症状

有阵发性腹痛，呕吐、便血，由于肠管有水肿、出血、增厚，有时左右下腹可触及肿块，但绝大多数患儿有出血性皮疹、关节肿痛，部分病例有肾脏病变。该病由于肠蠕动功能紊乱和肠壁血肿，也可并发肠套叠。

2. 肾脏症状

轻重不一的肾炎症状如水肿、血尿、蛋白尿、高血压和不同程度肾功能不全等，按临床表现可分为以下六型。

（1）孤立性血尿或孤立性蛋白尿。

（2）血尿和蛋白尿。

（3）急性肾炎型。

（4）肾病综合征型。

（5）急进性肾炎型。

（6）慢性肾炎型。

（二）诊断要点

1. 症状

有或6个月内有过敏性紫癜症状和体征，同时伴有上述肾炎临床表现。

2. 尿液检查

轻重不一的血尿、蛋白尿、管型尿等。

3. 血液生化检查

表现为肾病综合征者可有低蛋白血症和高脂血症等。

4. 肾功能检查

可以正常、轻度损害直至肾衰竭，按临床类型而异。

5. 肾穿刺活检

按病理表现可分为六级。

Ⅰ级：肾小球轻微异常。

Ⅱ级：单纯系膜增生。分为：a. 局灶/节段；b. 弥漫性。

Ⅲ级：系膜增生，伴有<50%肾小球新月体形成/节段性病变（硬化、粘连、血栓、坏死），其系膜增生可为：a. 局灶/节段；b. 弥漫性。

Ⅳ级：病变同Ⅲ级，50%~75%的肾小球伴有上述病变。分为：a. 局灶/节段；b. 弥漫性。

Ⅴ级：病变同Ⅲ级，>75%的肾小球伴有上述病变。分为：a. 局灶/节段；b. 弥漫性。

Ⅵ级：膜增生性肾小球肾炎。

（三）治疗

本病病情轻重不一，一般治疗同过敏性紫癜，临床可按分型区别治疗，若有条件也应结合病理分级予以治疗。

1. 孤立性血尿或病理Ⅰ级

给予双嘧达莫和（或）清热活血中药。

2. 血尿和蛋白尿或病理Ⅱa级

雷公藤总甙 1 mg/（kg·d）（每日最大量<45 mg），疗程 3 个月，必要时可稍延长。

3. 急性肾炎型（尿蛋白>1.0 g/d）或病理Ⅱb、Ⅲa级

雷公藤总甙，疗程 3~5 月。

4. 肾病综合征型或病理Ⅲb、Ⅳ级

泼尼松+雷公藤总甙，或泼尼松+环磷酰胺冲击治疗。泼尼松不宜大量、长期应用，一般于 4 周后改为隔日顿服。

5. 急进性肾炎型或病理Ⅳ、Ⅴ级

甲泼尼龙冲击+环磷酰胺+肝素+双嘧达莫四联疗法（方法同原发性肾小球疾病），必要时透析或血浆置换。

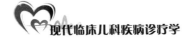

二、急性肾衰竭

急性肾衰竭（acute renal failure）是指肾脏在各种致病因子作用下短期内肾功能急剧降低，甚至完全丧失，临床表现为水电解质紊乱、酸中毒和氮质血症等。尿量显著减少或无尿是急性肾衰竭突出的临床表现，但部分患儿尿量可以不少，被称为非少尿性急性肾衰竭。

急性肾衰竭就其病因和病理生理可分为肾前性、肾实质性和肾后性三型。

（一）临床表现

急性肾衰竭临床经过可分为三期，临床表现如下。

1. 少尿期

少尿或无尿，伴氮质血症，水过多（体重增加、水肿、高血压、肺水肿、脑水肿），电解质紊乱（如高钾血症、低钠血症、高磷血症、低钙血症，少数呈现低钾血症），代谢性酸中毒，并可出现循环系统、神经系统、呼吸系统和血液系统等多系统受累的表现。

2. 利尿期

尿量逐渐或阶段性或急剧增多（每天超过 250 mL/m^2），浮肿有抽减轻，但氮质血症未消失，甚至可能继续轻度升高，可伴有水电解质紊乱等表现。

3. 恢复期

氮质血症基本恢复，贫血改善，而肾小管的浓缩功能恢复缓慢，约需数月之久。

（二）诊断要点

1. 诊断依据

（1）尿量显著减少：出现少尿（每天尿量<250 mL/m^2）或无尿（每天尿量<50 mL/m^2）。若无尿量减少者，则诊断为非少尿性急性肾衰竭。

（2）氮质血症：血清肌酐（Scr）>176 μmol/L、血尿素氮（BUN）>15 mol/L，或每日 Scr 增加>44~88 μmol/L 或 BUN>3.57~7.5 mmol/L，有条件时测肾小球滤过率（如内生性肌酐清除率 Ccr）常<30 mL/（1.73 m^2·min）。

（3）常有酸中毒、水电解质紊乱等表现。

2. 新生儿急性肾衰竭诊断依据

（1）出生后 48 小时无排尿或出生后少尿（每小时<1 mL/kg）或无尿（每小时<0.5 mL/

kg）。

（2）氮质血症，Scr>88～142 μmol/L，BUN>7.5～11 mmol/L，或 Scr 每日增加>44 μmol/L，BUN 增加>3.75 mmol/L。

（3）常伴有酸中毒，水电解质紊乱、心力衰竭、惊厥、拒奶、吐奶等表现。

（三）治疗

1. 肾前性肾衰竭

补充液体、纠正血容量、改善肾血流。

2. 肾实质性肾衰竭

（1）少尿期。

①利尿剂和扩血管药：早期可试用呋塞米、酚妥拉明和小剂量多巴胺静脉滴注促进利尿。

②限制入液量：非透析患儿按下式控制液量：

每日入液量＝不显性失水−内生水+显性失水+尿量

临床上通常以每日入液量＝400 mL/m² +显性失水+尿量计算。显性失水指呕吐，外科引流、大量出汗等。

③水过多：限制入液量、试用利尿剂和透析。

④电解质紊乱。

A. 高钾血症：治疗原则为限制含钾食物、药物摄入；降低血钾可用葡萄糖胰岛素静脉滴注；紧急处理可用碳酸氢钠静脉滴注或葡萄糖酸钙静脉缓慢注射。若经处理高钾血症持续或反复应予透析治疗。

B. 低钠血症：治疗原则包括限制入液量；当血清钠<120 mmol/L 有低钠血症临床表现才用较高张 3%氯化钠溶液；持续或严重低钠血症应予透析。

C. 高磷血症和低钙血症：治疗原则为用口服磷结合剂如氢氧化铝或碳酸钙降低血磷，低钙血症若无临床症状可不必静脉注射钙剂。

⑤酸中毒：中、重度酸中毒可予静脉补碱剂。

⑥氮质血症：可予包醛氧淀粉、必需氨基酸（如肾安）和 α 酮酸或羟酸（如肾灵）。严重、持续氮质血症应予透析。

⑦营养与饮食：予低蛋白、低盐、低钾和低磷饮食，蛋白选用高生理效价的优质蛋白。短期内供热量可按基础代谢给予。

⑧其他：高血压、抽搐、出血和贫血等应予对症处理，输血要谨慎，一般血红蛋白低

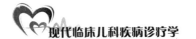

于 60 g/L 才予少量和反复输洗涤压积红细胞或新鲜血液。适当隔离患儿预防感染。

⑨药物应用：避免应用肾毒性药，对需经肾排出药物要参照肾小球滤过率予减量。

⑩透析指征：A. 严重水潴留；B. 持续或难以纠正的高钾血症和（或）低钠血症；C. 持续难以纠正的酸中毒；D. 严重氮质血；E. 药物或毒物中毒而该物质又能被透析清除。

（2）多尿期：早期治疗原则同少尿期，然后注意水电解质平衡，预防感染和逐渐增加营养。

（3）恢复期：预防感染，增加营养，逐渐增加日常活动。

3. 肾后性衰竭

内科治疗同肾实质性肾衰竭；积极寻找泌尿系阻塞原因并尽可能予以排除。

三、慢性肾衰竭

慢性肾衰竭是由多种肾脏病、持续逐步进展致之肾功能逐步减退，致使体内氮质潴留、水电解质及酸碱失衡而引起的一系列病理生理改变及相应症状的一个综合征。原发病因与年龄有关：婴幼儿中多由泌尿系先天畸形、尿路梗阻而致；年长儿与成人者相似，主要由慢性肾炎、肾盂肾炎所致。

（一）临床表现

1. 一般起病缓慢

早期常有多尿、夜尿史。全身一般症状有乏力、食欲缺乏、苍白、皮肤干痒等症状。消化系统症状（易引起家长重视）有恶心、呕吐、呃逆、腹痛、腹泻。心血管系统方面患儿多有高血压，尿毒症期可伴发心包炎、心功能不全。造血系统方面有贫血、出血倾向。水、电解质紊乱方面：常有水肿、低钠血症、低钙血症、高磷血症，至终末期血钾也可升高。由于代谢性酸中毒可致呼吸深长。神经系统方面表现为不安、集中力减弱、神经肌肉应激性增加、痉挛、抽搐、昏迷。周围神经病变有感觉异常、烧灼感、疼痛、麻木等。小儿常有生长停滞、青春期发育延缓。

2. 实验室和其他检查

（1）尿液检查：其特点是渗透压和尿比重降低且固定于 1% 左右。此外，依原发病的不同患儿尿中可有蛋白、红白细胞及管型。

（2）血液检查：出现正色素正细胞性贫血，出凝血时间可能延长。

（3）血生化检查：血尿素氮、血肌酐增高，碳酸氢盐降低，血钠、血钙下降，血磷增

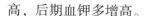

高，后期血钾多增高。

（4）肾功能检查：尿浓缩功能下降，内生肌酐清除率明显下降。

（5）X 线检查：X 线胸片心影扩大，可有心包炎。骨骼方面有脱钙、佝偻病样改变，骨龄可落后。

（二）诊断要点

（1）根据长期慢性肾脏病史，临床表现又生长发育停滞、乏力、食欲缺乏、恶心、呕吐、多尿、夜尿、高血压、贫血、出血倾向。化验尿比重低，固定于 1%，尿常规可有轻度异常。

（2）肾功能检查肾小球滤过率降至 50% 以下则体内代谢物即开始蓄积，降至 30% 以下即出现上述尿毒症症状，血生化检查示代谢性酸中毒。

根据上述（1）、（2），可做出临床诊断。需注意有无可纠治的原发病因（如尿路梗阻）或诱发急性肾功能减退的因素（如感染、脱水、尿路梗阻、肾毒性药物的应用等）。

（三）治疗方案及原则

1. 明确原发病因及有无可逆性的诱发因素

尽可能明确原发病因及有无可逆性的诱发因素并去除之（如尿路梗阻、感染）；纠正水、电解质及酸碱失衡以尽量保持内环境的稳定；防治并发症；保护肾功能，并尽量延缓其继续恶化；对已发展至尿毒症终末状态者则只能靠透析治疗维持生命，并争取行肾移植术

2. 治疗原发病及伴发病

去除使肾功能进一步恶化的各种诱因。如原有梗阻性肾病应去除或缓解尿路的梗阻；有狼疮肾炎者应给以相应病因治疗；对伴发的感染、脱水、高血压等病应给予相应治疗。

3. 饮食及营养治疗

应综合考虑两个方面，即患儿的营养需要与不加重肾脏的负担。一般而言，肾功能如仍保持 50% 以上，则不必限制饮食，否则对饮食应予调整。

供足够热量，年长儿应至少满足基础代谢所需，即每日 146 kJ/kg，年长儿应达到 251.0~292.8 kJ/kg，以减少体内蛋白质的分解。

蛋白质，小儿时期尤其是婴幼儿尚需考虑其生长发育的需要，一般而言中等程度肾功不全时，每日 1.0~1.2 g/kg，重症则为 0.6~0.9 g/kg 为宜，并宜采用主物价高的优质蛋白，如乳、蛋、鱼、瘦肉等。

食物中尽量减少胆固醇摄入，而给予多聚不饱和脂肪酸的脂类。食物中应含有或补充足够的维生素 B、C、D 和叶酸。

近年还常给予必需氨基酸的治疗，如配合低蛋白饮食，则机体可利用体内非蛋白氮合成蛋白质，降低氮质血症，维持正氮平衡。

4. 纠正水、电解质失衡及代谢性酸中毒

肾功能减退早期因尿浓缩功能差，多尿；不宜过严限水，入量依口渴感而定。但后期有尿量减少、水肿、高血压者，则每日钠 $0.2 \sim 1.0$ mmol/kg，并适当限制液体入量。对有高血钾者应限制含钾高的食物（如橘子、巧克力、干蘑）及含钾药物的摄入，并可应用离子交换树脂。当血钾 >5.8 mmol/L 时应采取进一步措施。对轻度代谢性酸中毒一般不用碱性药。当二氧化碳结合力 <15 mmol/L、出现临床症状或伴高钾血症时，应以碳酸氢钠适度校正，可先给 $2 \sim 4$ mmol/kg，视临床效应决定进一步治疗方法；同时还应注意限制食物蛋白及磷的摄入。在应用碱剂治疗中应警惕低钙而发生手足搐搦甚或惊厥。

5. 钙磷代谢紊乱及肾性骨病的治疗

应给予足够钙剂，通常口服。有低钙抽搐者静脉注射葡萄糖酸钙。食物中要限磷（最好每日 <10 mg/kg），可口服磷结合剂如氢氧化铝以减少肠道对磷的吸收，但长期应用有致铝性脑病的危险。故可采用碳酸钙、藻酸钙等。补充足够的维生素 D_2，$10\,000 \sim 50\,000$ U/d，或骨化三醇 $0.25 \sim 0.5$ μg/d。应定期监测血钙。

6. 贫血的治疗

供给充分的造血物质如优质蛋白、铁剂、叶酸等。当贫血严重、血红蛋白 <60 g/L、血细胞比容 $<20\%$、有脑缺氧症状、出血等情况时，需输以新鲜血。肌注苯丙酸诺龙也可使贫血改善。还可应用重组人类红细胞生成素（简称促红素）。

7. 其他

如控制高血压，因此时多属容量依赖型，故需针对水钠潴留情况而应用利尿剂，此外还可应用其他降压药，如钙通道阻滞剂。对部分轻或中度肾功能不全者可口服吸附剂如氧化淀粉，以作为综合治疗措施之一。

8. 透析治疗

慢性肾功能衰竭发展至晚期均应行透析以维持生命，并争取行肾移植，以期根本解决问题。

适应证及指征：①慢性肾衰竭有少尿、尿毒症症状明显、严重高血压、心力衰竭、尿毒症心包炎及严重水、电解质、酸碱失衡者。②肾功能不全代偿期，但因某些诱因（如感染、脱水）而肾功能急剧恶化者。③等待肾移植手术者。

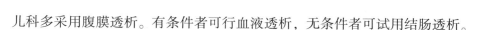

儿科多采用腹膜透析。有条件者可行血液透析，无条件者可试用结肠透析。

9. 肾移植

原则上终末期肾脏病经一般治疗无效均应行肾移植术。为了达到较好的效果应注意：①患儿年龄，以 4 岁后为宜。②术前应改善全身状况。以利于耐受手术及术后的免疫抑制剂治疗。③有尿路梗阻者应先予以纠正。④审查有无禁忌证。⑤做好术前准备工作。

第四节 肾与输尿管发育畸形

一、肾结构发育异常

（一）肾发育不全

组织因血液供给障碍或其他原因未能充分发育，肾脏表面呈分叶状，保持了原始幼稚型肾状态。肾发育不全的发病率约为 1/600。双侧肾发育不全患者出生后不久多因尿毒症死亡，单侧病例中的一部分缺乏明显的临床症状。部分以头痛、肾性高血压就诊。也有因肾积水合并感染就诊。诊断主要依靠 B 超等影像学检查。对有症状者，在对侧肾功能良好情况下，可做部分或全肾切除。双侧病变合并肾功能不全须考虑透析疗法及肾移植。

（二）婴儿型多囊肾

为常染色体隐性遗传疾病，发病率约 1/1000，主要发生在婴儿时期。其母妊娠时羊水少、新生儿 Potter 面容，出生后肺发育不良，多死于呼吸衰竭。新生儿可出现少尿、电解质紊乱、贫血等。儿童期常见生长发育迟缓，出现恶心、呕吐以及肝、脾大等非特异性症状。双肾显著增大，表面光滑，切面蜂窝状，外形有稍为明显的胎儿肾分叶状态，肾盂肾盏受压变形而狭小。远端肾小管和集合管呈梭形囊状扩张，放射状排列。囊肿为扩张的集合管。发病年龄越早，肾脏病变越重。均伴有肝脏病变，肝门静脉区结缔组织增生，常并发门静脉高压。本病治疗以对症治疗为主。必要时进行肾移植或肝肾联合移植。

（三）单纯性肾囊肿

指单侧或双侧肾有一个或数个大小不等与外界不相通的囊腔，多数是单侧。囊内为浆液，亦可见囊内出血。囊内被覆单层扁平细胞，与肾盂肾盏不相通。肾实质可因受压变薄。发病率随年龄增长而增高，50 岁以上的成年人 B 超约 50% 可以发现这种囊肿。较

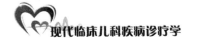

小囊肿无症状，较大囊肿可表现为腹胀不适，偶有血尿、尿路感染、高血压等，体查可扪及肾区包块小囊肿无症状者不需治疗。囊肿直径在 4 cm 以上者，可在超声引导下经皮作囊肿穿刺硬化治疗。巨大囊肿可做开放式腹腔镜去顶减压术或肾部分切除术。

二、肾形态、位置及旋转异常

（一）融合肾

最常见的融合肾是蹄铁形肾（horseshoe kidney）是两肾下极由横过中线的实质性峡部或纤维性峡部连接所致。发生率 1/400，男性较多。诊断主要依靠静脉尿路造影（intravenousurography，IVU）、B 超、CT 等影像学检查。蹄铁形肾典型表现为肾位置偏低、靠近脊柱、肾旋转不良、肾盂肾盏重叠、肾下极向中线内收使两肾长轴呈倒八字。

（二）异位肾

异位肾指肾脏位于盆腔、髋部、腹部、胸部或发生交叉。常见的 3 种类型为：①盆腔肾（pelvic kidney）：肾胚上升及旋转均发生障碍所致肾脏位于盆腔。肾一般较小，呈扁平圆形。1/3 的患者伴有内外生殖器或其他系统畸形。②胸腔异位肾（thoraclc kidney）：指肾部分或全部穿过横膈进入后纵隔，但不在游离的胸腔内。并发膈疝者达 50%。多见于左侧，对侧肾正常。③交叉异位肾（crossed ectopic kidney）：交叉异位肾指一个肾越过中线到对侧而其输尿管仍从原侧进入膀胱。交叉异位肾的肾血管多异常；手术治疗前应作肾血管造影。

（三）肾旋转异常

胚胎发育过程中（胚胎第 4~8 周），肾上升的同时肾盂从腹侧向中线旋转 90 度，当肾上升到最终位置肾窝时，其肾盏应指向外侧，肾盂则指向内侧。若肾在胚胎上升时未发生旋转或未按照正常规律旋转，则可发生不同类型的旋转，如腹侧位型、侧位型、腹中线位型和背侧位型等。

三、肾数目异常

（一）肾不发育

又称 Potter 综合征。50% 可合并心血管和消化道畸形，输尿管和膀胱可完全或部分缺如。40%的婴儿为死产，活产者大多数因双肺发育不良存活期很难超过48小时。肾不发育应与未发育肾（renal aplasia）鉴别，后者是肾发育异常（renal dysplasia）的最严重形式。若在生后的第一天未排尿而膀胱区又不膨隆者，则提示肾不发育。单侧肾不发育又称先天性单侧肾缺如或孤立肾（solitary kidney）。发病率约为1/1500，有家族倾向。多数单肾患者有同侧输尿管缺如或闭锁。可并发心血管畸形、消化道畸形。因对侧肾功能正常，故多在体检中偶然发现。

（二）附加肾

指体内除了两个正常肾脏外另有一个有功能的肾。它与正常肾完全分开或与疏松结缔组织相连，有独立的血液供应。输尿管完全分开或两者呈分叉形。B超、逆行肾盂造影、IVU可确诊。

四、先天性输尿管畸形

在胚胎第4~7周时，中肾管下端发出输尿管芽，向上发育，形成输尿管芽。进入生肾组织后，逐渐形成肾盂、肾盏及集合系统。如果在这个过程中出现异常，就会产生不同类型的输尿管畸形。其中肾及输尿管重复畸形、巨输尿管、输尿管异位开口比较常见。

（一）输尿管发育不全

多在尸检时发现，临床少见。双侧病变多为死胎；单侧者，常伴有该侧膀胱三角区缺如，发育不全的输尿管被纤维索条所代替，输尿管发育不全可包括远端闭锁，其上方的肾脏多为异常的残留肾。该患侧肾可有积水，呈囊状扩大，临床上少数病例可触及包块。IVU肾脏不显影；CT及MRI见不到肾盂及输尿管影像。多数病例术中方能确认。对侧肾功能正常时可做患侧肾及输尿管切除。

（二）肾及输尿管重复畸形

重复肾及输尿管畸形可为单侧性，亦可是双侧性；右侧较左侧多四倍，单侧较双侧者多。女性较男性多。诊断应做IVU。必要时经输尿管口插管造影。常见类型有：①不完全性双输尿管畸形，形状如"Y"形，远端进入膀胱时只有一个开口。"Y"形输尿管常并发输尿管反流，因而引起的肾盂、输尿管积水是发生尿路感染的重要因素。②完全性双输尿管畸形其头端绝大多数伴发重复肾，并分别引流上下两肾段，一般而言，上肾段明显小

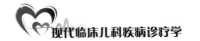

于下肾段，只有一个大盏；而下肾段具有两个或两个以上的大盏，完全性双输尿管中引流上肾段的输尿管多伴发输尿管异位开口或输尿管囊肿。

对于无并发症状者无须手术治疗，并发尿路感染时对症治疗。治疗无效者行上肾段及其输尿管全长或大部切除。

（三）输尿管囊肿

是由于输尿管开口狭窄及输尿管膀胱壁段肌层发育缺陷，输尿管末端逐渐膨大而形成囊肿突入膀胱腔。女孩的发病率约为男孩的 3~4 倍，左右侧的发生率无明显差异。3~7 岁者多见，且 80% 以上囊肿来自重复肾。

1. 病理分型和临床表现

依据开口部位可分为两种类型。

（1）单纯型：也称原位输尿管囊肿。成人多见，一般无重复肾和重复输尿管畸形。囊肿侧的输尿管口位置正常或接近正常。囊肿一般不大，局限在膀胱壁的一侧。梗阻严重者囊肿较大，甚至压迫对侧输尿管开口，引起对侧输尿管继发性扩张，阻塞膀胱颈部而导致尿潴留。

（2）异位型：临床以此种类型为主。女婴多见，绝大多数伴有患侧重复肾和双输尿管。囊肿所引流的输尿管属于重复肾的上肾段，而囊肿的位置都在正常输尿管（引流下肾段）开口的内下方。异位输尿管囊肿较单纯型囊肿大，并可延至尿道内。女孩用力排尿时，可见部分囊肿从尿道口脱垂。肿物通常为葡萄大小，无感染时呈紫蓝色；若有感染，则囊肿壁变厚呈苍白色。患儿安静后多可自行复位。偶可发生肿物嵌顿，引起急性尿潴留。可有尿路梗阻或尿路感染的症状，如排尿疼痛、尿流中断和脓尿等。

2. 诊断

肿物自尿道口脱垂是输尿管囊肿诊断的重要依据，但仍需进一步检查。

（1）B 超检查：膀胱内可显示囊肿的部位和大小，同时可探明重复肾的上肾段和输尿管扩张积水。

（2）IVU：异位输尿管囊肿所引流的上肾段常因功能差，积水常不显影。造影剂进入膀胱后可发现膀胱内有圆形或椭圆形的造影剂充盈缺损区。

（3）膀胱造影：IVU 造影显示不满意时可行膀胱造影。将静脉尿路造影剂稀释 6~8 倍后，经膀胱导管缓慢注入膀胱，即可显示造影剂充盈缺损的囊肿轮廓；侧位片见囊肿来自膀胱壁。

（4）膀胱镜检查：可见到膀胱底部圆形隆起的囊肿。囊肿的开口常位于其后下方，不

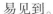

易见到。

3. 治疗

有症状的囊肿，首选手术治疗。异位输尿管囊肿所属的上肾段往往已无功能，再加扩张积水应予切除。

（四）输尿管异位开口

系输尿管没有进入膀胱三角区，开口在膀胱外。异位输尿管口的位置在男性与女性不同。男性可开口在后尿道、输精管及精囊等部位，仍在括约肌之近侧端；而女性则可开口于尿道、前庭、阴道及子宫等部位，均在括约肌之远端。输尿管口异位在女性的发生率为男性的 4 倍。常伴有重复肾和双输尿管畸形。异位开口的输尿管几乎都是引流重复肾的上肾段，偶有引流下肾段者；少数发生于单一的输尿管，而该侧肾脏往往发育不良

1. 临床表现

女孩的异位开口均在外括约肌的远端，临床症状典型，即无间歇地滴尿和正常次数排尿。新生儿及婴儿前后两次正常排尿间，尿布或内裤总有浸尿。外阴甚至两侧大腿受尿液刺激继发湿疹乃至糜烂。如有继发感染，则滴尿混浊。年长儿可诉说腰背部胀痛。

2. 诊断

包括以下三个步骤。

（1）初步怀疑：根据典型病史，有正常分次排尿，又有持续滴尿，即应怀疑输尿管异位开口。

（2）寻找依据：检查外阴，先仔细观察尿道周围，大多见到尿道口与阴道口间有针眼状小孔，尿液呈水珠状不断从该小孔滴出。部分异位开口位于阴道，可见有尿液不断从阴道口流出。个别开口在尿道内，尿液不断从尿道口滴出，应与神经源性膀胱尿失禁鉴别。方法是经导尿管向膀胱内注入少量亚甲蓝后，拔出导管，注意观察。如尿道口滴出尿液清亮，不带蓝色，则是输尿管异位开口的证据。

（3）判断病变的侧别：输尿管异位开口的诊断较易建立，但要确定病变侧别则比较困难。

3. 治疗

输尿管开口异位只能用手术治疗。手术包括切除重复肾的上肾段和所属的扩张输尿管。重复输尿管无增粗，无积水和无合并感染者也可进行重复输尿管膀胱再植手术治疗尿失禁。

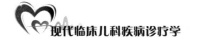

（五）先天性巨输尿管（congenital megaureter）

又称为原发性巨输尿管症，系指输尿管远端没有任何器质性梗阻而输尿管明显扩张积水。这不同于下尿路梗阻、膀胱输尿管反流以及神经源性膀胱等所致的继发性输尿管扩张积水。

1. 病因

病因不清。可能由于输尿管远端管壁肌细胞的肌微丝和致密体发育异常或该段的肌束与胶原纤维间比例失调。

2. 病理

输尿管明显扩张、积水、输尿管扩张段的管径可达 4 mm 以上，管壁增厚，外观颇似肠管，其远端约数毫米长输尿管似为狭窄，与扩张段形成鲜明对比，而实际上，该段输尿管解剖正常，并无机械性梗阻存在。试插输尿管导管，可顺利通过 F5 号导管。患者肾脏可有不同程度的积水，肾实质萎缩。如有继发感染，则可形成输尿管积脓，有脓肾或结石

3. 临床表现

先天性巨输尿管并无特征的临床症状。因输尿管扩张积水，可表现为腹部包块。一般位于腹中部或偏向一侧，与肾积水的包块位于该侧腰腹部不同。感染后可发热、腹痛、血尿或脓尿。有些只能在显微镜下见有红细胞、白细胞或脓细胞。有些患儿因有消化道症状如食欲缺乏、厌食或体重不增就诊。

4. 诊断和治疗

以腹部包块就诊者，先做 B 超检查，可发现扩张的输尿管与肾盂相连。有血尿或尿路感染者应常规做 IVU，可以发现肾积水和明显扩张积水的输尿管。膀胱镜检查输尿管插管注入造影剂行逆行造影，可显示扩张迂曲的输尿管。先天性巨输尿管常伴有尿路感染，最终将严重损害患侧肾功能。确诊后应积极采取手术治疗。

第五节　先天性肾积水及膀胱输尿管反流

一、先天性肾积水

先天性肾积水（congenitalhydronephrosis，CHn）指胎儿期就存在的肾集合系统异常扩张。国际胎儿泌尿协会定义胎儿 24 周之前肾脏集合系统分离超过 0.5 cm，而 24 周之后和

新生儿期分离超过 1 cm 为肾积水的诊断标准。超声检查的普及使胎儿和新生儿肾积水病例被发现得越来越多，新生儿的发生率约为 1%。目前确定积水肾脏功能是否进行性损害仍缺乏简单可靠的方法。

先天性肾积水的病因复杂，有梗阻性和非梗阻性肾积水。前者病因包括输尿管肾盂连接处梗阻（44%）、输尿管膀胱交界处梗阻（21%）、输尿管囊肿和异位输尿管（12%）、神经源性膀胱、后尿道瓣膜（9%）、尿道闭锁和阴道子宫积液等；后者包括原发性膀胱输尿管反流（14%）、生理性肾盂肾盏扩张和 Prune-Belly 综合征等。

（一）输尿管肾盂连接处梗阻性肾积水

输尿管肾盂连接处梗阻（ureteropelvic junction obstruction，UPJO）性肾积水指尿液不能顺利从肾盂进入上段输尿管，引起肾脏集合系统进行性扩张，肾脏损害。UPJO 是新生儿肾积水最常见的原因，占 85% 以上。男性多于女性，男女之比为 2∶1。左侧多于右侧，双侧者占 10% 左右，偶可见孤立肾肾积水。

对 UPJO 的定义和诊断标准仍有争议。临床很难遇到肾盂输尿管完全梗阻的病例。几乎所有 UPJO 的病例都是不全梗阻或无法发现梗阻。

1. 病因及发病机制

UPJO 可为输尿管肾盂交界处（ureteropelvic jUnction，UPJ）固有的、外在的或继发性梗阻。解剖异常梗阻多是固有的和外在性的梗阻。

（1）输尿管肾盂交界处固有梗阻：指 UPJ 管腔狭窄，以输尿管壁病变为特征，伴或不伴输尿管扭曲。狭窄段长度多在 0.5~2 cm 之间，少数病例可达 3~4 cm，个别病例有多发狭窄段。该段输尿管管腔狭窄，肌层肥厚或发育不良，纤维组织增生，影响了输尿管的蠕动功能，使尿液从肾盂向输尿管推进困难。

①UPJ 扭曲或折叠：较大儿童和青少年多见，常表现为间断性梗阻。

②高位 UPJ：指正常输尿管位于肾盂最低点，肾盂输尿管呈漏斗状连接。高位 UPJ 起始端位于肾盂非最低点，输尿管与肾盂形成夹角并附着于肾盂壁使尿液引流不畅，导致肾积水。

③UPJ 瓣膜：它是由于肾盂瓣膜在输尿管起始部形成活瓣样结构而引起梗阻，发生率较低，一般不超过 1%。正常 4 月龄以上胎儿常见输尿管起始端出现褶皱，可持续到新生儿期。多随小儿生长而消失。

④UPJ 息肉：息肉多呈海葵样，位于输尿管肾盂起始端。有时息肉巨大似肿瘤样突入肾盂中，使 UPJ 狭窄。

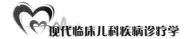

（2）输尿管肾盂交界处外来梗阻：一般由供应肾下极动脉过早分支或腹主动脉直接分支供应肾下极的动脉血管压迫 UPJ 所致。被压迫的输尿管常有发育异常。这类患者较少，一般不超过 3%，而且多见于较大儿童，其症状及病理改变也较轻。

（3）UPJ 继发性梗阻：严重的膀胱输尿管反流（VUR）常引起输尿管扭曲，导致 UP-JO，引起继发性肾积水。

2. 病理生理

随年龄增长，小儿正常肾盂容量也略有不同。5 岁以内肾盂容量以每岁 1 mL 估计，年长儿可达 10 mL。B 超影像中肾脏集合系统一般无分离，大量饮水的情况下，肾集合系统虽可分离但一般仍小于 0.5 cm。正常情况下，肾盂最低处逐渐移行为输尿管上段，其连接处呈一漏斗状。肾盂收缩输尿管上段扩张，尿液从肾盂排入输尿管。正常肾盂压力随体位、身体不同生理状态变化而略有不同，一般波动在 $1 \sim 10$ cmH$_2$O。

UPJO 妨碍了尿液顺利排入输尿管导致肾脏的集合系统张力增加和逐渐发生扩张。梗阻程度、肾脏功能和肾集合系统的顺应性是决定肾盂内压力和尿液是否能从肾盂排出的重要因素。

轻度梗阻者，肾盂平滑肌增生、蠕动增强，尿液可以在相对较低压力下排入远端输尿管，肾积水可以进入相对稳定状态，或发展非常缓慢，肾功能不受影响。严重梗阻者，早期表现为肾盂蠕动增强、压力明显升高、肾血流（renal blood flow，PBF）和肾小球滤过率（glomerular filtration rate，GFR）增加；晚期肾盂压力下降或正常，PBF 和 GFR 减少。

增高的肾盂压力能使肾盏及肾乳头处的括约肌样功能受损，肾小管压力升高。此时，一部分尿液经过 UPJ 进入远端输尿管，另一部分尿液经撕裂的肾窦黏膜反流进入肾实质或外渗进入肾门，然后经淋巴和静脉系统吸收进入血循环。尿液的分泌、吸收和排出达到一定"平衡"后，肾盂压力逐渐降为正常。积水逐渐增多，肾盂和肾盏逐渐扩张，压迫肾实质。靠近肾门的肾实质血管受到牵拉、断裂，可引起血尿。肾实质缺血引起肾素和血管紧张素分泌增加可以引起高血压。

积水肾脏的病理变化以缺血萎缩性变化为主，先发生肾髓质萎缩、纤维化、炎性细胞浸润、集合管扩张、尿浓缩功能和酸化能力下降；以后发生肾皮质萎缩，GFR 下降。多种介质参与了肾脏的病理生理变化。肾脏内不同部位病理变化并不完全一致，肾脏的上下极常以代偿增生为主，对应肾门或肾盏的肾实质常以萎缩性改变为主。这种变化的机制尚不清楚。

肾内型肾积水对肾实质损害较肾外型肾积水为重。后者肾盂可突向肾周松软组织而减轻对实质的压迫。一侧肾积水的肾功能受损时，对侧健肾将发生代偿性增大，血肌酐及尿素氮一般在正常范围。双肾积水肾功能损害后则血肌酐及尿素氮增高，肾浓缩功能下降并引起多尿和电解质大量丢失，引起电解质紊乱。晚期发生肾衰竭。

总之，UPJO 是一种不完全梗阻，与输尿管完全梗阻相比，其病理生理改变是一个比较缓慢复杂的过程。肾盂压力升高是引起肾脏损害的重要因素，但是临床研究显示许多肾积水的病例肾盂压力不高，提示引起肾脏损害原因与多因素有关。

肾积水可有 3 个转归。①一过性肾积水：如胎儿期发现的轻度肾积水，有的出生后数周可以完全消失。②无肾功能进行损害肾积水：患儿除了轻度积水外，肾脏功能无进行性损害，无临床症状。此类患者约占先天性肾积水的 1/3，需要长期随访。③肾功能进行损害型肾积水（失代偿期）：UPJ 梗阻较为严重，肾积水进行性增加；肾功能进行损害。

3. 临床表现

早期多无特殊临床症状，梗阻严重者，主要有以下几种表现。

（1）可没有任何症状：偶在外伤后出现血尿而被发现。

（2）腹部肿块：新生儿及婴儿约半数以上以无症状腹部肿块就诊。75% 的患儿可扪到肿块。肿块光滑、无压痛、中等紧张、偶有波动，部分病例有肿块大小的变化，如突然发作的腹痛伴腹部肿块，大量排尿后包块缩小是一重要的诊断依据。

（3）腰腹部间歇性疼痛：绝大多数患儿能陈述上腹或脐周痛。大龄儿童可明确指出疼痛来自患侧腰部。间歇性发作常提示间歇性肾积水。疼痛可在大量饮水后诱发，发作时多伴恶心、呕吐。常被误诊为胃肠道疾病。疼痛是因为肾盂压力升高、肾盂扩大刺激包膜所致。

（4）血尿：肾髓质血管破裂或轻微腹部外伤或合并尿路感染、结石均可引起。发生率10%~30%，为肉眼或镜下血尿。

（5）尿路感染：表现为尿频、尿急、排尿困难，常伴有高热、寒战和败血症等全身中毒症状。发生率低于 5%。

（6）高血压：扩张的集合系统压迫肾内血管导致肾脏缺血，反射性引起肾素分泌增加，引起血压升高。

（7）多尿和多饮症状：肾脏浓缩功能下降后，可表现为低比重尿、多尿和多饮症状

（8）肾破裂：扩张的肾盂受到外力发生破裂，表现为急腹症。

（9）尿毒症：双侧或孤立肾积水晚期可出现氮质血症，有肾功能不全表现。患儿生长缓慢、发育迟缓、喂养困难或厌食等。

4. 诊断

肾积水的诊断并不难。符合上述临床表现时要考虑本病。诊断 UPJO 一般需要进行下

列一种或多种检查。其中超声、核素肾扫描检查（emission computed tomography，ECT）和静脉尿路造影（intravenousUrography，IVU）最为常用，CT 尿路造影（CTurography，CTU）和磁共振尿路造影（magnetic resonanceUrography，IRU）次之，其他检查根据需要选用。常用的诊断检查介绍如下。

（1）超声检查：B 超发现肾脏集合系统分离（>1 cm）或肾内可见互相连通的多个液性暗区即可诊断肾脏积水。如仅发现肾盂扩大而未见输尿管扩张，膀胱形态正常，排尿后无残余尿，可考虑 UPJO。B 超除了清楚地显示肾脏大小、肾实质厚度外，还可测定肾脏血流速度和血流阻力指数。正常肾血流阻力指数随年龄增加而减小，新生儿到 12 岁儿童为 0.85 到 0.62，大于该值提示有 UPJO 存在。

（2）ECT 检查：包括 mTc-DTPA 肾动态显像和 Tc-DMSA 肾静态显像。①肾动态显像：可了解分肾功能，利尿肾图还可根据利尿后放射性核素排泄的曲线变化区分功能性梗阻与器质性梗阻；使用呋塞米后，若无梗阻，则储留在肾盂内的核素迅速排泄，否则，核素排泄缓慢或不排泄。②肾静态显像：主要用于肾实质的显像，多用于功能不良肾或丧失功能的肾脏检查以及肾瘢痕的检查。

（3）IVU 检查：表现为扩张的肾盂肾盏，造影剂突然终止于肾盂输尿管连接部，输尿管不显影。轻中度积水者多数能显示出肾盂和肾盏扩张影像。延迟摄片延缓至 60、120 分甚至 180 分或增加造影剂剂量可以提高诊断率。小儿肠内积气、肾功能严重受损时造影剂分泌困难和积水量较大造影剂被稀释造成不显影等因素均可造成诊断困难。

（4）逆行肾盂造影：仅在 IVU 显示不满意或不显影，无法确定肾积水和输尿管梗阻部位时采用。该检查需要输尿管逆行插管，有一定痛苦并可以导致尿路感染，此项检查多主张术前 48 小时内实施。

（5）排尿性膀胱尿道造影（voiding cystourethrography，VCUG）：了解排尿时有无输尿管反流，并鉴别输尿管囊肿、尿道瓣膜和尿道憩室等。对于双侧肾积水的患儿，VCUG 可作为鉴别反流引起继发性肾积水的必要手段。

（6）肾盂穿刺造影：对 IVP 不显影者可以考虑进行肾盂穿刺造影以明确梗阻部位。肾盂穿刺后可先测定肾盂压力，然后抽取尿液后注入造影剂确定梗阻部位。该检查临床应用不多。

（7）肾盂压力容积测定（Whitaker 试验）：经皮作肾盂穿刺置入测压导管，同时经尿道插管记录膀胱压。肾盂插管时记录的压力为肾盂静止压力与导管阻力。然后，以 10 mL/min 的速度向肾盂内灌注生理盐水，至平衡状态或压力陡增时为止，此时的肾盂压减去肾盂静止压及膀胱压即为肾盂灌注时的相对压力。正常值应小于 15 cmH$_2$O。此压力越高，说明上尿路梗阻越重。如果灌注液中加入亚甲蓝溶液，观察膀胱排出的尿液是否蓝染有助于上尿路是否完全梗阻的鉴别诊断。肾盂成形术后怀疑肾盂输尿管吻合口梗阻时可经肾造瘘管行肾盂造影和肾盂压力容积测定了解上尿路是否存在梗阻和梗阻程度。肾盂穿刺造影和肾盂压力测定因需要肾盂穿刺，临床并未作为常规检查。

（8）CT 和 MRI 检查：两者均可诊断肾脏大小，形态及实质的厚度，都能显示无功能性肾集合系统，但 MRI 无 X 线辐射。近年新开展的三维 CTU 和 MRU 还可以清楚显示扩张的肾盂肾盏、梗阻部位和肾功能。Gd-DTPA 增强动态磁共振也在评估肾积水肾脏形态和功能方面发挥了作用。

5. 治疗

（1）治疗原则：轻度肾脏积水，体检时偶然发现无明显临床症状，可观察随访。有明显 UPJO 证据或肾脏进行性损害者应手术治疗。积水肾脏严重萎缩，丧失功能或合并严重感染，对侧肾脏正常的情况下可以考虑行积水肾脏切除手术。

（2）观察随访：胎儿期发现的肾积水，出生后一周即行 B 超复查，约 1/3 患儿出生后可能恢复正常。体检等偶然发现的轻度肾积水，无临床症状，应先随访。发现肾积水进行性增大或肾功能进行性损害，或有腹痛、感染、结石等临床并发症时应及时手术治疗。

（3）手术治疗。

①手术年龄：需要手术者，不受年龄限制。

②肾切除指征：肾实质平均厚度在 2 mm 以下、病理所见标本已无肾单位、分肾功能在 10% 以下时，可考虑肾切除。巨大肾积水，IVP 不显影，核素扫描肾功能明显下降并非肾切除的绝对指征，尤其是双侧肾积水时更应慎重，可先行肾造瘘，3 个月后再复查了解肾功能情况。双侧肾积水常是一轻一重，一般先行肾功能较好的一侧肾盂成形术，也可同期行双侧肾盂成形术，不可轻易行肾切除，以免出现急性肾功能不全。

③手术方法：离断性肾盂输尿管成形术（Anderson-Hynes pyeloplasty）是最常用的手术方法。主要步骤是手术切除 UPJO 和大部分扩大的肾盂，进行肾盂输尿管吻合。要求吻合口宽广、低位、呈漏斗形、缝合密闭而无张力，吻合部光滑无折叠、扭曲。手术成功率 95% 以上。术后 3~5 天无渗出，则可拔除肾窝引流管，术后 7~10 天拔除输尿管支架管。

腹腔镜肾盂成形术（laparoscopic pyeloplasty）腹腔镜肾盂成形术治疗轻、中度肾盂输尿管连接部梗阻性肾积水在许多医院已经成为常规手术，并可同时去除肾盂内结石。尤其适合于肾血管异位引起的肾盂积水。腹腔镜肾盂成形术具有微创和手术成功率高的优点，但初学者掌握该技术有一定难度。

手术预后：梗阻解除后原有的症状可消失，肾功能和肾实质的厚度可有一定恢复。除

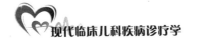

早期轻度肾积水术后形态和功能可恢复外，大多数病例已经扩张的肾盏、肾盂以及肾实质厚度不能恢复到正常状态。术后 6 个月恢复最明显，术后 1 年基本定型。

（二）其他梗阻性肾积水

1. 膀胱输尿管交界处梗阻（ureterovesical junction obstruction，UVJO）

指输尿管进入膀胱壁内段梗阻，又称梗阻性巨输尿管症（obstructed megaureter），可以是原发性的，也可以是继发性的。继发性 UVJO 常因膀胱壁增厚和纤维化压迫输尿管远端所致。IVU 除了显示肾积水外，输尿管明显扩张，距膀胱越近扩张越明显，于膀胱输尿管交界水平或上方突然变细。患者一般无器质性下尿路梗阻病变，没有膀胱输尿管反流和无神经性膀胱功能紊乱，临床常表现为尿路感染、血尿、腹痛或仅以发现腹部囊性肿块就诊。大部分病例需要进行利尿肾图和肾盂压力测定方可确诊 UVJO 存在。UWJO 需要手术治疗，切除梗阻部位和裁剪输尿管，然后进行输尿管膀胱再植，手术方法有：①输尿管修剪腰大肌固定再植；②巨输尿管的再植术。

2. 输尿管囊肿（ureterocele）

又名膀胱内输尿管囊肿、输尿管口囊肿、输尿管下端囊性扩张，是输尿管末端的囊性扩张，囊肿外覆膀胱黏膜，内层为输尿管黏膜，中间为肌纤维和结缔组织。囊肿常引起输尿管梗阻，逐渐形成输尿管和肾积水，出现腰和腹部胀痛。囊肿增大阻塞尿道内口或经尿道脱出，引起排尿不畅、尿流中断，甚至尿潴留。B 型超声波检查，显示肾、输尿管积水，膀胱内有囊性肿物。X 线检查和排泄性尿路造影可显示患侧肾、输尿管积水，因肾功能受损而显影淡并迟缓，可伴有重复肾盂，重复输尿管征象。膀胱造影见输尿管末端呈"眼镜蛇头"状或球状阴影。膀胱镜检查一侧输尿管口有囊肿，壁光滑透明，血管清晰，囊肿有节律性充盈和萎陷，尿液从细小的输尿管口排入膀胱，静脉注射靛胭脂有助于观察输尿管口。输尿管囊肿的治疗目的是解除梗阻、保护肾功能、预防感染并防止反流。外科手术是切实有效的治疗方法，有输尿管囊肿切除手术、输尿管再植手术和重复肾及重复输尿管切除术等。

3. 异位输尿管（ureteral ectopia）

指输尿管开口位于膀胱三角区以外的膀胱内或膀胱外，约 80% 病例患侧都是双输尿管，常并发其他泌尿系畸形，如肾发育异常、蹄铁形肾、异位肾等。女性异位输尿管口可位于尿道、阴道、子宫颈及前庭，常在括约肌控制之外，故有滴尿现象。男性异位输尿管口可位于尿道（低至精阜部）、射精管、精囊、输精管及附睾，仍受外括约肌的控制，多无滴尿现象。由于管口狭窄，输尿管常有不同程度的扩张及蠕动障碍。相应引流的肾可发生积水、萎缩，并有肾盂肾炎性瘢痕。由于异位开口的输尿管引流上半肾，常规静脉泌尿系造影中多不显影。与对侧相比，可知道显影的是下半肾，显影的肾盂、肾盏因受不显影的上半肾压迫向外下移位，上缘变平并呈发育不良状。有些病例用大剂量静脉泌尿系造影剂及延缓造影，可隐约显示上肾盂影。膀胱镜检查可见膀胱内有多余的输尿管口或患侧三角区发育不良，无输尿管口。但更多见的情况是患侧输尿管口正常，如插管做逆行肾盂造影，仅见下半肾显影。

治疗方法主要是进行异位输尿管膀胱再植或切除重复肾的输尿管。如异位开口的单一输尿管来自功能尚好的单一肾盂，则做防止反流的输尿管膀胱再吻合；如来自重复肾的上肾部，由于仅占全肾的极小部分，且又合并肾、输尿管积水，功能严重丧失者，应切除上半肾，不必去追求异位输尿管口的部位。

4. 神经源性膀胱（neurogenic bladder，NB）

患者晚期均表现为肾积水和肾衰竭。这是因为 NB 患者膀胱功能异常、残余尿增多、膀胱长期处于高压状态导致输尿管反流，或由于泌尿系感染、膀胱壁纤维化、小梁增生、输尿管出口梗阻所致。梗阻若在膀胱或膀胱以下部位，则发生双肾积水。两侧积水程度可不一致。如果合并感染，将加重肾实质的损害，后期常出现尿毒症。根据 NB 的病史和临床表现，结合 MRI，膀胱排尿造影和尿动力学检查诊断 NB 并不困难。

5. 后尿道瓣膜（posteriorUrethral valve syndrome，PUVS）

婴儿和新生儿最常见的尿道梗阻疾病。瓣膜通常起自精阜，远端走向外侧膜部尿道的近侧缘。排尿时，瓣膜可引起不同程度的梗阻。一般出生即有明显的排尿困难症状，或有明显的尿潴留，同时伴有逼尿肌反射亢进和膀胱顺应性明显减低；严重者，梗阻可以引起肾积水，可在腹部触及包块，并在下腹部触及膨胀的膀胱。临床还常有尿线无力、排尿中断、淋漓不尽和尿路感染等。排泄性膀胱尿路造影是诊断后尿道瓣膜最好的方法。IVP 可显示输尿管和肾积水。治疗方法是采取经尿道镜手术切开瓣膜进行治疗。下尿路梗阻解除后肾积水会相应好转。

（三）非梗阻性肾积水

1. 原发性膀胱输尿管反流（prlmary vesical-uretal reflux，PVUR）

这是一种先天性疾病，指输尿管膀胱壁内段长度过短时发生尿液由膀胱逆行反流至输尿管，严重者可达肾内，表现为肾集合系统分离或积水。临床常表现为泌尿系感染和各种排尿异常，能引起肾盂肾炎。排泄性膀胱尿路造影是诊断 PVUR 的首选方法。严重 PVUR 需手术纠正，常用方法是输尿管再植抗反流手术。也可用内镜在输尿管口内下方黏膜下注

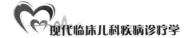

射 Teflon 治疗轻度 PVUR。

2. Prune-Belly 综合征（Prune-Belly syndrome）

Prune-Belly 综合征指腹壁肌肉缺损、尿路异常、双侧隐睾构成的三联症。由于腹壁肌肉缺如或发育不良，腹壁松弛，皮肤皱褶，外形像"梅脯"，故有"梅干腹"之称（梅干状腹综合征）。

在活产新生儿中发病率约 1/40 000，多为散发，男女之比为 20∶1。患者基本上都是男婴，胎儿时常有羊水过少，1/3 有难产史，常伴心肺异常、肾病、膀胱肿大。本病由于腹肌发育不良，常出现膀胱扩张、输尿管扩张、肾积水、反复尿路感染和肾功能损害。50%患儿 3 个月至 2 年内死亡，少数活至成年。治疗多主张非手术治疗，用弹力绷带包扎腹部。保持尿路引流通畅，预防和治疗尿路感染，保护肾功能。生后可行肾盂、膀胱造瘘，尿路重建，但手术效果不确定。1 岁左右行睾丸固定术。

3. 生理性肾积水

B 超的普及使临床发现许多肾盂肾盏扩张的患儿用现有的检查手段却不能发现尿路梗阻的证据。现在认为这是一种先天性肾盂肾盏发育异常，是一种生理性肾积水（physiologic dilation）。肾积水的鉴别诊断中应考虑这种特殊类型的肾积水。鉴别手段主要包括尿路形态检查，如各种尿路造影无梗阻表现和肾功能无进行性损害。生理性肾积水诊断要点包括无尿路梗阻、无肾脏损害和无任何临床症状的肾盂肾盏扩张。该种肾积水不需治疗。

二、膀胱输尿管反流

正常的输尿管膀胱连接部只允许尿液从输尿管进入膀胱，阻止尿液倒流。因某种原因使这种活瓣样功能受损时，尿液倒流入输尿管和肾，这种现象称膀胱输尿管反流。膀胱输尿管反流可分为原发性与继发性，前者是由于输尿管膀胱连接部活瓣作用不全；后者是继发于下尿路梗阻，如后尿道瓣膜症、神经源性膀胱等。反流本身一般并不引起临床症状，常因泌尿系感染进行 X 线检查时而被发现，它的严重危害是发生肾盂肾炎性瘢痕，导致继发性高血压及慢性肾功能不全。Hodson 和 Edwards（1960）提出膀胱输尿管反流是慢性肾盂肾炎的起因，此后有大量关于膀胱输尿管反流与泌尿系感染和肾瘢痕之间关系的研究。

（一）流行病学

原发性膀胱输尿管反流在小儿人群中的发病率缺乏严格的统计数据，可能是 1%，在有泌尿系感染的小儿为 29%～50%。Baker 等提出在一组泌尿系感染小儿中，年龄越小，发生反流机会越多。该组年龄小于一岁者 70%有反流，4 岁组 25%有反流，12 岁组 15%有反流，成人中仅 5.2%有反流。也有作者发现男孩膀胱输尿管反流多见于婴儿期，可能与尿道较长，排尿阻力较大，膀胱压力较高有关，而女孩反流多见于儿童期。

原发性膀胱输尿管反流与遗传之间的关系也有报道。在过去 20 年间，已知反流可发生在同胞之间和患儿的父母。

（二）病因与病理

1. 输尿管膀胱连接部正常解剖和抗反流机制

输尿管肌层是由螺旋形肌纤维构成，只有膀胱壁段的肌纤维是纵行，进入膀胱后肌纤维成扇形构成三角区肌肉的浅层，并向前延伸达精阜部的后尿道。当输尿管穿入膀胱壁时，由一纤维鞘（Waldeyer）包绕，此鞘在膀胱外固定于输尿管外膜上，下行附着在三角区的深层，输尿管位于中间，使能适应膀胱的充盈和空虚状态。穿过膀胱壁进入腔内的输尿管段，位于膀胱黏膜下，并开口于膀胱三角区。输尿管膀胱连接部的单向活瓣作用，取决于膀胱黏膜下段输尿管长度和三角区肌层保持这个长度的能力；另一方面是逼尿肌对该段输尿管后壁足够的支撑作用。当膀胱内压上升时，黏膜下段输尿管被压迫而不产生反流，这种活瓣机制是被动的。也有主动的方面，如输尿管的蠕动能力和输尿管口的关闭能力，在防止反流中也起到一部分作用。

2. 发生反流的原因

黏膜下段输尿管纵行肌纤维有缺陷，致使输尿管口外移，黏膜下段输尿管缩短，从而失去抗反流的能力。正常无反流时，输尿管黏膜下段长度与其直径的比例为 5：1，而有反流时不足 2：1。

3. 反流分级

反流分级依靠排尿性膀胱尿道造影，它所表现的输尿管扩张程度常比静脉尿路造影者严重。国际反流研究组将反流分为五度。Ⅰ度：反流仅达下段输尿管；Ⅱ度：反流至肾盂、肾盏，但无扩张；Ⅲ度：输尿管轻度扩张和迂曲，肾盂轻度扩张和穹隆轻度变钝；Ⅳ度：输尿管中度扩张和迂曲，肾盂肾盏中度扩张，但多数肾盏仍维持乳头形态；Ⅴ度：输尿管严重扩张和迂曲，肾盂肾盏严重扩张，多数肾盏乳头形态消失。

4. 反流与尿路感染、肾瘢痕

反流使部分尿液在膀胱排空后仍滞留在尿路内，为细菌从膀胱上行到肾内提供了通路，因此反流常导致泌尿系感染。可表现为急性肾盂肾炎的临床症状，也可是无症状的慢

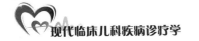

性肾盂肾炎过程。

5. 反流的影响

反流对肾功能的影响，与尿路部分性梗阻对肾脏的影响相似。反流时上尿路内压增加，肾单位远端先受其害，因此肾小管功能受损早于肾小球。无菌反流影响肾小管的浓缩能力，且持续时间较长。感染对肾小管浓缩能力的影响，在感染根除后 6 周内恢复；反流损害肾浓缩能力，在反流消失后改善。肾小球功能在有肾实质损害时受影响，并与肾实质损害的程度呈正比。

肾内反流合并肾脏生长障碍有不同的原因，一些可能是胚胎发生被抑制，如肾发育不全或肾发育不良同时合并反流；一些则是因反流引起的获得性生长障碍。单侧肾瘢痕可致对侧肾代偿性增大。

有肾瘢痕的反流患者，在成年后发生高血压的机会增高。高血压的发生与肾素有关，肾瘢痕越少，发生高血压的危险就越小。患双侧严重肾瘢痕的小儿随访 20 年以上，18%有高血压，单侧病变者为 8%。

肾衰竭随反流和肾瘢痕而发生，主要发生在患双侧肾瘢痕伴高血压的患者。

(三) 临床表现

常见发热，重者可伴嗜睡、无力、厌食、恶心、呕吐及生长发育迟滞。大儿童尤以有肾瘢痕者可因高血压就诊。婴幼儿可有肾绞疼及肾区压疼，大儿童可明确指出在膀胱充盈或排尿时脊肋部或肾区疼痛，年长儿在并发急性肾盂肾炎时也有脊肋部疼痛和触痛。早期就诊原因多是泌尿系感染症状，如发热、尿液浑浊、脓尿等。

(四) 诊断

放射线检查：静脉尿路造影及排尿性膀胱尿道造影是诊断的重要手段。凡婴幼儿有一次尿路感染就应进行上述检查。荧光屏监视下的排尿性膀胱尿道造影，是确定诊断和反流分级的精确有效的方法，称之为金标准，并可重复使用。排尿性膀胱尿道造影须在感染消失后 2~3 周进行。静脉尿路造影须包括清晰的肾实质期，以便测量肾实质厚度及肾生长情况，还可了解肾盂肾盏扩张情况，根据造影剂分泌情况判断肾功能状况。

超声检查也很有意义，可测厚度和判断肾生长情况。肾盏变钝、输尿管扩张可能是重度膀胱输尿管反流的表现。

放射性核素膀胱造影，能准确确定有无反流，但对确定反流分级不够精确，可作为随诊观察手段。

肾核素扫描可显示肾瘢痕情况，用于随诊患儿有无新瘢痕形成，比较手术前后的肾功能，并用于评价肾小球和肾小管功能。

膀胱镜检查不作为常规检查，可在决定继续使用药物保守治疗之前，用来了解输尿管口的形态和位置、输尿管膀胱黏膜下段的长度、输尿管口旁憩室、输尿管是否开口于膀胱憩室内或异位输尿管口。

（五）治疗

1. 药物治疗

原发性膀胱输尿管反流，在许多小儿随生长发育可自然消失。无菌尿的反流不引起肾损害，可长期应用抗菌药物治疗，预防尿路感染，防止炎症损害肾脏，也为反流自然消失获得时间。适用于 Ⅰ 、Ⅱ 、Ⅲ度反流。

所选择的药物应当是抗菌谱广、易服用、价廉、对患儿毒性小、尿内浓度高、对体内正常菌群影响小的抗菌制剂。抗菌药物的使用以用最小剂量而控制感染为佳。感染发作时使用治疗量，感染被控制后改用预防量，预防量应为治疗量的 1/2~1/3，这样较少引起副作用。预防量一般睡前服用，是因为夜间尿液在体内存留时间长更易引起感染。服药疗程一直持续到反流消失为止。

药物治疗期间，应定期随诊观察。包括身高、体重、血压、尿液分析、尿培养、血红蛋白、白细胞计数、肌酐清除率。静脉尿路造影在感染控制后 18~24 个月重复检查，如有感染发作，应于近期内重复检查。排尿性膀胱尿道造影在诊断后 6 个月重复检查，以后大约间隔 12 个月重复一次。随访期间检查也可改用放射性核素膀胱造影，可以减少接受射线量。

2. 手术治疗

下列情况应考虑手术治疗：①不能自然消失的Ⅳ、Ⅴ度反流；②较大的输尿管口旁憩室或输尿管开口于膀胱憩室内；③异位输尿管口；④膀胱输尿管反流和梗阻同时并存；⑤异常形态的输尿管口；⑥药物治疗不能控制感染或不能防止感染复发；⑦肾小球滤过率下降；⑧显著的肾生长抑制；⑨进行性肾瘢痕形成或新瘢痕形成。

抗反流的输尿管膀胱再吻合术，或称输尿管膀胱再植术，有多种术式，分为经膀胱外、经膀胱内和膀胱内外联合操作三大类。手术目的都是延长黏膜下输尿管隧道，重建抗反流机制。输尿管膀胱再吻合术多经开放手术完成，近年已有将膀胱充二氧化碳气经腹腔镜完成该手术的报道，远期效果尚待进一步评价。黏膜下隧道长度与输尿管直径之比应在3∶1，易于获得抗反流效果。输尿管管径正常或轻度扩张，抗反流手术成功率可达95%。

严重输尿管扩张时，末端 4 cm 需做鼠尾状剪裁缩小口径，便于获得有效黏膜下隧道长度。术后须用抗生素数周，2~4 个月做排尿性膀胱尿道造影检查。

新生儿或小婴儿药物治疗感染控制不满意时可做膀胱造口，日后再做输尿管膀胱再吻合及修复膀胱。

（六）反流的自然过程

原发性膀胱输尿管反流，一般随年龄增长逐渐好转，可能是因膀胱内输尿管段和三角区肌肉的生长和成熟之故。反流自然消失与小儿的年龄和反流的程度有关。在泌尿系感染被有效控制的前提下，反流自然消失率 Ⅱ 度为 63%、Ⅲ 度为 53%、Ⅳ 度为 33%。静脉尿路造影显示正常输尿管口径的小儿，85% 原发反流可自然消失。而严重反流随访 2 年，仅 26% 有部分或完全消失。

第六节　尿道下裂及隐睾

一、尿道下裂

尿道下裂（hypospadias）是男性下尿路及外生殖器常见的先天性畸形，尿道口出现在正常尿道口近侧至会阴部途径上，多数病例伴发阴茎下弯。尿道下裂可以是单一的缺陷，也可以是更复杂的问题如两性畸形的表型部分。在尿道下裂的修复重建中需要多种手术技巧，尿道下裂的外科矫正可以定义为一门需要深入研究的科学和艺术。

（一）流行病学

近年尿道下裂发病率增高，尤其是重度尿道下裂增多，原因不甚明确，考虑可能与广泛使用的农药、增塑剂等，使环境雌激素样物质增多有关。较大的小儿泌尿外科单位尿道下裂已占收治住院患者的 1/3 以上。

（二）病因

1. 胚胎学因素

尿道下裂系胚胎期外生殖器发育异常所致。正常的外生殖器在胚胎的第 12 周发育完成，入胚第 6 周时，尿生殖窦的腹侧出现一个突起，称为生殖结节。不久在生殖结节的两侧各发生一个生殖突。在生殖结节的尾侧正中线上有一条浅沟，称为尿道沟。尿道沟两侧隆起部分为尿生殖褶。尿道沟的底部即为尿生殖窦膜，此时仍为未分化期的外生殖器。到第7、8周以后开始向男性或女性分化。第10周时可分辨胚胎的外生殖器性别。男性外生殖器的发育是在双氢睾酮的作用下，生殖结节增长形成阴茎。尿生殖窦的下端伸入阴茎并开口于尿道沟，以后尿道沟两侧的尿生殖褶由近端逐渐向远端融合，表面留有融合线称为阴茎缝。尿道是由近端向远端闭合形成，尿道外口移到阴茎头冠状沟部。第12周时，阴茎头处形成皮肤反折，称为包皮。生殖结节内的间质分化为阴茎海绵体及尿道海绵体。在胚胎期由于内分泌的异常或其他原因致尿道沟融合不全时，即形成尿道下裂。由于尿道远端的形成处于最后阶段，所以尿道口位于阴茎体远端的尿道下裂占比例最大。

2. 基因遗传因素

尿道下裂发病有明显的家族倾向，本病为多种基因遗传，但具体因素尚不清楚。20%~25%的临床病例中有遗传因素。尿道下裂患者的兄弟也患尿道下裂的概率是正常人的10倍。有报道8%患者父亲及14%患者兄、弟中也有尿道下裂。同卵双胎同患尿道下裂并不罕见，报道低体重同卵双胞胎较易患尿道下裂。

3. 内分泌因素

从胎睾产生的激素影响男性外生殖器的形成。由绒毛膜促性腺激素刺激睾丸间质细胞（Leydig cells）在孕期第8周开始产生睾酮，到第12周达高峰。中肾管（Wolffian duct）的发育依赖睾酮的局部作用，而外生殖器的发育则受双氢睾酮的调节。双氢睾酮是睾酮经5a还原酶的作用转化而成。若睾酮产生不足或睾酮转化成双氢睾酮的过程出现异常均可导致生殖器畸形。一般认为正常胎儿与尿道下裂患儿的血清睾酮水平相同，但是尿道口位于阴茎体近端的重度尿道下裂的血清睾酮可能存在生成障碍。男婴生殖器的异常也有可能继发于母亲孕期激素的摄入。

（三）临床表现

典型的尿道下裂有三个特点。①异位尿道口：尿道口可异位于从正常尿道口近端至会阴部尿道的任何部位。部分尿道口有轻度狭窄，其远端有黏膜样浅沟。尿道口附近的尿道经常有尿道海绵体缺损呈膜状。若尿道口不易看到，可一手垂直拉起阴茎头背侧包皮，另一手向前提起阴茎腹侧或阴囊中隔处皮肤，可清楚观察尿道口。因尿道口位置异常患儿常须蹲位排尿，尿道口位于阴茎体近端时更明显。②阴茎下弯：即阴茎向腹侧弯曲，多是轻度阴茎下弯。尿道下裂合并明显阴茎下弯约占35%。阴茎下弯可以是胎儿期的表现，随着胎儿生长，大部分阴茎下弯自然矫正。阴茎头与阴茎体纵轴的夹角15°以上在成年后会造成性交困难。导致阴茎下弯的原因，主要是尿道口远端尿道板纤维组织增生，还有阴茎体尿道腹侧皮下各层组织缺乏，及阴茎海绵体不对称。③包皮的异常分布：阴茎头腹侧包皮因未能在中线融合，故呈"V"形缺损，包皮系带缺如，包皮在阴茎头背侧呈帽状堆积，阴茎下弯的程度与尿道口位置并不成比例，有些开口于阴茎体远端的尿道下裂却合并重度阴茎下弯。为了便于估计和评价手术效果，有人提出按矫正下弯后尿道口退缩的位置来分型。

（四）伴发畸形

尿道下裂最常见的伴发畸形为腹股沟斜疝及睾丸下降不全，各占约 9%。尿道下裂越严重，伴发畸形率也越高。

前列腺囊常伴发于重度尿道下裂，一般认为在会阴型及阴茎阴囊型尿道下裂中的发生率可有 10%~15%。更有人报道会阴型尿道下裂前列腺囊的发生率可达 57%。前列腺囊可能是副中肾管（Mullerian duct）退化不全，或尿生殖窦男性化不全的遗迹，开口于前列腺部尿道的后方。正常人的精阜中央有一小凹陷称为前列腺囊。而尿道下裂合并的前列腺囊拉长向膀胱后方延伸，形成一个大的囊腔，可能并发感染及结石，也可影响插导尿管。如并发感染，以反复附睾炎最常见。手术前感染症状少，尿道成形术后由于尿道延长，增加了尿道阻力，易伴发附睾炎。排尿性膀胱尿道造影，尿道镜检查、超声及 CT 可以检出并明确其位置。前列腺囊也可发生在无尿道下裂人群中。

胚胎期上尿路形成在尿道之前，所以临床上尿道下裂单独伴发上尿路畸形并不多见。少数的尿道下裂患者合并肛门直肠畸形、心血管畸形、胸壁畸形。重度尿道下裂病例常合并阴茎阴囊转位。也有合并阴茎扭转及小阴茎、重复尿道等。

（五）诊断及鉴别诊断

尿道下裂的诊断一望可知。当尿道下裂特别是重度尿道下裂合并隐睾时要注意鉴别有无性别畸形。进一步检查包括：①体检：观察患者的体形、身体发育、有无第二性征。检查生殖器时注意有无阴道，触摸双侧睾丸大小、表面及质地。②检查染色体：口腔及阴道上皮的 X 性染色质。正常染色体男性 46，XY，女性性染色质阳性率在 10% 以上，而男性在 5% 以下。③血游离皮质醇测定，尿 17 酮、17 羟孕酮类固醇排泄量测定等内分泌检查。④腹腔镜性腺探查及活检。另有人尝试做内分泌激素水平、靶器官的功能及性激素转化过程的检查以辅助诊断，但尚在探索中，无明确结论。

需要鉴别的性别畸形有：①肾上腺性征异常（女性假两性畸形）：几乎都是由肾上腺

皮质增生引起。外阴检查可见阴蒂增大如尿道下裂的阴茎。尿生殖窦残留，开口前方与尿道相通，后方与子宫相通。染色体核型 46，XX，性染色质阳性，血游离皮质醇降低，尿 17 酮、17 羟孕酮增高。②真两性畸形：外观酷似尿道下裂合并隐睾。血游离皮质醇和尿 17 酮正常，染色体核型半数为 46，XX，30% 为 46，XX/46，XY 嵌合体，20% 为 46，XY。性腺探查可见体内兼有睾丸、卵巢两种性腺成分。③男性假两性畸形：染色体核型为 469XY，性染色质阴性，但内外生殖器发育不正常，外生殖器外观可全似男性或女性。④混合性腺发育不全：是新生儿期外生殖器异常第二种常见的病因。最常见的染色体核型为 45，XO/46，XY。表现为一侧性腺是正常睾丸，另一侧是原始的条索状性腺。60% 的患者在出生时表现为男性化不全、小阴茎或伴尿道下裂，外生殖器对雄激素刺激较敏感。

（六）治疗

患者因有阴茎下弯及尿道口位置异常，不能站立排尿，疼性勃起及成年后不能生育，必须手术治疗。手术应于学龄前完成，近年多数作者主张 1 岁后就可手术，因 1~3 岁间阴茎只长大 0.8 cm，可减少对小儿的心理影响及家长的焦虑。生后 3~18 个月是最合适的手术年龄。已发表的手术方法多达 300 余种，至今尚无一种满意的、被所有医师接受的术式。近年趋向一期手术完成，也有人分两期甚至三期手术。最终的结果是最重要的，应追求减少手术次数，达到最好效果。应根据尿道下裂不同的病理缺陷选择有针对性的，并且术者熟练掌握的术式进行矫正。无论何种手术方法均应达到目前公认的治愈标准：①阴茎下弯完全矫正；②尿道口位于阴茎头正位；③阴茎外观满意，包皮分布均匀没有赘皮；④与正常人一样站立排尿，成年后能进行正常性生活。近年有作者要求新成形的尿道外口应与正常人一样为纵行裂隙状，获得更佳外观。

尿道下裂的治疗主要包括阴茎下弯矫正、尿道成形两个步骤。早年主要应用分期手术，近年国内外基本应用一期手术完成。重度尿道下裂合并严重阴茎下弯分期手术仍有一定地位。

阴茎下弯矫正包括两种基本方法：①松解延长腹侧：即横断尿道板，松解阴茎腹侧纤维瘢痕组织；②紧缩背侧：即背侧白膜紧缩。背侧白膜紧缩对矫正轻微阴茎下弯简单有效，松解延长腹侧多可充分矫正明显阴茎下弯，重度阴茎下弯往往从皮肤至海绵体白膜间各层均有短缩可能联合使用上述两种方法方能矫正满意。术中用弹力带进行阴茎根部阻断，向阴茎海绵体内注射无菌生理盐水做人工勃起试验可以检查阴茎伸直是否满意。

成形尿道材料包括有血液供应和没有血液供应的两类。有血液供应的包括尿道板、阴茎腹侧原位皮肤、尿道口基底矩形皮瓣、包皮岛状皮瓣，阴囊中缝皮肤岛状皮瓣等。阴囊

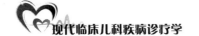

皮肤因有毛发日后易形成结石，处理较为困难，作为修复尿道材料现已很少使用。没有血液供应的包括口腔颊黏膜、膀胱黏膜、游离包皮等游离移植物。公认有血液供应的修复材料应为首选，游离移植物仅用于多次手术失败、阴茎局部没有修复材料的病例。

尿道成形手术中有些经验可以参考：①双极电凝比单极电凝止血组织损伤小，更安全；②合适的情况下使用血管活性药物止血，无持久的组织损伤，比电灼更好；③2.5 倍至 3.5 倍的光学放大是尿道下裂修复术的规范使用，尽管有些外科医生更喜欢高达 10 倍放大的手术显微镜；④在有质量良好的硅胶气囊导尿管的情况下，对于多数尿道成形术膀胱造瘘转流尿液与留置导尿管相比没有明显优势。

没有或仅有轻微阴茎下弯的尿道下裂可选术式包括：尿道板背侧中线切开腹侧缝合卷管尿道成形术（Snodgrass）、尿道口基底矩形皮瓣尿道成形术（Mathieu）、保留尿道板加盖包皮岛状皮瓣尿道成形术（only island flap）、尿道口前移阴茎头成形（meatal advancement andglanu-loplasty incorporated procedure，MAGPI）等。必要时可加做背侧白膜紧缩矫正轻度阴茎下弯。

明显阴茎下弯的尿道下裂可选术式包括：横裁带蒂包皮岛状皮管尿道成形术（Duckett）、直裁包皮蒂岛状皮瓣尿道成形术（Hodgson）、斜裁带蒂包皮岛状皮瓣尿道成形术（Asopa）、阴囊中缝皮肤岛状皮瓣尿道成形术等，以及近年逐渐少用的各种游离移植物尿道成形如颊黏膜、膀胱黏膜、游离包皮等。重度尿道下裂尿道缺损过长时可用尿道口周围皮肤及尿道板成形部分尿道（Duplay 法），既解决了带蒂包皮成形尿道长度不足的问题，又保护了成形尿道的血液供应，也未增加并发症发生。对于部分重度尿道下裂第一期手术矫正阴茎下弯，第二期手术成形尿道的分期手术仍有意义，一定程度上降低了手术难度，减少术后并发症，缺点是增加手术次数和延长治疗时间。

由于尿道下裂各型差异大，修复要求高，医师需结合患者特点及自己对各种手术的理解和经验，来选择手术方法。

（七）术后并发症及治疗

尿道下裂术后最常见的并发症包括：尿道瘘、尿道狭窄、尿道憩室样扩张。

尿道瘘是尿道成形术后最多发的并发症。公认的发生率为 15%～30%，即使术者技术熟练，其发生率也在 5%～10%。进入 20 世纪 90 年代后，随着手术经验积累、技术改进，尿道瘘发生率逐步下降，保留尿道板手术的尿道瘘发生率在 5% 以下，重度尿道下裂，尿道瘘发生率为 10%～20%。尿道瘘发生的相关因素有尿道成形材料，局部血液供应、感染、伤口缝合张力、新尿道覆盖层次等原因。大部分尿道瘘在术后第一次排尿时出现，也有小瘘出现较晚者。发现尿道瘘后不要急于处理，手术后 6 个月以上，局部皮肤瘢痕软化，血液供应重建后再修复。而且小尿道瘘尚有自愈的可能。尿道瘘修补时争取较厚的筋膜层覆盖并转移局部皮肤增加伤口与尿道瘘口距离可提高成功率。长度大于 1 cm 的尿道瘘常需做尿道成形手术，尿道狭窄多发生在阴茎头段尿道及吻合口处。术后 3 个月之内的早期狭窄可试用尿道扩张治疗，也可扩张后放置尿道支架，若无效需手术。可选狭窄段尿道切除吻合，或狭窄段尿道切开造瘘二期再次手术尿道成形。

尿道憩室样扩张多见于 Duckett 横裁包皮岛状皮瓣管状尿道成形手术的病例。其可能原因有：①继发于远端尿道狭窄；②手术成形的尿道口径过大，或成形尿道过长，扭曲造成排尿时形成局部涡流；③成形尿道没有尿道海绵体，周围组织覆盖薄弱，缺乏支持；上述多种原因导致局部尿道扩张。对继发于尿道狭窄的小的憩室状扩张，在解除狭窄后，大部分可好转。大的憩室状尿道扩张应裁剪扩张的尿道壁，重新成形尿道。需要注意较多患者憩室样扩张尿道的远近端并无狭窄。

二、隐睾

隐睾（crypto. rchidism）也称睾丸未降或睾丸下降不全，指睾丸未能按照正常发育过程从腰部腹膜后下降至阴囊。隐睾包括真性隐睾和睾丸异位（即下降异常）。真性隐睾中睾丸位于其下降的正常途径上，常伴有腹膜鞘突未闭；睾丸异位指睾丸已经完成它在腹股沟管的下降过程，但未能降至阴囊而位于皮下，最常见的部位是腹股沟外环以外的浅筋膜深部。

（一）发生率

隐睾发生率在出生体重小于 900 g 早产儿为 100%，足月新生儿约为 4%，1 岁约为 1%，成年人约为 0.7%。隐睾可分单侧和双侧，双侧隐睾占 1/3，发生在右侧的占 70%。隐睾的位置可位于腹内（8%）、腹股沟管（72%）和阴囊上方（20%）。隐睾的发生率在生长发育中逐渐降低，表明出生后隐睾仍可继续下降。但 1 岁后，继续下降的机会明显减少。

（二）胚胎学

1. 隐睾发育胚胎学

睾丸起源于胚胎后腹膜中线旁的尿生殖嵴。HY 基因是形成男性性征的遗传基因，在胚胎第 5~6 周时，生殖上皮从胚胎卵黄囊壁移向生殖嵴形成原始生殖腺。到第 7 周时，如果受精胚为异配型，即 XY 型，则有 HY 的表达，诱导原始生殖腺的皮质退化，髓质发育成睾丸。第 8 周时胚胎睾丸开始分泌睾酮和 Mullerian 管抑制物质（Mullerian inhibitor substance，MIS）。睾酮由胚胎睾丸间质细胞分泌，受 HCG 调节，促使 Wolffian 管发育成附睾、精索等；MIS 由胚胎睾丸支持细胞分泌而使副中肾管退化。胚胎第 8~16 周外生殖器开始发育，在外生殖器官组织内睾酮经 5a-还原酶转化成双氢睾酮而促使男性外生殖器进一步发育，这时睾丸在腹股沟内环以上发育，同时 Wolffian 管衍生的睾丸血管、输精管、附睾、射精管及阴囊逐步发育。胚胎第 7 个月时睾丸血管和精索及睾丸系带迅速增大，睾丸很快通过腹股沟管而降至阴囊，睾丸下降以后，睾丸系带萎缩。

2. 睾丸下降过程

睾丸的下降过程包括两个阶段，经腹移行阶段和经腹股沟到阴囊阶段。在第一阶段，睾丸靠肿胀的睾丸引带固定在腹股沟区预防睾丸随着胚胎的增大而上升。在第二阶段，在睾丸引带的引导下，睾丸从腹股沟区降至阴囊。该过程人类出生时完成。两个阶段受不同的激素调节。动物研究显示睾丸经腹腔下降阶段主要受胰岛素样激素 3（insulin-likehormone 3，INSL3）影响，而从腹股沟下降到阴囊阶段主要受男性激素的影响。

（三）病因学

隐睾的病因尚不完全清楚。目前认为隐睾的病因与内分泌、遗传和物理机械等多因素有关。

1. 内分泌失调和遗传因素

下丘脑—垂体—睾丸轴失衡、睾丸分化异常、雄激素、抗 Mtiller 管激素、INSL3 缺乏或不敏感均可引起隐睾。家族性隐睾也有报道。常染色体和性染色体的异常可引起隐睾的发生。

2. 影响睾丸下降的物理机械因素

（1）睾丸引带的牵引作用：引带近端附着于睾丸和附睾，其末端呈带状。由于阴囊是由下腹壁向外突起而形成，因此，引带的主干末端主要附着于阴囊底部；另有部分引带附着于耻骨结节、会阴部或股内侧部，为其相应的分支。在腹股沟和阴囊之间占据一定空间。胚胎第 7 个月时，睾丸的发育使其周围组织形态上出现明显改变，除引带肿胀外，精索肌管也延长增粗呈曲张状。之后，肿胀的引带开始退变、收缩，睾丸即沿着引带扩张过的腹股沟管，经内环，出外环。在绝大多数情况下，出了外环的睾丸，沿着引带末端的阴囊分支而进入阴囊底部。如睾丸下降停留在腹股沟管内环、腹股沟管外环，则可发生不同程度的下降不全。如睾丸未降至阴囊底部，而沿睾丸引带末端的其他分支下降至耻骨部、会阴部或股部，则成为异位睾丸。

（2）腹内压力有助于睾丸降至阴囊中：该观点认为腹内压增高是造成睾丸离开腹部进入腹股沟管的原始动力。

（3）解剖障碍：睾丸需要在鞘状突完全降入阴囊底部后而降入阴囊。隐睾并发鞘状突未闭和鞘状突终止于耻骨结节或阴囊上方者相当多见，提示鞘状突附着异常可能阻碍了睾丸的下降；此外异常的引带残余或筋膜覆盖阴囊入口都可阻止睾丸下降。

（四）病理

1. 大体病理

隐睾睾丸常有不同程度的发育不良，体积明显小于健侧，质地松软。少数高度萎缩甚至消失，仅见精索血管残端。部分睾丸、附睾和输精管发育畸形，常见附睾的异常有：①附睾缺如；②附睾头与睾丸分离，附睾体有纤维组织与睾丸连接；③附睾中部闭锁，呈纤维索状；④附睾尾部闭锁；⑤附睾尾与睾丸连接，附睾头游离；⑥附睾与睾丸完全分离。

2. 组织病理

无论光镜和电镜检查，隐睾睾丸在出生后的第二年起就有明显改变。主要表现为生殖细胞发育的障碍，间质细胞数亦有减少。组织学变化主要有曲细精管变小，精原细胞减少，生精少，小管周围胶原组织增生，间质细胞减少。电子显微镜观察的变化有：①细胞内线粒体破坏；②细胞质和内质网中缺乏核糖体；③精细胞和支持细胞中胶原纤维增加。

隐睾的病理改变随年龄增大而愈加明显。位置越高，病理损害越严重，越接近阴囊部位，病理损害就越轻微。如果是单侧隐睾，对侧正常下降至阴囊的睾丸可能也有病理性改变（交感性病变）。即使是双侧隐睾，仍有一定量的雄激素产生，可维持男性第二性征的发育，很少影响成年后的性行为。

（五）分类

根据隐睾的发病原因，隐睾的位置和性质有多种分类方法。有根据体格检查时能否用手触及睾丸，将隐睾分为可触及睾丸和不可触及睾丸两类。临床较实用的分类方法如下。

1. 回缩性睾丸

指睾丸提睾肌过于活动，睾丸可回缩至阴囊以上位置，但夜间休息及检查中用手可将睾丸置于阴囊中。这种患者不用治疗，青春期后睾丸位置和大小均正常，生育力同正常人。

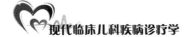

2. 真性隐睾

①腹内高位隐睾；②腹股沟隐睾；③阴囊高位隐睾；④滑动性隐睾。

3. 异位睾丸

指睾丸位于阴囊以外如耻骨上方、大腿股部、会阴部、阴茎根部及横位异位。

（六）临床表现

隐睾可发生于单侧或双侧，以单侧较为多见。单侧隐睾者，右侧的发生率略高于左侧。除较大儿童偶诉有短暂胀痛或并发症外，多数隐睾患儿一般并无自觉症状。临床主要表现为患侧阴囊发育差，阴囊空虚，扪不到睾丸。有时可于腹股沟部或阴囊外会阴部扪及睾丸，一般较正常小，局部可见隆起。隐睾常伴有患侧鞘状突未闭，可表现为鞘膜积液或腹股沟斜疝。肠管疝发生嵌顿者并不少见，且容易引起肠坏死；也可压迫精索血管，使隐睾进一步萎缩，严重者导致睾丸梗死。隐睾常见并发症和伴发畸形如下。

1. 生育能力下降或不育

阴囊的温度略低于体温，适宜正常睾丸内生殖细胞的发育。睾丸在腹腔或腹股沟内，温度与体温相同，不适宜生殖细胞的发育，因而睾丸组织结构发育也较差。双侧隐睾患者如不及时治疗常导致无精症，使多数患者不育。一侧隐睾，另一侧睾丸正常，可维持正常或接近正常的生理功能。单侧隐睾如不治疗 30% 以上患者不育。

2. 睾丸损伤

处在腹股沟管内或耻骨结节附近的睾丸，比较表浅、固定，容易受到外力的直接损伤。

3. 隐睾扭转

未降睾丸发生扭转的概率较阴囊内睾丸高 20 多倍。右侧腹内隐睾扭转，其症状应与体征颇似急性阑尾炎鉴别，如阴囊内有正常睾丸，即可除外隐睾扭转。

4. 隐睾恶变

隐睾恶变成睾丸肿瘤概率比正常睾丸高 10 多倍。隐睾恶变的发病年龄多在 30 岁之后。2 岁以前行睾丸固定术，而后发生恶变率，比年龄较大时手术低得多。

5. 隐睾伴发异常

隐睾可以是一个单发疾病，也可以伴有其他的泌尿生殖系统异常伴有其他内分泌疾病和遗传疾病。伴有输精管和附睾畸形最为多见。

6. 精神损伤

睾丸位置异常在大龄儿童常引起自卑感。

（七）诊断

该症诊断并不困难，根据临床表现和体格检查基本可以确诊。

单侧者，患侧阴囊扁平、发育差、不对称。双侧者阴囊发育更差，甚至无明显阴囊。触诊患侧阴囊空虚，无睾丸。但应注意，阴囊内未扪及睾丸者，并非都是隐睾。应注意与回缩性睾丸和滑动性睾丸鉴别。睾丸可以推入阴囊内；松手后可在阴囊内停留一段时间者为回缩性睾丸，属生理现象；睾丸推入阴囊，松手后立即退回原位则为滑动性睾丸，属隐睾。

患者检查体位一般取平卧位，可略微弯曲膝关节，以使腹肌放松，仔细触摸腹部、腹股沟部、会阴部和阴囊，必要时可取两腿交叉的坐位，这样可以阻止提睾肌收缩。为了提高诊断准确率，房间和检查者的手要温暖，尽可能让患儿腹部肌肉放松。任何冷刺激都可以引起提睾肌收缩，而影响诊断准确性。小儿因提睾肌反射比较活跃，受到某些刺激，如寒冷或惊吓后，提睾肌收缩，可将本来位于阴囊内的睾丸提至阴囊近端，甚至进入腹股沟管内，临床表现颇似隐睾。热水盆浴常有助于鉴别可回缩的睾丸和真性隐睾。回缩睾丸在热水盆浴时睾丸常能降入阴囊，真性隐睾则不能降入阴囊。

经过仔细反复检查，大多数隐睾可在腹股沟区被扪及，压之有胀痛感，可与腹股沟淋巴结区别。隐睾的体积一般较对侧阴囊内睾丸为小。随着年龄增大，差别也逐渐明显。少部分隐睾在触诊时难以触及，但这并不意味着这些隐睾位于腹内。触不到睾丸的隐睾约80%手术中可在腹股沟管内或内环附近被发现。如为一侧找不到睾丸，称为单睾或单侧睾丸缺如，发生率约占隐睾手术探查的3%~5%。若双侧隐睾经探查，均未能发现睾丸，称为无睾畸形，约20 000个男性中仅有1例。

（八）辅助检查

1. B 型超声检查

是目前临床摸不到睾丸常用隐睾定位检查方法。

2. 绒毛膜促性腺激素（HCG）刺激试验

用于临床检查常常摸不到睾丸、腹内高位睾丸或者睾丸缺如的鉴别诊断。方法为注射HCG 1500 IU，隔日 1 次，共 3 次，注射前后检查血清中睾酮水平，如果注射后血清睾酮水平升高，表示有功能性睾丸组织存在。

3. 腹腔镜

已广泛用于腹内隐睾诊断和治疗。摸不到的隐睾用腹腔镜检查临床可有 3 种发现：①

在腹股沟内环以上看到精索血管和输精管盲端，缺乏睾丸；②正常精索进入腹股沟管内环；③腹内睾丸。

4. CT 和 MRI

近年也用于腹内隐睾的定位诊断，均有相当高的准确性。

（九）治疗原则和指征

隐睾诊断明确后应尽早治疗，使处于不正常位置的睾丸降至正常阴囊位置。阴囊因其构造特殊，具有良好的散热作用，温度一般低 GF 于腹腔温度约 2℃，是睾丸发育最理想的部位。睾丸下降到阴囊后除了可以增加生精能力外，还可以解除儿童及家长的心理压力和早期发现恶变的睾丸。生后 6 个月如睾丸仍未下降，则自行下降的机会已经极少。1 岁以内患儿可用激素治疗。激素治疗无效和就诊年龄超过 1 岁者应行睾丸固定手术治疗。隐睾治疗须在 2 岁以前完成。

1. 激素治疗

生后 6 个月仍为隐睾者，就应开始进行 HCG 治疗。HCG 主要成分是黄体生成激素（LH），LH 刺激间质细胞，产生睾酮，睾丸内的睾酮浓度升高，使生殖母细胞转变为 Ad 型精原细胞。HCG 有一定副作用，如阴茎增大、睾丸胀痛，如果剂量掌握不当，或较长期使用，可导致骨骺早期愈合等。也可用黄体生成激素释放激素（LHRH）或称促性腺激素释放激素（GnRH）治疗，副作用小。

应用 HCG 的剂量：每周 2 次，每次 1000 ~ 1500IU，肌内注射，连续 9 次为一疗程。LHRH 已可采用鼻黏膜喷雾给药，每侧鼻孔 200 μg 每天 3 次，每天总量 1.2 mg，连续 28 天。手术前后应用 LHRH 可以改善隐睾组织学结构。激素治疗效果与隐睾所处位置密切相关，位置越低，疗效越好。

2. 睾丸固定术

睾丸固定术是隐睾的主要治疗疗法，在手术治疗的同时还可以治疗合并的腹股沟疝。

（1）标准手术治疗：主要步骤包括腹股沟斜切口，修补疝囊并游离睾丸及精索，再将睾丸置入阴囊中并固定，术中注意固定睾丸后精索无张力，保证睾丸血运。

（2）Fowler-Stephen 手术：为切断精索血管、下移睾丸的手术。适用于部分腹内高位隐睾和输精管较长且弯曲在腹股沟管者。

（3）分期手术：即第一期切断精索血管，第二期移下睾丸。

（4）睾丸自体移植手术：少数高位腹内隐睾可切断精索血管，将精索内动脉和静脉与腹壁下深动脉和静脉吻合及置睾丸于阴囊中。

（5）腹腔镜治疗：尤其适用于高位隐睾患者。用腹腔镜先在腹膜后沿睾丸血管解剖位置找睾丸血管，沿精索血管可找到位于腹内或者腹股沟内环处睾丸，如果沿精索血管见到血管盲端可以确定是睾丸缺如，如果盲端有结节应切除并送病理检查。检查中如果观察到高位腹内隐睾及很长的输精管，精索无法游离下拉睾丸时可作 Fowler-Stephen 手术，也可行分期睾丸固定术第一期手术，即分离、钳夹并切断精索血管，留待以后作第二期睾丸固定术。

参考文献

[1] 邹国涛. 儿科常见疾病临床诊疗实践 ［M］. 北京：中国纺织出版社，2022.

[2] 马晓花. 实用临床儿科疾病诊疗学 ［M］. 长春：吉林科学技术出版社，2022.

[3] 周琳，张晶，曹丽琼，温海燕，庞英华. 临床妇产科与儿科疾病诊疗学 ［M］. 青岛：中国海洋大学出版社，2022.

[4] 乔淑敏，卓翠云. 儿科疾病诊疗与护理 ［M］. 北京：世界图书出版公司，2022.

[5] 郭勇，张守燕，郑馨茹. 儿科疾病治疗与急救处理 ［M］. 哈尔滨：黑龙江科学技术出版社，2022.

[6] 刘瀚旻. 基层儿科常见症状与疾病 ［M］. 北京：人民卫生出版社，2022.

[7] 薛艳，时爱芹，孙秀红. 现代儿科基础与临床 ［M］. 哈尔滨：黑龙江科学技术出版社，2022.

[8] 董静. 儿科危重病救治与疾病处置 ［M］. 北京：中国纺织出版社，2022.

[9] 赵小然，代冰，陈继昌作. 儿科常见疾病临床处置 ［M］. 北京：中国纺织出版社，2021.

[10] 吕伟刚. 现代儿科疾病临床诊治与进展 ［M］. 开封：河南大学出版社，2021.

[11] 林银花. 临床儿科疾病监护常规 ［M］. 长春：吉林科学技术出版社，2021.

[12] 苏娟. 临床儿科疾病与儿童保健 ［M］. 哈尔滨：黑龙江科学技术出版社，2021.

[13] 张大宁，闫梅，布治国. 临床儿科疾病诊治与急症急救 ［M］. 哈尔滨：黑龙江科学技术出版社，2021.

[14] 吴超，王佩瑶，雷大海. 现代临床儿科疾病诊疗学 ［M］. 开封：河南大学出版社，2021.

[15] 潘鲁. 实用儿科疾病临床处置 ［M］. 北京：科学技术文献出版社，2021.

[16] 程金凤. 实用临床妇产及儿科疾病诊疗与护理 ［M］. 天津：天津科学技术出版社，2021.

［17］ 梅孝臣，陈秀丽，许桂韩．儿科常见疾病临床诊断与治疗［M］．沈阳：辽宁科学技术出版社，2021.

［18］ 于萍，刘宗静，李金玲，徐荣，卢亮．儿科常见疾病临床护理规范［M］．北京：科学技术文献出版社，2021.

［19］ 温杨．儿科常见感染性疾病循证释疑［M］．成都：四川大学出版社，2021.

［20］ 洪庆成．儿科综合征第 2 版［M］．天津：天津科学技术出版社，2021.

［21］ 李斌．儿科疾病临床诊疗实践［M］．开封：河南大学出版社，2020.

［22］ 王燕．临床用药与儿科疾病诊疗［M］．长春：吉林科学技术出版社，2020.

［23］ 孙广斐．临床儿科疾病诊断与治疗［M］．沈阳：沈阳出版社，2020.

［24］ 周立．临床儿科疾病诊疗［M］．北京：科学技术文献出版社，2020.

［25］ 许铖．现代临床儿科疾病诊疗学［M］．天津：天津科学技术出版社，2020.

［26］ 王亚男．实用临床儿科疾病理论与实践［M］．北京：科学技术文献出版社，2020.

［27］ 王惠萍．临床儿科疾病治疗学［M］．北京：中国纺织出版社，2020.

［28］ 孙帅．实用临床儿科疾病诊断与治疗［M］．北京：科学技术文献出版社，2020.

［29］ 董洪贞．实用临床儿科疾病诊疗思维与实践［M］．长春：吉林科学技术出版社，2020.

［30］ 赵明一．临床儿科疾病综合诊治与护理［M］．天津：天津科学技术出版社，2020.